AIG

DIE ERDSTRAHLEN

ALS KRANKHEITSURSACHE

DIE ERDSTRAHLEN
ALS KRANKHEITSURSACHE

erkennen · schützen · heilen

ANDREAS KOPSCHINA
Praxis der Geopathologie

AIG
I. Hilbinger Verlag

CIP-Titelaufnahme der Deutschen Bibliothek

Kopschina, Andreas:
Die Erdstrahlen als Krankheitsursache :
erkennen – heilen – schützen / Andreas Kopschina. –
Arnoldshain/Ts. : AIG Hilbinger, 1990
(Praxis der Geopathologie)
ISBN 3-927110-16-7

ISBN 3-927110-16-7

Umschlagkreation: Werner Loew, 6394 Grävenwiesbach 5/Mönstadt
Konzeption und Gestaltung: Agentur für Informationsgestaltung
Immo A. Hilbinger, 6384 Arnoldshain/Ts.

Bearbeitet durch Matthias Köhler

Satz: P.W. Textverarbeitung, Frankfurt
Druck: Druckerei Gebhard, Offenbach
Printed in Germany

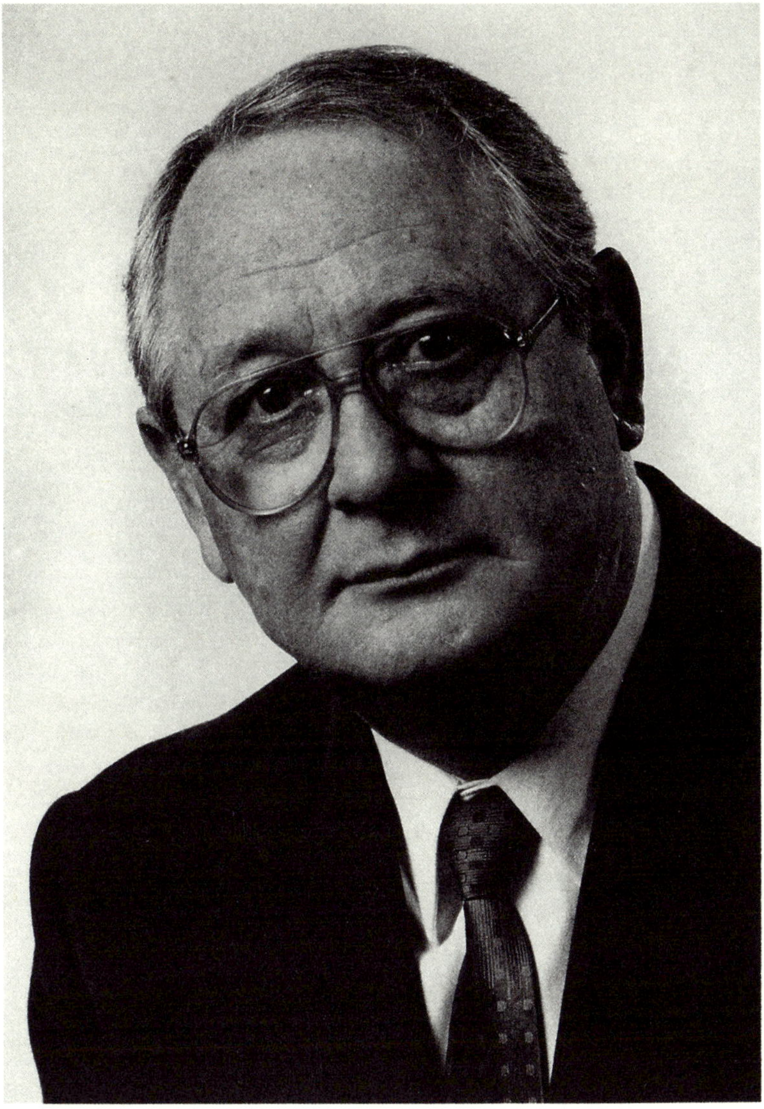

Der Autor

Inhaltsverzeichnis

Seite

Abbildungen

Seite

Seite

I. Kapitel
Grundlagen

Vorwort

Die Kosten für die Krankenversorgung lagen 1989 bereits bei 261 Milliarden Mark!

Innerhalb eines Jahres erhöhte sich die Zahl der Einweisungen in die Krankenhäuser um 2 Millionen Personen, 1987 waren das 15 Millionen Betroffene.

Ende 1967 waren 478.700 Männer und Frauen in den *Krankenhäusern* der Bundesrepublik Deutschland beschäftigt. Ende 1987 waren es 842.800. Damit hat sich der Personalbestand binnen zwanzig Jahren um 76 Prozent erhöht. Besonders stark angestiegen ist die Zahl der Ärzte und Pflegekräfte. Sie hat sich jeweils mehr als verdoppelt (plus 135 und plus 121 Prozent).

Praktisch ist das nur die Spitze des Eisberges an Erkrankten, denn erst, wenn die Symptomatik einer Erkrankung aufgrund der steigenden Dramatik dem behandelnden Arzt aus der Hand zu gleiten droht, wird dieser den Patienten in ein Krankenhaus einweisen.

Ein Vertreter der kassenärztlichen Vereinigung bezifferte im Fernsehen, 3. Programm, die Anzahl der jährlichen ärztlichen Bemühungen auf 600 Millionen. Jeder Deutsche, ob Kind oder Greis, benötigt jährlich 12x ärztlichen Beistand. Diese Zahlen erfassen nicht einmal die privaten Versicherten.

Der Arztbesuch erfolgt in einer Regelmäßigkeit wie früher der Gang zum Friseur. Nur ist er für die Gemeinschaft nicht mehr bezahlbar.

Betrachten wir die Situation in den Praxen, so finden wir stets überfüllte Wartezimmer. Eine immer größere Anzahl von Bürgerinnen und Bürgern gewöhnen sich daran, Krankheiten als etwas schicksalbedingtes, ja normales zu betrachten. Man geht halt zum Arzt, um sich „behandeln" zu lassen. Wer erwartet noch Heilung?

Milliarden an Tabletten werden verordnet, die selten heilen, statt dessen nur kurzfristig die Symptomatik unterdrücken, um dann Platz zu machen für immer neuere, schädlichere Präparate.

Die Kassen und die Politiker unternehmen verzweifelte Anstrengungen, die Kostenlawine in den Griff zu bekommen.

Dennoch, die „Zuständigen" besitzen eine an Zynismus durch nichts zu übertreffende Unverfrorenheit, noch von medizinischem Fortschritt zu sprechen. Von Fortschritt könnte geredet werden, wenn die Krankenzahlen sänken und die aufzubringenden Kosten ebenfalls.

Wir reden von Zivilisationskrankheiten, unseren Tribut an den Fortschritt. Welch seltsame Zivilisation, die krank macht?!

Die Medizin selbst ist krank. Sie leidet an der schlimmsten menschlichen Seuche – der Ignoranz, der Dummheit!

Das medizinische System beruft sich immer – als Beweis für den „Fortschritt" – auf die Verlängerung der Lebenserwartung. Es wird Zeit mit dieser Lüge einmal kräftig aufzuräumen. Das Argumentieren mit der verlängerten Lebenserwartung ist nichts anderes als Schwindel mit Hilfe der Statistik. Eine höhere Lebensqualität infolge medizinischen Fortschritts läßt sich daraus nicht herleiten.

Was hat sich wirklich verändert? Sowohl die Säuglingssterblichkeit wurde gesenkt als auch die Infektionskrankheiten besiegt. Beides ist uneingeschränkt ein gewaltiger Fortschritt, doch wurde dieser Erfolg völlig zunichte gemacht durch ein geradezu ausuferndes Anwachsen vorher unbedeutender Erkrankungen. Nicht nur des Alters, nein – selbst Kinder sind in hohem Maße betroffen. Noch nie war die gesundheitliche Lebensqualität derart schlecht wie derzeit.

Etwas Unerwartetes war geschehen, bzw. geschieht. Statt der Medizin wenigstens einige Jahre ein Genießen ihres Erfolges zu gönnen, begann etwa zeitgleich mit der ersten Anwendung des Penicillin der Siegeszug des Beton im Wohnungsbau. Ein verheerendes Kuckucksei wurde der Medizin ins gerade so schön aufgeräumte Nest gelegt.

Mußte Freiherr v. Pohl, der Ende der 20er Jahre den Zusammenhang zwischen Krebs und unterirdischen Wasseradern unwiderlegbar bewies, noch regelrechte Wasserströme suchen, genügt heute das überall sickernde Grundwasser, um Krankheiten zu unterhalten. Folge des Betons, eines miserablen Isolators. Den hohen Wärmeverlusten beim Beton geht man mit Wärmedämmungen zu Leibe. Die völlige Strahlendurchlässigkeit, anders als bei früheren Baumaterialien bleibt unbeachtet.

So wurden v. Pohls Erkenntnisse bezüglich der Krebserkrankungen seit 60 Jahren ignoriert, ebenso eine Vielzahl weiterer Untersuchungen, die alle zum gleichen Ergebnis kamen: „Erdstrahlen", besser geopathogene Zonen, sind die Hauptursache aller Krankheitskomplexe, die wir heute als Zivilisationskrankheiten klaglos zu akzeptieren bereit sind.

Was ist passiert? Die Medizin, die beispiellose Erfolge in der Bekämpfung der Infektionskrankheiten erzielte, scheitert am Faktor Strahlung. Obwohl wir eine Vielzahl von Strahlen selbst produzieren können, gestatten wir der Mutter Erde derartiges nicht und erklären alle für schwachsinnig, die sich in der Verantwortung um das Wohl der Mitmenschen unverzagt weiter aufklärend bemühen.

Währenddessen blickt die sogenannte medizinische Forschung für etliche Milliarden weiter gespannt in das Mikroskop und stellt fest, daß man noch keine Strahlen gesehen habe.

Ein Gespräch mit dem Kollegen Physiker könnte Wunder wirken – aber über den Zaun blicken? Nein – danke, wer sind wir denn?

Würde die Industrie so arbeiten, wir bekämen Autos ohne Reifen und Sitze geliefert, die wir dann bitteschön bei den Zuständigen zu ordern hätten. Und das Gehäuse für Rundfunkgeräte müßte ein Schreiner anfertigen.

Was ist das Ergebnis dieser Betriebsblindheit?

Millionen Kranker – elendiglich Verstorbener – Witwen und Waisen klagen an. An dem Tag, an dem die ganze Wahrheit von den Medien ins Land geschrien wird, wird nach den Verantwortlichen gefragt werden. Man wird Köpfe fordern.

Das sind die Tatsachen!

Krebs – Hauptursache Geopathie / *Multiple Sklerose* – Hauptursache Geopathie / *Diabetes* – Hauptursache Geopathie / *Herz- und Kreislauferkrankungen* – Hauptursache Geopathie / *Schlafstörungen, Kopfschmerzen* – Hauptursache Geopathie / *Rheuma und Gliederschmerzen* – Hauptursache Geopathie / *Allergien, Asthma* – Hauptursache Geopathie / *Abwehrschwäche* – Hauptursache Geopathie / *Suchterkrankungen, Depressionen* – erhebliche Mitbeteiligung der Geopathie / *AIDS* – begründeter Verdacht auf Mitbeteiligung der Geopathie.

Besonders Kinder sind in hohem Maße betroffen: *Neurodermitis* – *Pseudokrupp* – *Leukämie* – *Schlafstörungen* – *Bettnässen* – *Verhaltensstörungen* – *Lernschwierigkeiten* – Hauptursache Geopathie.

Selbst bei *Empfängnisschwierigkeiten – Impotenz – Fehlgeburten* ist die Hauptursache Geopathie.

Die ionisierende Strahlung geopathogener Zonen trifft jede Körperzelle, daher die ungeheuere Bandbreite der schädigenden Wirkung.

Jeder zweite Mitbürger ist von Verstrahlung betroffen!
Welche Hilfe haben Betroffene heute zu erwarten?

Von der Schulmedizin?: „Liebe Frau, organisch fehlt Ihnen gar nichts (noch nicht!), es sind halt die Nerven, vegetative Dystonie, ich verschreibe Ihnen mal das hier (Psychopharmaka), aber am besten – gehen Sie doch mal zum Kollegen Psychiater". – Von diesem Kollegen in die Psychiatrie ist der Weg nicht mehr weit.

In Naturheilpraxen?: Liebe Frau Kollegin, lieber Herr Kollege, seien Sie mir nicht böse, aber die Zeiten der Heilung mit einigen Globoli sind vorbei. Auch in Naturheilpraxen wird behandelt, nicht geheilt. Immer wenn Sie mit Neuraltherapie oder Akupunktur eine momentane Besserung erzielen, steht die Geopathie neben Ihnen. Sie merken dies nur nicht. Oder doch?

Ach, wären doch die Mehrzahl der Rutengänger nicht solche Stümper! In 60 Jahren seit Freiherrn v. Pohl hätten die Erfolge der sogenannten Standortentstörungen wie nach dem Schneeballsystem alle Skeptiker zum Schweigen gebracht. Nur Tatsachen überzeugen. Leider ist es jedoch so, daß ich nicht mal bei renommierten Rutengängern feststellen konnte, daß diese sich oder ihrer eigenen Familie hätten helfen können. Und Vorwürfe sind nicht einmal berechtigt. Rutengänger sind Amateure – heilen gehört in die Hände der Heilberufe.

Wir dürfen auch dem Arzt an der Ecke keinen Vorwurf machen, solange dieser von den eigenen Verbänden immer wieder angehalten wird, nicht auf solchen

„Schwachsinn" zu hören. Wenn, wie im Fall geopathischer Störzonen, Veröffentlichung auf Veröffentlichung folgt mit unwiderlegbaren Beweisen, ist die offizielle Forschung gefordert. Zeigt sich diese nicht geneigt, fordert es die Fürsorgepflicht der Regierung, entsprechende Veranlassungen zu geben.

Jeder Tag bringt neues Elend über Familien. Jeden Tag werden Patienten, die kurzfristig heilbar wären, mit symptomunterdrückenden, hoch schädlichen Präparaten „vergiftet". Jeden Tag landen Menschen im sozialen wie körperlichen Abseits, die unwissend Vermeidbares als schicksalhaft erleben müssen. Jeden Tag werden Patienten, die auf die mögliche Mitbeteiligung von „Erdstrahlen" ihren Arzt befragen, belächelt.

Grundschüler

Bis zu 10% chronisch krank

Ingolstadt (dpa). 10 bis 12 Prozent der Kinder im Grundschulalter leiden an gesundheitlichen Störungen, 5 Prozent sind „dringend behandlungsbedürftig". Darauf verwies Prof. Klaus Hurrelmann von der Universität Bielefeld bei der Jahrestagung der „Aktion Jugendschutz" in Ingolstadt. Bis zu 10 Prozent aller Kinder und Jugendlichen litten an chronischen Erkrankungen, 5 Prozent hätten Seh- oder Hörstörungen.

Abb. 2
„In letzter Minute"
– eine bezeichnende Meldung

Die Wirkung dieser Verächtlichmachungskampagne veranlaßt selbst Patienten, bei denen der Faktor Geopathie diagnostiziert wird, auf Hilfe zu verzichten.

Es darf nicht weiter geschehen, daß der Einzelne sich durch einen Wust von Büchern lesen muß, um sich sachkundig zu machen und die richtigen Wege zur Gesundung zu gehen.

Die Schulmedizin hat sich sachkundig zu machen und das schnellstens. Der Arzt muß Heilung bieten – und nicht einige wenige Außenseiter.

Dieses Buch will die Ursache aufzeigen und Wege der Abhilfe nachweisen. Lassen Sie mich daher mit einer von vielen Veröffentlichungen aus der Fachpresse beginnen. So erhalten Sie einen schnellen Überblick über die Gesamtthematik.

Das Betonsyndrom

aus HP Heilkunde 4/88

Die Ursache der ausufernden Kosten im Gesundheitswesen ist die überwiegende Verwendung des Betons im Wohnungsbau!

Einleitung

Nach Lesen des Folgenden ist die medizinische Welt für Sie nicht mehr die gleiche, die sie bisher für Sie war!

Sie darf es nicht mehr sein.

Sie werden meine Ausführungen möglicherweise ablehnen, bezweifeln oder für überzogen halten, es sind jedoch Tatsachen, die ich berichte. Die Wahrheit, einmal ausgesprochen, entwickelt ihr Eigenleben. Sie setzt sich durch. Andere werden meine Methoden überprüfen und zu ähnlichen oder gleichen Ergebnissen kommen.

Eines steht für mich fest; eine der größten medizinischen Umwälzungen steht vor der Tür, nein, sie ist schon innen! Um was geht es?

Es geht um die Erweiterung der bisher biochemisch orientierten Medizin zur energetischen Medizin. Dort finden wir die Antworten auf die ungelösten Fragen der Kausalität von Krebs und einigen Dutzend weiterer schwerer Erkrankungen, die allesamt nur die verschiedene Symptomatik der einen Ursache, der depolarisierten Zelle aufgrund der unterirdischen Ionenstrahlung, beschreiben.

Die Biochemie ist weitestgehend ausgereizt. Das sage ich ohne Bosheit. Sie hat viele Erkenntnisse gebracht. Viele Seuchen wurden besiegt, Bakterien und Viren entzaubert. Eine Vielzahl von Krankheiten, die in meiner Kindheit angstmachend vor mir standen, haben ihren Schrecken verloren. Die Zellbiologen haben herausgeholt, was herauszuholen war.

Wir haben uns daran gewöhnt, medizinischen Fortschritt dadurch zu erhalten, daß immer kleinere Einheiten sichtbar gemacht wurden. Dieser Weg hat viele positive Ergebnisse gezeitigt. Nur wird er zur Sackgasse, wenn wir Medizin weiter eingleisig betreiben. Jetzt muß ein weiterer Weg in der Medizin beschritten werden. Zurück zur Einheit, zum Ganzen, zum Lebenden. Zurück zu komplexen Strukturen, unendlich verwoben in ihren energetischen Regulationsmechanismen. Alle Computer der Welt zusammen leisten weniger als eine einzige menschliche Zelle. Und alle Zellen sind in vielfältigen Kopplungsmechanismen in genialer Weise zusammengeschaltet. Wie schon gesagt: Eine Vielzahl Seuchen und Krankheiten verloren ihren Schrecken. Eines hatten alle diese

Krankheiten gemeinsam, sie hatten einen „Erreger". War der Erreger gefunden, war die Krankheit so gut wie besiegt. Fatalerweise blieben aber Krankheiten übrig, deren Erreger nicht zu finden war. Inzwischen geschah scheinbar Unfaßbares, bzw. es geschieht noch. Der Krebs, ursprünglich mehr eine Alterskrankheit, nahm erschreckend zu und befiel jüngste Menschen in immer stärkerem Ausmaß. Andere nicht weniger rätselvolle Erkrankungen nahmen bedrohlich zu, wie MS usw., aber auch Herz- und Kreislauferkrankungen, rheumatische Erkrankungen, Beschwerden an Gelenken und der Wirbelsäule, Asthma, Allergien oder ganz simpel stets rezidivierende Infekte.

Das Heer der psychisch Erkrankten wurde unüberschaubar, mit Tranquillizern aber unauffällig gehalten.

Schlimmste Krankheiten und Seuchen sind besiegt. Und das Ergebnis? Die Menschheit ist kränker denn je zuvor. Niemand spricht von Heilung, man wird behandelt. Das Symptom wird zur Krankheit stilisiert und durch retoxische Therapie dem Körper der Rest gegeben.

Das Ganze nimmt unbezahlbare Ausmaße an. Die Politiker sind ebenso aufgeschreckt wie hilflos.

Erdstrahlen als Krebsursache?

Da gibt es einen Freiherrn v. Pohl, der bereits in den 30er Jahren den Krebs für besiegt erklärte. Wer sein Protokoll liest, kann nicht unbeeindruckt bleiben. So ging es auch Sanitätsrat Dr. Hager in Stettin. Nach umfangreichen Recherchen bestätigte er die Angaben v. Pohls und berichtete darüber auf dem Chirurgen-Kongreß in Berlin im Jahre 1931! In Gießen kam Dr. Rambeau, Vorsitzender der Ärztekammer, zu gleichen Ergebnissen.

Ich will an dieser Stelle nicht fortfahren und die vielen weiteren Untersuchungen kompetentester Wissenschaftler aufzählen, ich möchte jetzt zum Kern meiner Ausführungen kommen.

Es war Neugierde, gepaart mit einiger Angst vor Krebs, die mich veranlaßte, v. Pohls Buch zu kaufen. Das war vor etwa 20 Jahren. Später entdeckte ich an mir die sogenannte „Rutenfühligkeit" und das Weitere ergab sich fast zwangsläufig.

Jetzt, meine ich, ist die Zeit gekommen, meine Ergebnisse zu veröffentlichen. Die statistisch signifikante Parallele zwischen Wasseradern und Erkrankungen an Krebs hatten v. Pohl, Dr. Hager, Dr. Rambeau und viele andere zweifelsfrei bewiesen, wobei Rambeau und andere physikalisch veränderte Parameter zur Messung heranzogen, somit nicht mit der so unglücklich bezeichneten „Wünschelrute" arbeiteten. Letzterer konnte man zu leicht subjektive Ergebnisse zuschreiben.

Inzwischen ist die Rute mehr oder weniger außer Verdacht. Jahrzehntelange Forschung und Buchdokumentation von Dr. Hartmann, Eberbach und jetzt in diesen Tagen Professor Königs, München, und im Auftrag der Bundesregierung, initiiert von Frau Dr. Veronica Carstens, durchgeführte Versuche bescheinigen der Rute ihre zweifellos vorhandene Aussagekraft.

Dies möchte ich vorerst so stehen lassen, zumal ich als gelernter, genauestens zu messen gewohnter Elektroniker die Rute selbst als mit äußerster Präzision arbeitend kennengelernt habe.

Zurück zum Krebs. V. Pohl und Dr. Hager konnten, der eine in Vilsbiburg, Bayern, der andere in Stettin, das Krebsklientel von 10 Jahren mit den georteten Wasseradern 100%ig in Übereinstimmung bringen. Sie und andere machten dafür „Erdstrahlen" verantwortlich (im Mittelalter glaubte man an geheimnisvolle Ausdünstungen der Erde).

Erdstrahlen sind Ionenschleudern

Spätere Untersuchungen wollten dann die Erdstrahlen genauer definieren und charakterisieren. Eine Vielzahl veränderter Parameter entdeckten die Wissenschaftler an von Rutengängern angegebenen, als Wasseradern georteten Stellen.

Mehrfach wurde auf eine bis um den Faktor 100 erhöhte Ionisation hingewiesen; Ionen sind Bausteine der Materie, also Atomteile, hoch elektrisch geladen.

Kürzlich veröffentlichte nun Ingenieur Mersmann seine Computergraphiken, die die geschwächte Gravitation an Stellen oberhalb von Wasseradern anschaulich darstellen und beweisen.

Die Körperzelle und der Einfluß von Ionen

Die gesunde Zelle hat, ja benötigt offensichtlich ein mittleres energetisches Potential von 90 mV. Jede Abweichung stellt bereits einen Regulationsvorgang dar. Signifikante Abweichung bedeutet Krankheit.

Diese 90 mV stellen die Betriebsspannung der Zelle dar. Innerhalb der Zelle dürften Verhältnisse ähnlich denen eines Computer-Chips herrschen, das heißt, feinste Abstufungen. Es gibt keinen chemischen Prozeß ohne begleitende Potentialänderungen!

Denken wir jetzt an die DNS, die Erbinformation der Zelle. In deren so bezeichneten Doppelhelix (Schraube) sind Milliarden an Informationen feinstenergetisch, oder wenn Sie unbedingt wollen, chemisch gespeichert. Die beiden Schrauben der Doppelhelix sind mit unzähligen Wasserstoffbrücken verbunden.

Bei der Zellteilung müssen sich beide Schrauben, energetisch absolut identisch, teilen und in den Neuzellen wieder komplettieren. Das kann nur störungsfrei funktionieren, wenn die, auch als Reißverschluß bezeichnete, Wasserstoffbrücke das ihr zugewiesene Potential besitzt. Gerade das verhindern offensichtlich die energiereichen Ionen der sogenannten Erdstrahlen.

Der später an einer Geopathie (Erdstrahlenkrankheit) Erkrankende legt sich zu Bett, durchschnittlich für 8 Stunden. In dieser Zeit, wie auch am übrigen Tag, wird jede Körperzelle von der Gravitation, der Erdanziehungskraft, erreicht. Diese uns noch weitgehend unbekannte physikalische Kraft ist an sich nicht schädlich.

Unterstellen wir eine Wasserader unterhalb des Standortes des Bettes – der Erdmagnetismus wird in der Wasserader „abgebremst", seine Energie wird geringer und es entstehen Ionen.

Aus der harmlosen Gravitation ist eine Ionen-Schleuder geworden. Diese hochenergetischen Partikel erreichen jetzt jede Körperzelle des Schlafenden – stundenlang!

Ionen sind keine Strahlung an sich, sondern feinste Materiepartikel.

Weder irgendeine Zelle, noch deren DNS, noch die Wasserstoffbrücken werden von dem Bombardement verschont. Die gesamte Zelle wird umgeladen. Die Auswirkung auf die Erbinformation der Zelle muß verheerend sein, denn das Programm der DNS ist mehr oder weniger blockiert bzw. verändert. Die weitere Zellteilung kann nur irregulär sein. Es werden Fehlerzellen in Massen entstehen, währenddessen die körpereigene Abwehr zusammenbricht.

Ein Prozeß hat begonnen, der ab einem bestimmten Stadium nicht mehr reversibel ist. Störung – Schwächung – Krankheit – Krebs – Tod!

Der Verlauf der Geopathie (Erdstrahlenkrankheit)

Bedenken Sie – alle Zellen des Körpers sind betroffen; Nervenzellen, Mesenchymzellen, Parenchymzellen, Blut wie Lymphe. Kein Erreger oder kein Toxin kann so schnell und so total einwirken. Zuerst melden sich die Nervenzellen mit Störungen, z.B. Einschlaf- und Durchschlafstörungen. Erwachen gegen 3 Uhr morgens, etwa zur Zeit des vegetativen Umschaltens. Schwere Träume. Erwachen mit Gliederschmerzen. HWS und LWS und SA-Syndrome. Durchblutungsstörungen. Frieren oder Schwitzen im Bett. Kopfschmerzen, Morgenmigräne (auf dieser Schiene treten dann nach Jahren MS, Parkinsonismus usw. auf).

Als nächstes sind die drüsigen Organe betroffen. Zuvorderst die Schilddrüse: Überfunktion, Unterfunktion, Kropf. Im Gefolge Herzrhythmus- und Blutdruckanomalien, besonders Hypertonie mit diastolischen Werten über 100 RR.

Inzwischen ist die körpereigene Abwehr zusammengebrochen. Die Lymphozyten sind fehlgeteilt, fehlprogrammiert. Die Folge – chronisch rezidivierende Infekte im HNO-Bereich, chronische Bronchitis, Asthma, vielfache Allergien.

Jetzt folgen Schäden anderer drüsiger Organe. Die Bauchspeicheldrüse geht unter – Folge Diabetes. Bei Frauen werden die Brustdrüsen und die Keimdrüsen allgemein betroffen.

Die zusammengebrochene Abwehr wird der Toxine, endogener wie exogener, nicht mehr Herr, rheumatische Erscheinungen treten auf und werden chronisch.

Alle Organsysteme entwickeln Störungen. Ob der Urogenitaltrakt oder der Verdauungstrakt usw., Magen und Duodenalgeschwüre treten auf.

An Schwachstellen des Skelettapparates werden Schmerzherde unterhalten. Vielfach tritt ein Unvermögen der Empfängnis auf oder es kommt zu Fehlgeburten. Vermutlich gehört zu dieser Gruppe auch der spontane Krippentod, vieles spricht dafür, zumindest ist hier gründlich zu forschen.

Bei Säuglingen und Kleinkindern erscheint die Neurodermitis. Ebenso Asthma und Pseudokrupp.

Kinder entwickeln vielfach Verhaltensstörungen. Scheinbar unbegründetes Schreien, auch Bettnässen und Lernschwächen treten auf.

Der Krebs des Kindes ist die Leukämie. Erworbene Krankheiten widersetzen sich jeder Therapie, werden chronisch. Am Ort des geringsten Widerstandes bzw. der größten Vorschädigung entsteht Krebs. Der Raucher erhält Lungenkrebs, hätte er nicht geraucht, so wäre vielleicht Hodenkrebs oder Magenkrebs entstanden. Rauchende Frauen entwickeln eher Brustkrebs denn Lungenkrebs.

Zusammenfassend: Dutzende Krankheitsbezeichnungen kennzeichnen nur die Symptomatik der einen einzigen Ursache – der geopathogenen Belastung!

Die vielfachen, jahrelangen Beschwerden führen zu ständigen Arztbesuchen, später – als letzter Hoffnungsanker – auch zum Heilpraktiker. Eine Vielzahl Medikamente wurde verordnet, nichts half. Statt dessen beginnen die Nebenwirkungen der Medikamente ihr Eigenleben. Wurde noch kein Krebs diagnostiziert, und das dauert einige Jahre, so lautet die Diagnose oft: „Ihnen fehlt organisch nichts – es sind halt die Nerven – vegetative Dystonie! Nehmen Sie mal das hier (Psychopharmaka); oder besser, gehen Sie doch mal zum Psychiater." Besonders weibliche Betroffene entwickeln jetzt schwere Depressionen. So entstehen Drehtürpatienten der psychiatrischen Krankenhäuser.

Das Betonsyndrom

Die wirklich unvollständige Aufzählung der geopathogen induzierten Erkrankungen nennt praktisch die gesamte Skala der sogenannten Zivilisationskrankheiten.

Zu Zeiten v. Pohl's war es meist noch der Krebs, der mit „Erdstrahlen" in Verbindung gebracht wurde, wenngleich auch er bereits auf weitere Krankheiten hinwies. Haben wir heute mehr oder andere Erdstrahlen?

Ja und nein!

Die Erdstrahlen haben sich physikalisch bestimmt nicht verändert. Erdstrahlen entstehen z.B., wenn die Gravitation fließendes Wasser durchdringt und dabei Ionen entstehen. Das war zu Zeiten Pohl's nicht anders als heute. Und doch etwas ist anders, v. Pohl und andere suchten noch nach Untergrundströmen stärkster Wasserführung. Es wird von durchgebrochenen Ruten berichtet, so hoch waren die Energien. So hoch mußten sie auch damals sein, um im Laufe eines begrenzten Lebens Krebs entstehen zu lassen. Andererseits: Grundwasser gibt es überall und immer fließt es irgendwo hin. Zu Tal, zu Bach.

Heute genügt das kleinste Rinnsal, um schwere Schäden zu initiieren. Warum? Sind wir anfälliger geworden? Also doch Zivilisationskrankheiten? Nein! In den 20er und 30er Jahren der ersten Untersuchungen mußten die Ionen eine meist völlig andere Bausubstanz durchdringen als heute. Lehm, Ziegel, Stroh usw. stellten natürliche Filter dar, die Ionen nur stark dezimiert durchdringen können.

Der heute baubeherrschend verwendete Beton stellt dagegen einen miserablen Filter dar.

Es ist bekannt, daß erst etwa 50 cm Beton die Wärme und Schalldämmung einer Korkplatte von 1 cm erbringt! Bei Altbauten müssen schon starke Untergrundströme fließen, wenn die Ionen in den Stockwerken noch nennenswerten Schaden anrichten sollen.

In heutigen Hochhäusern ist die schädigende Energie in den höchsten Stockwerken noch die gleiche wie unten, eher stärker. Die Strahlung scheint sich in den Betondecken noch anzureichern. Das normale Grundwasser reicht aus, krank zu machen!

Der derzeitige Stand der Einbeziehung der Geopathie

Einige wenige Ärzte und Heilpraktiker verweisen bei scheinbar unerklärlichen Therapieverläufen auf die mögliche Hilfe durch einen Rutengänger. Verschiedentlich wird den Patienten schlichtweg geraten, umzuziehen. Gelegentlich wird so sogar einzelnen geholfen.

Mir graust bei solcher Vorgehensweise. Mit gleicher Logik könnten wir den Fleischvergifteten zum Metzger verweisen. Die Anamnese eines Alkoholikers überließen wir dann seiner Stammkneipe.

Begabte Rutengänger haben das überhaupt noch nicht im ganzen Ausmaß erkannte Verdienst, immer wieder auf den Einfluß der Erdstrahlen hingewiesen zu haben. Die Mehrzahl der Rutengänger, ohnehin Amateure, hat nicht die entfernteste Vorstellung von den tatsächlichen Vorgängen. Beschämende Fernsehauftritte unterstreichen das noch. Oft wird den Betroffenen lediglich unwirksamer, ja schädlicher Blechkram zu abenteuerlichen Preisen angedreht. Die unausbleiblichen Mißerfolge bestätigen dann leider wieder die Volksmeinung, daß das ohnehin alles Blödsinn sei. – Wer hat schon je Erdstrahlen gesehen!

Daß beim Vorhandensein von Erdstrahlen am Schlafplatz etwas geschehen muß, ist klar.

Die Diagnose der Geopathie

Krankheiten zu diagnostizieren und zu therapieren gehört zu den Aufgaben der Heilberufe und wird in aller Regel in der Praxis ausgeübt.

Nicht anders kann und darf das bei der Geopathie sein! Hierauf lege ich das größte Augenmerk bei meinen Überlegungen. Wenn jemand von irgend etwas, an irgend etwas erkrankt ist, so muß das am Erkrankten festzustellen sein – nicht anders!

Es galt ein der Rute vergleichbares Gerät zu finden für eine aussagekräftige, genaue mentale Untersuchung. Es mußten weitere Methoden zur Absicherung der Diagnose gefunden werden. Entscheidend war hierbei das Bestreben, „aus dem Schlafzimmer" herauszukommen und eine breit anwendbare Methode zu entwickeln. Die Rute ist nur im Gehen im Freien zu gebrauchen (schließlich heißt es ja Rutengänger und nicht Rutensteher).

Nur ist ein Patient kaum im Vorbeilauf genau zu untersuchen. Dem Pendel, prinzipiell gut brauchbar, lastet ein noch schlechterer Ruf an. Total auf mentale Untersuchungsmethoden zu verzichten, erweist sich weder als sinnvoll noch notwendig.

Mental heißt hier, die geistigen, psychischen und physischen Möglichkeiten des menschlichen Organismus zu nützen. Das hat nichts mit obskuren Praktiken der Wahrsagerei zu tun, die jetzt leider auch im

Schwange sind als Teil einer mißverstandenen Neubesinnung.

Beim Rutenausschlag, also einer mentalen Methode, antwortet der Körper des Anwenders auf die ihn schädigenden Noxen. Woran der eine erkrankt, ist für den anderen diagnostische Möglichkeit, wobei der menschliche Körper eine Ansprechempfindlichkeit zeigt, die eine technische Methode nie erreichen kann.

Mentale Fähigkeiten zum Nachteil der Menschheit abzulehnen, heißt in letzter Konsequenz auch das Malen oder Komponieren zu verbieten und den Einsatz von Computern zu fordern.

Vor einigen Jahren erschien der von ihm so genannte „Biotensor" von Dr. Oberbach auf dem Markt. Mit dieser Einhandrute gelingen verblüffend genaue, aussagekräftige Diagnosen. Viele Patienten, beeindruckt von den Ergebnissen, bitten, diese Rute auch einmal in die Hand nehmen zu dürfen. Meist erhalten sie dann ebenso genaue Angaben auf Anhieb.

Fast jeder Therapeut wird über die Fähigkeit verfügen, mit dem Biotensor arbeiten zu können. Somit steht dem Aufbau einer ausreichenden Versorgung mit Geopathologen von dieser Seite nichts im Wege. Verantwortungsvoll von medizinischem Fachpersonal eingesetzt, werden bald verbleibende Skeptiker zu überzeugen sein.

Der Biotensor erlaubt quantitative wie partielle, ja punktuelle Aussagen über das Ausmaß und die Lokalisation der Verstrahlung. Bei der Untersuchung ist der Patient ventral wie dorsal wie lateral sorgfältig zu überprüfen. Nicht jeder Patient ist total verstrahlt. In Grenzfällen finden sich fünfmarkstückgroße, besser – kleine Zentren, die dort die verschiedensten Symptome produzieren, vom Ekzem bis zu Geschwülsten.

Die Verstrahlung findet sich meist in dem vom Ionenbeschuß betroffenen Körperareal. In nicht wenigen Fällen wandern jedoch die Ionen an ganz andere Körperstellen, um dort Zentren zu bilden. So ist die Schilddrüse fast immer mitbetroffen, ähnlich der Anreicherung radioaktiver Strahlung.

Absicherung der Diagnose mit nichtmentalen Methoden

Irisdiagnose

In der Topographie der Iris sind die zirkulären Ringe seit langem bekannt. Man gab ihnen den Namen „Krampfringe", was einiges über die Symptomatik des Betroffenen aussagt.

Zuzuordnen waren diese Ringe bisher nicht. Fachtafeln bezeichnen diese als „umstrittene Bedeutung". Bei geopathischer Belastung konnte ich die genannten Ringe zu 100% der Geopathie zuordnen. Andererseits gilt auch hier die Regel: Das Auge vergißt nichts! Das soll heißen: nach überstandener Geopathie bleiben diese Ringe unverändert vorhanden.

Die Krampfringe scheinen erst nach mindestens einjähriger Verstrahlung aufzutreten. Mehrere Ringe bedeuten langjährige geopathische Belastung. In der blauen, sogenannten lymphatischen Iris sind diese Ringe leicht auszumachen. Mit einem Irismikroskop ohnehin, oft genügt schon eine gute Photolinse.

In der braunen Iris sind die Ringe oft schon mehr oder weniger überdeckt. Der erfahrene Irisdiagnostiker wird sie trotzdem entlarven.

Andererseits ist die braune Iris, wenn erst erworben, meist ein Signal für chronische, toxische Prozesse. Die Absicherung auf evtl. vorhandene Geopathie legt diese Iris geradezu zwingend auf.

Das Überprüfen eines Patienten auf geopathische Belastung muß zur Regel werden, muß so selbstverständlich werden, wie Blutdruck messen!

Widerstandsmessung

Wenn meine Behauptung stimmt, daß geopathische Strahlung zur Depolarisation der Zelle führt, muß das meßbar sein. Sei es an Zellverbänden oder Körperregionen.

Ein Zellverband, dessen Zellen nicht mehr das Potential von 90 mV führen, muß einer Innenwiderstandsmessung einen anderen Widerstand entgegensetzen als ein gesunder Zellverband.

Zur Messung schließe ich den Patienten an Händen, Füßen und der Stirn am VEGA Test zur sogenannten Rundummessung an. Bei diesem Gerät sind 90 Skalenteile +/−5% die Norm für energetisch ungestörte Verhältnisse.

Beim verstrahlten Patienten sinkt dieser Wert auf bis zu 10 Skalenteile!

Werte unter 75 müssen bereits einer möglichen Geopathie zugeordnet werden. Meist ergeben sich im Sektor Hand oder Stirn die stärksten Rückgänge (Mitbeteiligung der Schilddrüse).

Am häufigsten liegen die pathologischen Meßwerte bei 30–50 Skalenteilen.

Die Diagnose mit Biotensor, abgesichert durch Irisdiagnose und Widerstandsmessung, erbringt bei mir seit langem völlig sichere Ergebnisse.

Die Skala der Möglichkeiten der Diagnostik ist hiermit keineswegs erschöpft. Beliebig können hinzu genommen werden: Kirlianphotographie, Blut- und Urintest.

Bei der Kirlianphotographie könnte die energetische Ausstrahlung der Extremitäten aufgenommen werden. Ein geopathisch belasteter Körper zeigt hier mit Sicherheit Anomalien. Zeigt die Kirlianphotographie auch nur an einem Finger fehlende Energie, ist dies ein sicheres Zeichen für das Vorliegen einer Geopathie!

Diese muß, und da bewegen wir uns nahe der Akupunktur und ihren sogenannten Meridianen, an allen Fingern gleich stark sein.

Mit dem Pendel ist diese gleiche Überprüfung ohne Geräte möglich (hier bietet sich eine Möglichkeit, durch Reihenversuche auch das Pendel zu entmystifizieren).

Die Therapie der Geopathie

Wie schon ausführlich dargestellt, beschreiben Dutzende von Krankheitsbildern nur die Symptomatik der einen Ursache, der Geopathie, der Erdstrahlenkrankheit. Eine Ursache erfordert auch nur eine Therapieform (parallel dazu ist für einen ungestörten Schlafplatz zu sorgen).

Die Therapie besteht einzig und allein in der Wiederingangsetzung der körpereigenen Abwehr!

Ohne Therapie geht es nicht!

Es ist ein Irrglaube der Rutengänger, es genüge, nur das Bett zu verstellen, dann stelle sich die Gesundung von allein ein. Vielleicht knapp 20% der Betroffenen werden etwa nach einem Jahr ungestörten Schlafes einen zufriedenstellenden Zustand erreichen. Die Mehrheit der Fälle wird sich nicht bessern. Die Depolarisation der Zelle ist bleibend.

Noch nach 10 Jahren des Wegzuges vom verstrahlten Platz erbringen diese Patienten gleiche Meßwerte wie akut verstrahlte.

Mit geeigneter Medikamentation dauert die Therapie der Geopathie in der Regel zwischen 3 und 6

Wochen. Alle bisherigen Medikamente, da symptomatisch gegeben, werden überflüssig. Das betrifft Betablocker ebenso wie Cortison- oder Schilddrüsenpräparate, um nur einige zu nennen. Daß beim Absetzen Vorsicht zu walten hat und daß bestimmte Präparate nicht abgesetzt werden können (Insulin), muß einem Behandler nicht gesagt werden.

Zur Therapie setze ich ein: Die Polyxane von Dr. Ritsert oder Pascotox (forte). Sicher sind weitere Präparate, die die Abwehr biologisch stützen, anwendbar. Die Mittelwahl wird auch tangiert von der vegetativen Reaktionslage des Patienten, vagoton oder sympathikoton, entsprechend Yin oder Yang. Weiter möchte ich auf die Verordnung vorerst nicht eingegehen.

Der Patient ist auf mögliche Erstverschlimmerungen durch Reaktivierung stummer Herde hinzuweisen. Geeignete Ausleitungsmaßnahmen sollten eine Toxinüberschwemmung des Organismus verhindern.

Bei psychischer Komponente können die Psychopharmaka ausschleichend durch Hypericum ersetzt werden.

In meiner Naturheilpraxis, die praktisch nur von chronisch Kranken frequentiert wird, entlarve ich den geopathischen Faktor in rund 90% aller Fälle als kausal. Sicherlich habe ich mir meine Patienten nicht ausgesucht. Es kann also angenommen werden, daß dieser Anteil in jeder anderen Praxis beträchtlich ist. Nichtberücksichtigung der Geopathie wächst sich zum Kunstfehler aus!

Krebs und Geopathie

Bei Einbeziehung der Geopathie in die Diagnose werden Sie noch vielen Menschen helfen können.

Heilen steht wieder an erster Stelle!

Doch beim Krebs kommen diese Methoden zu spät, denn Krebs ist das Endstadium der Ursache Geopathie. Hier hilft nur echte Vorsorge, nicht das, das derzeit fälschlicherweise unter dieser Flagge segelt.

Unter der Prämisse: Ohne Erdstrahlen kein Krebs! besteht echte Vorsorge nicht im Abtasten nach Krebsknoten, denn dann ist es zu spät. Die geopathische Verstrahlung jedes einzelnen ist regelmäßig zu überprüfen. So wie der Zahnarztbesuch muß dieser Test Regel werden.

In der Krebsnachsorge kann auch nicht auf Einbeziehung der Geopathie verzichtet werden.

Viele sogenannte Metastasen sind echte Neuerkrankungen.

Wenn Stahl und Strahl ihre Schuldigkeit getan haben, wie soll dann Heilung möglich sein, wenn der Patient wieder der Strahlung ausgesetzt ist?

Solange also der Krebs nicht durch Vorsorge ausgerottet ist, müssen Betroffene auch auf Geopathie untersucht und behandelt werden. Ihr Schlafzimmer ist ebenfalls abzuschirmen.

AIDS und die Geopathie

Daß AIDS keine geopathisch verursachte Erkrankung ist, sondern durch ein Virus ausgelöst wird, ist offensichtlich. Ich kann also keine, schon gar nicht eine gesicherte, Aussage zu diesem Komplex machen. Auch fehlt mir ein entsprechendes Klientel, um Erfahrungen gemacht zu haben. Einen Gesichtspunkt möchte ich trotzdem nicht außer acht lassen.

AIDS ist die Lahmlegung der körpereigenen Abwehr. Geopathie legt die körpereigene Abwehr lahm, wenn auch auf völlig andere Weise. Was geschieht, wenn beide Faktoren zusammenkommen? Ich weiß es nicht, doch darf eine Untersuchung in dieser Richtung keinesfalls unterbleiben.

Liegt vielleicht hier der Schlüssel dafür, daß viele AIDS-Infektionen stumm bleiben?

Baubiologie und Geopathie

Ich nenne die Ursache für die enorm gestiegene geopathische Belastung „Das Betonsyndrom". Hier beim Beton, bei der Technik heutigen Bauens muß entscheidend angesetzt werden. Ich möchte von einer Verursacherhaftung sprechen, sicher keiner gewollten und schuldhaften. Der Beton wird Baustoff bleiben. Sein Nachteil, die Durchlässigkeit, muß durch nachträgliches Anbringen geeigneter Abschirmungen behoben werden.

Der Gesetzgeber ist hier gefordert! Eine TA Bau-Geobiologie ist zu schaffen. Der gesamte private wie gewerbliche Wohnungsbestand ist nachzurüsten. In Versuchsreihen sind die Materialien auf Eignung zu untersuchen.

Schlußwort

Habe ich mit meinen Ausführungen den Beweis über die Schädlichkeit der Erdstrahlen schlüssig gebracht? Ich bin mir völlig sicher, was Start und Ziel anbelangt! Es ist gelungen, am Menschen zweifelsfrei die Verstrahlung zu diagnostizieren. Es ist gelungen, mit einer einzigen spezifischen Therapie bisher unheilbar erklärte Krankheitszustände der verschiedensten Art kurzfristig zu heilen. Das zählt. Wer heilt – hat recht! Mein sonstiges Denkmodell paßt zu den bisherigen Erkenntnissen ebenso wie Art und Verlauf der

Geopathie. Und doch – hier möchte ich mir das Recht des Irrens vorbehalten. Ich möchte verhindern, daß aufgrund zu korrigierender theoretischer Ansätze die Ignoranz, wie bisher, traurige Triumphe feiert.

Die überwiegende Mehrzahl aller chronischen Erkrankungen hat ihre Ursache in geopathischer Verstrahlung, diese wird in der Regel weder diagnostiziert noch therapiert. Nichtsdestoweniger ist der Patient erkrankt und sucht um Hilfe nach. Diese wird ihm nicht gewährt, kann ihm nicht gewährt werden. Statt dessen wird an Symptomen herumkuriert. Das Leiden verschlimmert sich ständig.

Jetzt schlägt die Medizin zu. Das ganze Arsenal an Methoden, Maschinen und gefährlichen Untersuchungen wird aufgeboten. Nach und nach alles, was gut und teuer ist. Überflüssige Operationen werden durchgeführt, der Körper medikamentös vergiftet.

Sinnlos werden Maschinen implantiert, der Patient ins physische und psychische Abseits gedrängt.

Es entsteht unendliches Leid durch vermeidbare Krankheit, vermeidbaren Tod. Der Leidensweg einiger meiner Patienten steht Horrorgeschichten in nichts nach.

Vielen konnte ich helfen. Einige lachten mich aus (wenn das so wäre, wüßte es ihr Arzt auch), zum Teil verfolge ich ihr Schicksal weiter, mit Gefühlen, die ich nicht benennen möchte. Jetzt muß etwas geschehen! Weiteres Zögern beinhaltet den Vorwurf der fahrlässigen Körperverletzung bzw. fahrlässig unterlassener Hilfe.

Wirkung geopathischer Störzonen

Die Wirkung geopathogener Störzonen auf die Gesundheit der Betroffenen ist schlichtweg verheerend.

Dies kann wie folgt begründet werden:
Der menschliche Organismus ist verschiedensten Strahlen und Wellen ausgesetzt. Das sind Licht, Wärme, kosmische und technische Strahlung. Immer handelt es sich um reine Strahlung, um reine Wellen ohne korpuskuläre Anteile. Allenfalls bei Licht sind feinstoffliche Photonen mit im Spiel, was auch wiederum seinen Niederschlag darin findet, daß übermäßige Sonneneinstrahlung ebenso zu Hautkrebs führen kann, wie die Strahlung unterirdischer Störzonen.

Oberhalb dieser unterirdischen Störzonen werden, wie schon erwähnt, Alpha-, Beta- und Gammastrahlen festgestellt. Dies wurde auch in einer Vielzahl von Messungen bewiesen. Eine neue Theorie, die Mikrowellen zur Ursache der pathogenen Wirkung machen will, ist nach unserer Erfahrung nicht haltbar und widerlegt sich, wenn wir zur Wirkungsweise unserer Abschirmmittel kommen, die wirksam sind, jedoch niemals gegen Mikrowellenstrahlung wirksam sein könnten.

Die pathogene Strahlung resultiert nicht aus einer Wellenstrahlung, sondern es handelt sich um Partikel der Materie, der Bausteine der Atome. Bei der Alphastrahlung handelt es sich um Protonen mit Neutronen, also Teile des Atomkerns. Bei der Betastrahlung handelt es sich um Elektronen. Bei der Gammastrahlung, der härtesten vorkommenden Strahlung, handelt es sich um Neutronenstrahlung. Das gelegentlich oberhalb Störzonen ebenfalls feststellbare Austreten von Radon, also Erdradioaktivität, paßt ebenso in dieses Schema. Auch hier handelt es sich um gleichartige Strahlung, wenn auch in anderer Zusammensetzung.

Der eigentlich krankmachende Einfluß auf den oder die Betroffene geht vom Standort des Schlafplatzes aus. In der unbedingt erforderlichen Erholungsphase des Organismus dürfen keinerlei energetische

Faktoren den Körper treffen, der ansonsten in seiner Ruhephase gestört wird.

Der nachts von einer Störzone Betroffene erlebt einen ständigen Beschuß ionisierender Strahlung. Die verhältnismäßig gröberen Partikel der Alphastrahlung gelangen nur selten bis an den Schlafplatz. Dagegen durchziehen die feinststoffliche Beta- und Gammastrahlung den Betroffenen mit einer Vielzahl ionisierender Bahnen. Dabei entsteht im Körper aufgrund des Auftretens der Beta- und Gammastrahlung sekundäre Alphastrahlung, deren Canzerogenität bewiesen ist.

Die hoch energetische Strahlung trifft jede Körperzelle und verändert das Potential der Zelle, die meßtechnisch nachweisbar depolarisiert wird, und ihr 90-Millivolt-Potential zum größten Teil verliert. Folge hiervon ist auch eine Übersäuerung der Zelle. Damit ist die Osmose der Zelle gestört.

Die schlimmsten Schäden entstehen durch die Veränderung der Erbinformation der Zelle, der DNA, durch die Strahlung. Hier werden irreversible Schäden gesetzt.

Die getroffenen Zellen können sich nicht mehr regulär teilen und es entstehen eine Vielzahl Fehlerzellen.

Beim gleichzeitigen Zusammenbruch der körpereigenen Abwehr durch Veränderung der Abwehrzellen führt dies dann zu schwersten Schäden.

Biologische Effekte auf Störzonen

1. Tierversuche: Nestflucht, Gewichtsverlust, Verminderung der Wurfzahl, vermehrter Tumorbefall (Jenny; Ochler; Stauffer).
2. Pflanzenversuche: Keimausfall, Wuchsmängel, Farbänderungen (Jenny; Gäumann; Lautenschlager; Hartmann)

3. Bakterien- und Kolloidversuche (Bortels)
4. pH-Verschiebung im menschlichen Blut (Parisius)
5. Blutsenkung: Beschleunigung und Hemmung, wetter- und ortsabhängig (Pollak; Curry; Petschke; Hartmann)
6. Mikroskopische Veränderungen im Vitalblut (Scheler)
7. EKG-Versuche: Vermehrte Extrasystolen (Beck)
8. Papierchromatische Versuche: (Differenzen in Saughöhe und Struktur) (Curry; Hartmann)
9. Körperpotential und Muskelstromabweichungen (Tromp; Reiter)
10. Beeinflussung von Frequenz und Intensität der menschlischen Infrarotstrahlung (Schwamm; Hartmann)
11. Veränderung des Körperwiderstandes (Wetzel; Kramer; Hartmann)
12. Georhythmogramm des Gleichstromwiderstandes (Hartmann)
13. Georhythmogramm der ableitbaren Körperströme (linke u. rechte Hand) (Hartmann)

Gemessene physikalische Effekte auf Störzonen:

1. Temperaturabweichungen. Erhöhte Feuchtigkeit. Abweichende streifenförmige Infrarotstrahlung. (Endrös)
2. Verändertes Potentialgefälle der Luftelektrizität (Blitzeinschlag). (Lehmann)
3. Veränderte Luftionisation überwiegend von +Ionen, d.h. positiv geladenen Ionen, über Wasserzonen. (Lehmann)
4. Magnetische Abweichungen (Inklination und Deklination). (Wendler; Wetzel; Dauner; Wüst u.a.)

5. Unterschiede in der Bodenleitfähigkeit bzw. im Bodenwiderstand gegenüber der Umgebung (Tromp; Wüst; Petschke)
6. Vermehrte oder verminderte Gamma-Strahlung gegenüber der Umgebung (Wüst)
7. Mikroseismische Effekte (Infraschall). (Wüst)
8. Unterschiedliche bodenpotentialbedingte Ströme. (Hartmann)
9. Vermehrte harte Strahlung (Gebremste Neutronen?) (Cody; Bürklin; Stängle; Hartmann)
10. Vermehrte oder verminderte UKW-Feldstärke technischer Sender. (Wüst; Hartmann)
11. Feldstärkeabweichungen im Mittelwellenbereich. (Machts)
12. Unterschiedlicher Einfall atmosphärischer Impulse (Atmospherics). (Hartmann)
13. Verstärkter oder verminderter Einfluß elektromagnetischer Impulse technischen Ursprungs. (Hartmann)
14. Niederfrequente Impulse (Schmidscher Quellensucher). (Wüst)
15. Beeinflussung der Akustik. (Renner)
16. Stehende Wellen kosmischen Ursprungs im UKW-VHF-Bereich (Hartmann)
17. Vermehrte Strahlung im cm- und mm-Bereich. (Dobler; Beichel)

Wichtige geobiologische Untersuchungen

Das Wissen um die Gefahren geopathogener Störzonen ist uralter Menschheitsbesitz. Als ältestes Zeugnis ist ein Gesetz, erlassen vom chinesischen Kaiser Yü aus dem Jahre 2000 v. Chr., bekannt. Dieses Wissen findet sich in allen Kulturkreisen. Die sogenannte „Wünschelrute" war bereits im Altertum bekannt. Dafür finden

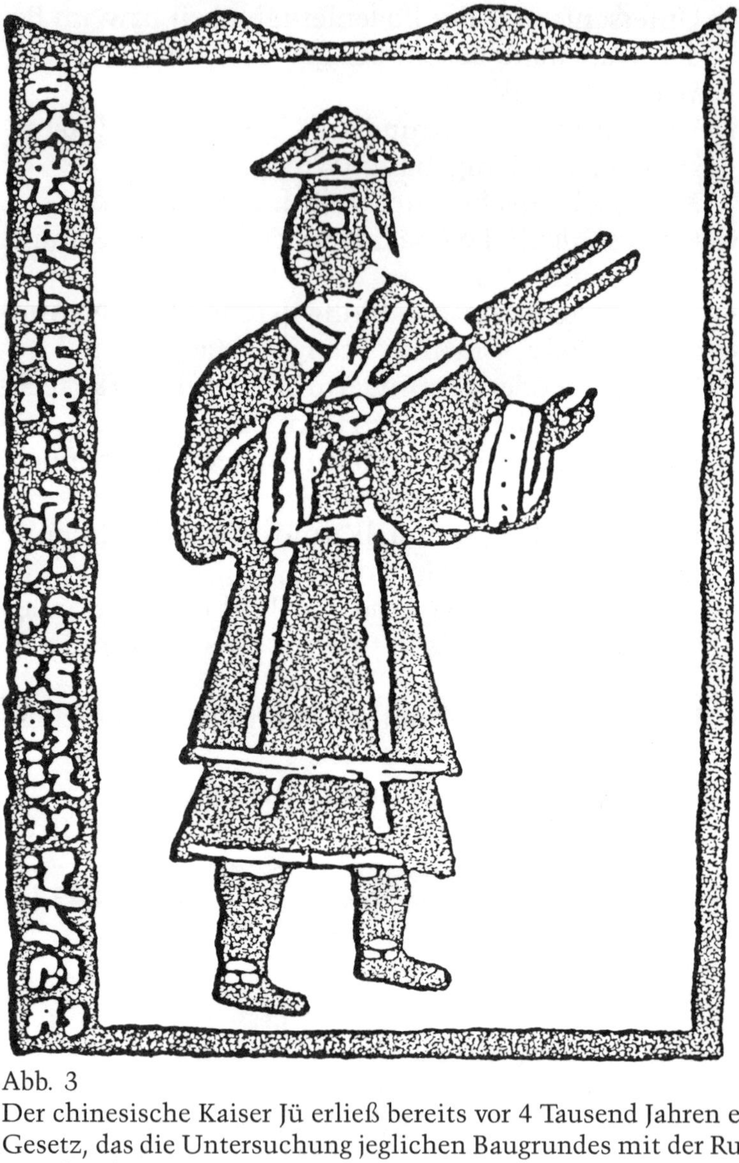

Abb. 3
Der chinesische Kaiser Jü erließ bereits vor 4 Tausend Jahren ein Gesetz, das die Untersuchung jeglichen Baugrundes mit der Rute vorschrieb.

sich auch Zeugnisse in der Bibel. Andere Kulturen fanden andere Methoden. So beispielsweise durch die Beobachtung der Tiere bzw. ihres Verhaltens und ihres gesundheitlichen Befindens.

Bis in die Zeit der sogenannten Aufklärung war es in Europa üblich, vor dem Bau eines Hofes das Gelände gründlich vom Rutengänger untersuchen zu lassen, um Verluste im Stall zu vermeiden und auch die Personen zu schützen.

Im Mittelalter waren diese Rutengänger in Zünften zusammengeschlossen. Die sogenannte Aufklärung stellte das Postulat auf, alles messen zu können und schlichtweg zu bestreiten, was nicht zu messen ist. Naturgeschehen wurde menschlichen Meßmitteln untergeordnet.

Was nicht sein kann, nicht sein durfte, war schlichtweg ab jetzt obskur, nicht existent. Ein übriges taten Verlautbarungen der Kirche usw.

Um die Jahrhundertwende wies der bekannte englische Forscher De Havilland auf die Möglichkeit der Gefahren von Störzonen hin.

Es folgten eine Reihe von Versuchen, bis in den 30er Jahren dieses Jahrhunderts Freiherr von Pohl seine inzwischen berühmte wegweisende Untersuchung in Vilsbiburg in Bayern durchführte. In protokollierter, völlig unanfechtbarer Weise bewies er den hundertprozentigen Zusammenhang zwischen zuvor georteten Wasseradern und danach erst festgestellten Standorten an Kebs erkrankter bzw. verstorbener Personen.

Dies war Anlaß für Sanitätsrat Dr. Hager in Stettin, nunmehr in einer Großstadt eine gleichartige Untersuchung durchzuführen, die zum gleichen Ergebnis führte.

Nachdem Sanitätsrat Dr. Hager über seine Ergebnisse auf dem Chirurgenkongreß in Berlin 1931 berichtete, nahm dies Dr. Rambeau, Präsident der Ärzte kammer Marburg, zum Anlaß, gleichfalls im Umkreis Marburgs mehrere Ortschaften zu untersuchen, ob auch hier eine Übereinstimmung der Standorte an Krebs erkrankter Personen mit Störzonen bzw. Wasseradern zu finden sei. Dr. Rambeau verwandte hierzu ein technisches Meßgerät und kam zum gleichen Ergebnis.

Diese verschiedenen Veröffentlichungen veranlaßten dann ständig weitere Physiker, Ärzte, Ingenieure zu ähnlichen Untersuchungen, die stets in dem Satz, wie es Dr. Rambeau formulierte, gipfelten: „Wir suchten den Standort eines an Krebs Erkrankten, der keine geopathische Störzone aufweist; diesen Standort fanden wir nicht."

Rutenphänomen und Rutenarbeit

Seit alten Zeiten ist bekannt, daß der Mensch mit Hilfe der Rute bestimmte Strahlungen, z.B. aus dem Boden kommende, erfassen kann. Ziel der Arbeit mit der Rute war hauptsächlich die Suche nach Wasser, Erzen und nach besonderen Standorten.

Die Geschichte der Radiästhesie soll hier durch die Zusammenstellung von *Wetzel* dargestellt werden:

13.500 v. Chr.	Brunnenanlage in Südafrika, Togo
6.000 v. Chr.	nördl. Sahara, Felsbilder v. Tassilus
3.000–300 v. Chr.	altägypt. Skulpturen, Grabfunde
2.200 v. Chr.	China H-Sia-Dynastie, Kaiser Kuang Yü

2.000 v. Chr.	Babylon: gegabelter Stock an Tempelsäulen
2.000 v. Chr.	Hethither, Relief eines Rutengängers
1.900 v. Chr.	Asbeneth, Frau des Josef, findet in Ägypten Wasser
1.550 v. Chr.	Flavius Josephus berichtet, wie Moses Gabelrute fertigte
1.500 v. Chr.	Indien: seit damals spielt Strahlenkenntnis bei den Brahmanen eine Rolle
1.000 v. Chr.	Chaldäer hatten Göttin der Rutenkunst (Nin Gris Zida)
800 v. Chr.	Etruskische Gräber
100 v. Chr.	Cicero erwähnt Rute in seinen Schriften
375 n. Chr.	Ammianus Marcellinus schildert Rute
600–800 n. Chr.	Frühmissionare verwenden Rute
1.200 n. Chr.	Heilige Hildegard von Bingen schreibt über Rute
1.420 n. Chr.	Bilddokument einer Wassermutung
16. Jh.	Agricola und Paracelsus schreiben über Rute
17./18. Jh.	Rute eingesetzt im Bergbau in Frankreich, England, Schlesien, Sachsen und Polen Goethe schreibt über Rute
19. Jh.	Dr. Hufeland, Arzt Goethes und Schillers, experimentiert mit Rute an Reizstreifen

20. Jh.	Rute eingesetzt in Kolonien, während der Weltkriege, bei Grundwassersuche und Lagerstättenprospektionen, in der Archäologie und Baubiologie

Geschichte der Radiästhesie, aus G. + E. Schulte-Uebbing: Geobiologie, Selbstverlag

Geobiologische Untersuchungen in diesem Jahrhundert

1923	Gurwitsch, Rußland
1930	Freiherr v. Pohl
1931	Sanitätsrat Dr. Hager, Stettin
1931	Dr. Blos, Karlsruhe
1931	Dr. Birkelbach, Wolfratshausen
1934	Dr. Rambeau, Marburg, Vorsitzender der Ärztekammer
1937	Sanitätsrat Dr. Mannlicher, Salzburg
1939	Ingenieur Cody, Le Havre
1946	Dr. Wüst – Dr. Wetzel
1951	Dr. Wüst – Dr. Petschke
1955	M. Glaser – S. Wittmann
1955	Dr. Wüst – Dr. Hartmann
1958	Stängle (Szintillationszähler)
1959	Dr. Herbst, Uni Freiburg (Radonemanation)
1970	Cone jr., Medical Tribune
1972	Stängle (Nachmessung v. Pohl, Vilsbiburg)
1973	Dr. Kaufmann, Gießen
1976	Physiker Popp, Marburg
1986	Dr. Hartmann (Georhythmogramm)
1986	Physiker L. Mersmann (Computer-Geomagnetometer)

1986 Knopp (Color Plate)
1988 Kopschina (Abschirmmittel)
1989 Professoren Betz und König, München

Wissenschaftlicher Beweis in Vilsbiburg durch Freiherrn von Pohl

Um den einwandfreien Beweis zu liefern, daß seine Beobachtungen keinem Zufall entsprangen, beschloß Freiherr von Pohl 1929, ein geschlossenes Stadtbild zu untersuchen. Dabei beschränkte er sich ausschließlich auf Krebsfälle, wenngleich auch ihm die allgemein krankmachende Wirkung der Erdstrahlen bekannt war.

Um Krebs entstehen zu lassen, bedarf es einer starken Strahlung. Er ging davon aus, daß es ein schlüssiger Beweis sei, wenn in irgendeiner Stadt sämtliche Krebserkrankungen mit den georteten Streifen stärkster Strahlung identisch seien. Zu seinen Untersuchungsbedingungen machte er es, daß er erstens die betreffende Stadt nicht kenne und zweitens keinerlei Kenntnis über Krebsfälle dort habe. Zuerst wolle er diese Stadt begehen und die Ausstrahlungsstriche in dem Stadtplan eintragen. Danach sollte anhand der Krebsleichenschauscheine der Stadt überprüft werden, inwieweit eine Übereinstimmung von Störzonen und Krebshaus vorliege, wobei er erschwerend zur Bedingung machte, daß nicht das Haus, sondern der genaue Standort des Bettes des Verstorbenen maßgebend sei.

Von vornherein war eine scharfe behördliche Begleitung und Kontrolle vorgesehen, galt es schließlich auch, fremde Grundstücke zu betreten.

In Bürgermeister J. Brandl der Stadt Vilsbiburg in Niederbayern fand er einen Mann mit größtem Verständnis. Der Vilsbiburger Bezirksarzt, Obermedizi-

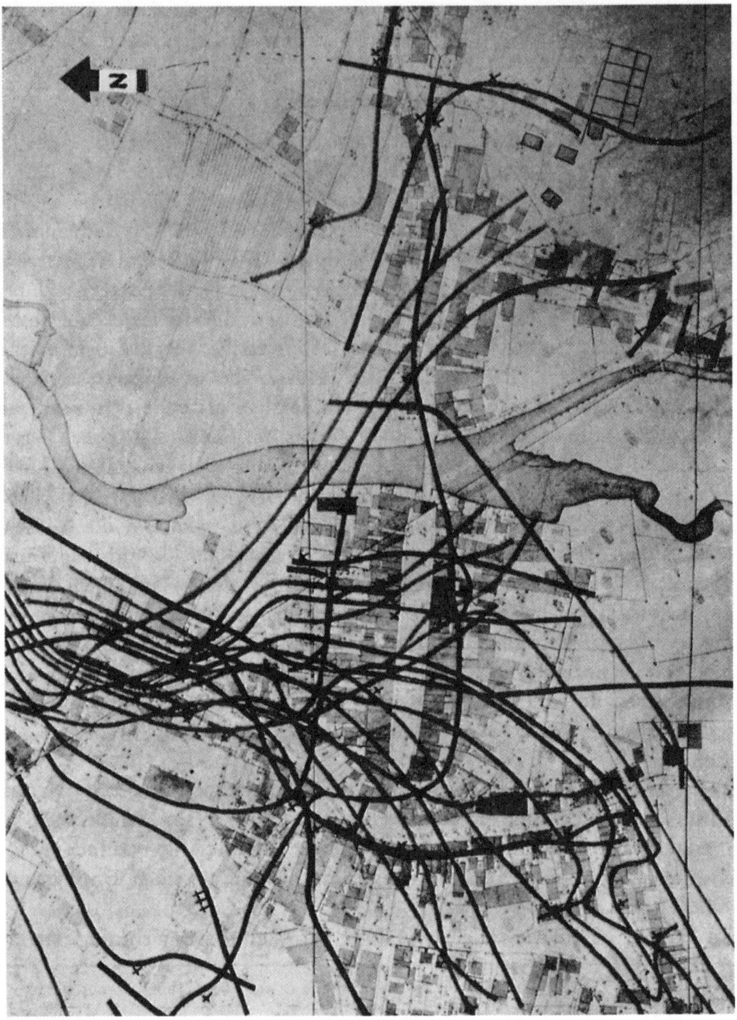

Abb. 4
Karte von Vilsbiburg mit den eingezeichneten Wasseradern.

nalrat Dr. Bernhuber, übernahm die Aufgabe, aus den im Bezirksamt noch vorhandenen Leichenschauscheinen die erforderliche Liste zu erstellen, die bis zur Beendigung der Untersuchung von Pohl nicht zur Einsicht gelangte, sondern im Rathaus verwahrt wurde.

Vom 13.–19. Januar 1929 untersuchte von Pohl täglich 8–9 Stunden lang die Stadt. Er beherrschte die Rutenkunde derart perfekt, daß er sich diese Leistung zumuten konnte. In seiner Begleitung waren am 1. Tag Polizeikomissär Fischer und an den übrigen Tagen Polizeiwachtmeister Schachtner. Der Bürgermeister hatte desweiteren selbst einen Rutengänger bestellt, der an der Begehung teilnahm. Verschiedentlich fanden sich in der Begleitung weitere Honoratioren Vilsbiburgs ein, so der Bezirksamtmann.

Am 19. Januar 1929 erfolgte noch am späten Nachmittag der Vergleich zwischen dem erstellten Lageplan von Pohls und der durch den Bezirksarzt aufgestellten Liste der Krebstodesfälle. Außer dem schon genannten Bürgermeister Brandl war als 2. Zeuge der II. Bürgermeister Schöx zugegen. Bei jedem Einzelfall wurde nicht nur die Lage des Hauses überprüft, sondern auch der genaue Standort des Bettes. Die Feststellungen der Lage der Schlafzimmer konnten von den Anwesenden, unter anderem den Polizeibeamten und weiteren Vilsbiburger Herren, getroffen werden.

In einem einzigen Fall konnte die Lage des Schlafzimmers nicht sofort ermittelt werden, hier ergab eine Rückfrage die Aufklärung.

Eine genaue, selbst Kleinigkeiten, die am Rande geschahen, nicht auslassende Schilderung dieser historischen Ereignisse findet der Leser in dem Buch: Gustav Freiherr von Pohl, „Erdstrahlen als Krankheits- und Krebserreger". Aus diesem Buch entnehme ich jetzt auch im Wortlaut das Protokoll über den gelungenen Beweis.

Das Protokoll des Beweises

Über die Begehung des Marktes Vilsbiburg am 13., 14., 15., 16., 17., 18. und 19. Januar 1929 seitens 1. der Herren: I. Bürgermeister J. Brandl (dahier am 13. Januar ständig, die übrigen Tage gelegentlich), Polizeikommissär Fischer (am 13. Januar nachmittags), Polizeiwachtmeister Schachtner (dieser ständig, außer am 13. Januar nachmittags), Christian Lechner sen., Lebzelter (am 13. Januar), Georg Brandl (am 13. Januar) und 2. des Wünschelrutenforschers Freiherrn Gustav von Pohl, Dachau-Unteraugustenfeld.

Zweck der Begehung: Freiherr von Pohl hatte sich erboten, ein Croquis (Planzeichnung) der unter Vilsbiburg fließenden unterirdischen Wasserläufe zum Zwecke des Nachweises, daß sämtliche Todesfälle an Krebs in solchen Häusern erfolgt sein müßten, unter denen besonders starke unterirdische Wasserläufe fließen, anzufertigen.

Material: Der Vilsbiburger Bezirksarzt, Herr Obermedizinalrat Dr. med. Bernhuber, hatte auf Ersuchen des Herrn I. Bürgermeisters Brandl durch die Leichenschauscheine diejenigen Häuser in Vilsbiburg ermittelt, in denen in den Jahren 1918–1928 Todesfälle an Krebs erfolgt waren. Dieses Verzeichnis hat der genannte Herr Bezirksarzt nach Ausstellung dem I. Bürgermeister Brandl übergeben.

Es wird hiermit beglaubigt, daß Freiherr von Pohl von dem Inhalt dieses Verzeichnisses weder vor noch während der Begehung Kenntnis erhielt. Das Verzeichnis lag ständig auf dem Rathaus in Vilsbiburg und war nur dem vorgenannten Herrn Obermedizinalrat Dr. Bernhuber und dem I. Bürgermeister Brandl bekannt.

Begehung: Freiherr von Pohl ist die meiste Zeit nur mit dem Polizeiwachtmeister Schachtner gegangen und hat – ohne Kenntnis von Krebstodesfällen – nur ein Croquis der unterirdischen Wasserläufe angefertigt. Polizeiwachtmeister Schachtner ist erst seit 23. November 1927 in Vilsbiburg wohnhaft und konnte somit keine Kenntnis von den mehrere Jahre zurückliegenden Krebstodesfällen haben. Die Begehung ist unter allen Vorsichtsmaßregeln so angelegt worden, daß irgendeine Beeinflussung des Freiherrn von Pohl unmöglich war.

Ruten: Freiherr von Pohl benutzte eine 7 mm dicke Wünschelrute aus massivem Messing und eine dünne Stahlrute. Es war auffällig, wie verschieden die Ruten über in ihrer Art und Tiefe verschiedenen unterirdischen Wasserläufen ausschlugen. Bei denjenigen unterirdischen Wasserläufen, die Freiherr von Pohl nach den Ermittlungen als gesundheitsgefährlich bezeichnete, zuckte die Rute schon in mehr oder weniger großer Entfernung (bis zu ca. 50 m) vorher dermaßen in den Händen hin und her, daß Genannter sie kaum festhalten und öfter auch der offen ersichtlichen Anstrengung wegen loslassen mußte. Über solchen unterirdischen Wasserläufen schlug dann die Rute stets außerordendlich heftig herum und häufig so heftig, daß sie sich den Händen entwand.

Der unter Ziffer I genannte unparteiische und dem Freiherrn von Pohl kurz vorher nicht bekannte Herr stud. for. Georg Brandl konnte als Rutengänger in jedem Fall nachprüfen, daß stets ein unterirdischer Wasserlauf vorhanden war.

Karten: Die anliegenden und mit dem Siegel des Marktgemeinderates Vilsbiburg versehenen drei Blätter von Vilsbiburg (1 Druck, 2 Pausen) zeigen die von dem Freiherrn von Pohl ermittelten und von ihm persönlich eingetragenen und nach seiner Ansicht gesundheits-, speziell krebsgefährlichen unterirdischen Wasserläufe in schwarzen Bleistiftstrichen. In diese drei Karten hat der I. Bürgermeister J. Brandl diejenigen 42 Todesfälle an Krebs aus dem obengenannten Verzeichnis des Obermedizinalrates Dr. Bernhuber sowie einige weitere, ihm aus früheren Jahren persönlich bekannte Krebstodesfälle (Anzahl: 6) mit roten Kreuzen eingetragen.

Ergebnis: Aus den Karten zeigt sich die verblüffende Tatsache, daß sämtliche Krebstodesfälle in Vilsbiburg auf den von dem Freiherrn von Pohl eingezeichneten starken unterirdischen Wasserläufen liegen. Soweit der über die Todesfälle orientierte I. Bürgermeister J. Brandl an der Begehung teilnahm, hat, wenn Freiherr von Pohl ein Haus als krebsgefährlich bezeichnete und in diesem auch ein (oder bei mehrstöckigen Häusern zwei übereinanderliegende) Zimmer und in diesem von außen auch die Stellung und Lage des Sterbebettes angab, eine Besichtigung der betreffenden Häuser stattgefunden. Die von außen erfolgte Angabe des Freiherrn von Pohl hat sich durch Befragung des Herrn I. Bürgermeisters bzw. des begleitenden Polizeibeamten bei den Nachkommen der Verstorbenen in jedem Falle ausnahmslos als richtig erwiesen; wo in einem Zimmer zwei Betten getrennt standen, verbat sich Freiherr von Pohl sofort jede Auskunft, in welchem Bett der Verstorbene geschlafen hatte, und hat dann zur Verblüffung der Anwesenden jedesmal richtig angegeben, in welchem Bett der Krebskranke verschieden war. Sogar im Marktturm konnte in der 22 m hoch über dem Erdboden gelegenen Wohnung des Turmwächters die gleiche Feststellung gemacht werden.

Schlußfolgerung: Es wird hierdurch festgestellt, daß Freiherr von Pohl der oben unter dem Titel „Zweck" genannte Nachweis, daß Todesfälle an Krebs ausnahmslos in Häusern bzw. Zimmern bzw. Betten erfolgen, die über besonders starken unterirdischen Wasserläufen stehen, im vollsten Maße gelungen ist.

Vorgelesen, genehmigt und unterschrieben.
Am 19. Januar 1929.
Brandl, I. Bürgermeister, Chr. Lechner,
Gg. Schachtner, Fischer.
Hiermit abgeschlossen und Freiherrn von Pohl ausgehändigt
Vilsbiburg, den 19. Januar 1929.
Gemeinderat des Marktes Vilsbiburg.
Schöx, 2. Bürgermeister.
Bohinger, Prot.-Führer.
Das war im Jahre 1929!
Eines Tages setzt sich die Wahrheit durch, dann wird gefragt werden, wer bis jetzt bereits weitere 60 Jahre lang verhindert hat, daß das Elend Krebs besiegt wird.

Die Begehung von Grafenau durch Freiherr von Pohl

Am 4. und 5. Mai 1930 fand die sogenannte Begehung von Grafenau im Bayerischen Wald statt. Ärztlicherseits wurde das für die Wissenschaft überraschende Ergebnis von Vilsbiburg nicht angezweifelt. Dazu war die ausgeübte Kontrolle auch zu scharf. Es wurde lediglich erklärt, die Aufgabe sei in Vilsbiburg bei derart vielen Krebsfällen zu leicht gewesen.

Der Ausschuß des Deutschen Zentralkomitees zur Erforschung und Bekämpfung der Krebskrankheit in Berlin, mit dessen Generalsekretär Geheimrat Professor Dr. Blumenthal von Pohl persönlich gesprochen hatte, wollte eine Kommission bei der Begehung einer besonders krebsarmen Stadt bereitstellen. Hierzu benannte das Statistische Landesamt in München die Stadt Grafenau.

Grafenau liegt idyllisch im Bayerischen Wald. Zu der Zeit hatte es etwa 2.000 Einwohner. Totenscheine für an Krebs Verstorbene lagen seit dem Jahre 1914 nur

16 vor. Das heißt, daß es in 16 Jahren nur 16 Krebstote, also ein Fall pro Jahr, gegeben hatte.

Bei der eigentlichen Begehung war der Grafenauer Bezirksarzt Dr. med. Grab zugegen, ebenfalls von dem vorgenannten Komitee beauftragt. Vorgegangen wurde nach dem bewährten Muster von Vilsbiburg. Die Prüfung der Ermittlungen ergab dann auch hier eine totale Übereinstimmung der Krebshäuser mit den ermittelten unterirdischen Wasserläufen, wobei von den 16 Krebstodesfällen sich alleine 5 in einem einzigen Häuserblock ergaben.

Der Beweis war wiederum, in einer dieses Mal krebsarmen Stadt, gelungen!

Sanitätsrat Dr. Hager untersucht Krebsfälle in Stettin

Sanitätsrat Dr. med. Hager in Stettin, gleichzeitig Vorsitzender des wissenschaftlichen Vereins der Ärzte der Stadt Stettin, erfuhr aus der „Zeitschrift für Krebsforschung", 6. Heft, Band 31, Juli 1930, von den Ergebnissen der Forschungen des Freiherrn von Pohl.

Er ließ durch das Statistische Amt in Stettin eine Liste aller Krebsfälle von 1910–1931 erstellen. Diese Liste möchte ich auch hier veröffentlichen, weil sie wieder in eindrucksvoller Weise auf besonders gefährdete Krebshäuser hinweist, möglicherweise Ursache des Märchens von der Erblichkeit des Krebses.

Je 1 Krebsfall	in	1.575 Häusern	=	1.575 Tote
Je 2 Krebsfälle	in	750 Häusern	=	1.500 Tote
Je 3 Krebsfälle	in	337 Häusern	=	1.011 Tote
Je 4 Krebsfälle	in	167 Häusern	=	668 Tote
Je 5 Krebsfälle	in	51 Häusern	=	255 Tote
Je 6 Krebsfälle	in	15 Häusern	=	90 Tote
Je 7 Krebsfälle	in	6 Häusern	=	42 Tote
Je 8 Krebsfälle	in	1 Haus	=	8 Tote

Je 9 Krebsfälle in 1 Haus = 9 Tote
und in nur weiteren 5 Häusern zusammen 190 Tote!!
insgesamt 5.348 Tote.

Sanitätsrat Dr. Hager zog nun den Rutengänger Geheimrat C. William hinzu und begann, alle diese Häuser nach Erdstrahlen zu untersuchen.

Er erhielt kein anderes Ergebnis als vor ihm Freiherr von Pohl, so daß er feststellte: „Das Krebsproblem ist endgültig gelöst!" Und er schrieb weiter: „Damit ist auch das Vorbeugungsmittel gegeben, das es trotz aller medizinischen Forschung bisher nicht gab. Wer dafür sorgt, daß sein Bett zum mindesten nicht in schweren Erdstrahlen steht, und wer dafür sorgt, daß er auch tagsüber bei der Arbeit nicht in schweren Erdstrahlen sitzt, kann niemals Krebs bekommen!

Wenn diese Erkenntnis erst einmal Allgemeingut geworden ist, so wird die Krebskrankheit, diese bisher furchtbarste Geißel der Menschheit, ausgerottet sein!"

Besonders interessant war das Ergebnis bei der Untersuchung der Altenheime – der sog. Stiftshäuser der Stadt Stettin.

Ein Stift stand auf einer Kreuzung von Wasseradern: 28 Krebstodesfälle!

Ein Stift wurde von einem schmalen Streifen berührt: 2 Krebstodesfälle!

Ein Stift stand auf keiner Wasserader: kein einziger Krebsfall!

Dr. Edwin Blos untersucht Krankenbetten

Die Veröffentlichungen von Pohls wurden von einer Reihe von Ärzten wie auch Rutengängern zum Anlaß genommen, eigene Untersuchungen anzustellen, so auch 1931 durch Dr. Blos in Karlsruhe.

Die Gattin von Dr. Blos war eine ausgezeichnete Rutengängerin. Sie untersuchte auf Veranlassung ihres Mannes sämtliche Betten seiner Krebspatienten. In die Untersuchung wurden auch die Betten chronisch Kranker einbezogen. Auch Dr. Blos fand durch die Arbeit seiner Gattin eine völlige Übereinstimmung der Betten Krebskranker und chronisch Kranker mit vorhandenen Reizstreifen.

Darauf sorgte er für Umstellung der Betten seiner Patienten und das mit einem solchen Erfolg, daß er darüber ein Buch herausgab: „Die Medizin am Scheidewege", erschienen im Kairos-Verlag, Karlsruhe.

Dr. W. Birkelbach untersucht in Wolfratshausen

Dr. W. Birkelbach war der Direktor des Bezirkskrankenhauses in Wolfratshausen. Ihm kam zugute, daß er selbst Rutengänger war. Er untersuchte ebenfalls die Betten seiner Krebskranken auf Erdstrahlen. Sein benachbarter Kollege Dr. Seitz ließ seine Krebsfälle ebenfalls von ihm überprüfen. Interessanterweise ergab es sich dabei, daß auch Dr. Seitz selbst sich als begabter Rutengänger erwies.

Im Juli 1931 berichtete dann Dr. Birkelbach in München über die Ergebnisse, die mit denen von Pohls übereinstimmten, auf dem Bayerischen Chirurgen-Kongreß.

Dr. Viktor Rambeau untersucht 3 Orte bei Marburg

Der Vorsitzende der Ärztekammer in Marburg, Dr. Viktor Rambeau, wurde durch die Arbeiten von Pohls angeregt, ähnliche Untersuchungen anzustellen. Er betrachtete die Wünschelrute als ein zu subjektives

Gerät und suchte nach technischen Mitteln, was übrigens viele nach ihm auch taten. Auch ich werde im Kapitel „Diagnose der Geopathien" über von uns zusätzlich zur Rute eingesetzte Geräte berichten.

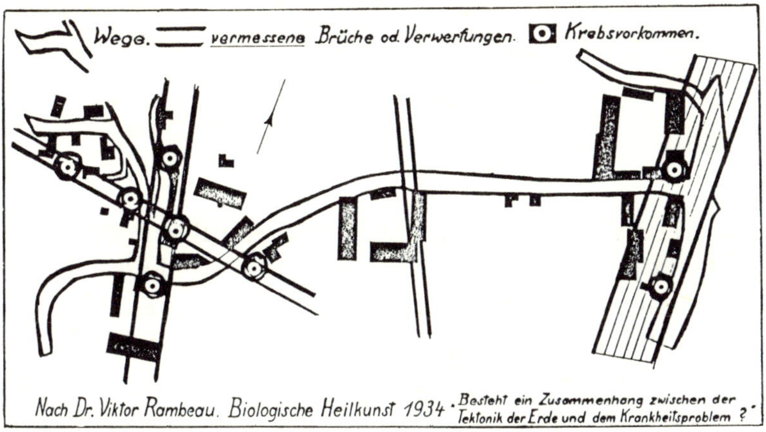

Abb. 5
Nach Dr. Viktor Rambeau. Biologische Heilkunst 1934
„Besteht ein Zusammenhang zwischen der Tektonik der Erde und dem Krankheitsproblem?"

Zu jener Zeit hatte der Konstrukteur Dr. Macht ein Gerät entwickelt, das er „Geoskop" nannte. Mit diesem Gerät waren Bodenverwerfungen noch in vielen hundert Metern Tiefe zu orten.

3 Orte in der Nähe Marburgs wurden nun mit dem „Geoskop" untersucht. Das Ergebnis war absolut eindeutig! Alle Krebsfälle stimmten mit geologischen Anomalien überein.

Dr. Rambeau verfaßte über die Ergebnisse seiner Untersuchungen eine Schrift, in der er ausführte:

„Aus meiner statistischen Arbeit ergibt sich mit voller Klarheit, daß es keinen Fall Krebs gibt, der nicht über einem geologisch gestörten Gebiet liegt. Wir haben in unserer statistischen Arbeit das Haus gesucht, das auf einem geologisch nicht gestörten Gelände liegt und trotzdem Erkrankungen an Krebs aufweist, und dieses Haus haben wir nicht gefunden. Der Wert dieser Erkenntnisse muß von großer Bedeutung sein und unbedingt eine rationelle Krebsprophylaxe ermöglichen".

Ingenieur Cody mißt 6 Jahre in Le Havre

Etwa zur gleichen Zeit, in der Dr. Rambeau mit dem „Geoskop" gemessen hatte, begann in Le Havre der Ingenieur Cody seine Messungen. Auch er glaubte, daß Wünschelruten zu unsicher seien. Wenn auch das Gegenteil der Fall ist, so verdanken wir ihm eine weitere wertvolle Beweisführung.

Cody verwendete 2 Elektroskope und vermaß an 2 Stellen gleichzeitig. Das eine Gerät stellte er auf das betreffende Bett, das andere dicht daneben. Seine Messungen ergaben Streifen, in denen die Ionisation der Luft bis zu 100mal stärker als gewöhnlich war. Er entdeckte, daß die Strahlen auch in den höchsten Stockwerken unverändert vorhanden waren!

Cody führte über 10.000 Messungen durch, wobei ihm ein Tagesrhythmus der Strahlung auffiel. War die Strahlung mittags am geringsten, so stieg sie nachts beträchtlich an. Er stellte weiter jahreszeitliche Schwankungen fest und Veränderungen je nach Wetterlage. Das erklärt auch die Zunahme von akuten Verschlimmerungen bei Kranken zum Zeitpunkt bestimmter Wetterlagen.

Cody legte dem Kongreß für Geophysik 1939 in New York seine Arbeit unter folgendem Titel vor: „Etude expérimentale de l'onisation de l'air par une certaine radioactivité du sol."

Weitere Standortuntersuchungen

Wie Cody in Frankreich untersuchten in Amerika die Herren Williams und Loreny das Phänomen der unbekannten Strahlung. Sie stellten unabhängig voneinander, aber übereinstimmend, fest, daß die Strahlung in der Nacht 3mal stärker als am Tage war. Was das für die betroffenen Betten bedeutet, muß wohl nicht mehr erläuert werden.

Es kam der 2. Weltkrieg. Forschungen zum Segen der Menschheit fanden nun nicht mehr statt. Schon 1946–49 arbeiteten die Wissenschaftler Dr. Wüst und Dr. Wetzel dort weiter, wo der Krieg die Forschungen unterbrochen hatte. Sie führten magnetometrische Messungen durch. 1951 führte Dr. Wüst, diesmal mit Dr. Petschke, Bodenfeuchtigkeitsmessungen durch.

1955 brachten die Herren M. Glaser und S. Wittmann ein Buch mit den Ergebnissen ihrer Forschung unter dem Titel: „Krebs und Reizzonen" heraus.

Ebenfalls 1955 erfolgten die Gammastrahlenmessungen von Dr. Wüst und Dr. med Hartmann. Nachzulesen in dem Werk Hartmanns „Krankheit als Standortproblem."

1958 konnte dann Stängle mit dem von ihm konstruierten „Szintillationszähler" wichtige Ergebnisse erzielen.

Dr. W. Herbst vom Radiologischen Institut der Universität Freiburg bestätigte durch seine Messungen in der Schweiz, die auch von Dr. Kaufmann und dem Radiästhesisten Endrös geäußerte Vermutung, daß es sich um Neutronenstrahlung handele. Er stellte einwandfrei den Austritt radioaktiver Emanation (Radon) fest.

Nicht unerwähnt darf die Arbeit der Salzburger Lehrerin Käthe Bachler bleiben, die in ihrem Buch „Erfahrungen einer Rutengängerin" die geobiologischen

Einflüsse auf den Menschen in 3.000 Fällen dokumentiert. Sie erhielt einen Forschungsauftrag des Pädagogischen Instituts Salzburg zur Auswertung der Untersuchungen und arbeitete mit 70 Ärzten zusammen. Als Folge ihrer Standortuntersuchung bei leistungsschwachen und kränklichen Schulkindern werden in Salzburg u.a. die Sitzplätze in den Klassen wöchentlich gewechselt.

Diese Kapitel wurden teilweise entnommen meinem Buch „Erdstrahlen", Econ Verlag.

Bundesforschungsministerium läßt Erdstrahlen erforschen

Der deutsche Bundesforschungsminister Riesenhuber hat einen Forschungsauftrag über 400.000,– DM erteilt, in dem es um die wissenschaftliche Erforschung der Erdstrahlung und „geopathogenen Reizzonen" geht.

Zunächst sollen die beiden Münchner Physik-Professoren Herbert L. König und Hans-Dieter Betz in einem auf zwei Jahre angelegten Forschungsprojekt klären, ob die Rutenfühligkeit gewisser Personen statistisch zu belegen ist – mit anderen Worten: ob es wirklich Menschen gibt, die unsichtbare Standortfaktoren – zum Beispiel elektromagnetische Felder – wahrnehmen können.

Dieser Forschungsauftrag ist das erste konkrete Resultat einer Arbeitsgruppe „Unkonventionelle Methoden der Krebsbekämpfung", die das Bonner Gesundheitsministerium 1983 einberufen hatte, um im Rahmen des Gesamtprogrammes der Bundesregierung zur Krebsbekämpfung abzuklären, ob die „in breiten Bevölkerungsschichten vermutete Mitverursachung von Krebserkrankungen durch Erdstrahlen" – wie es aus dem Forschungsministerium heißt – begründet ist.

Der Auftrag zur Erforschung der „Wünschelruten-Reaktion" ist nur ein Teil des von der Arbeitsgruppe in Aussicht gestellten Forschungsprogramms, das auch die geographische Verbreitung möglicher Schäden und deren Bezug zu geologischen Strukturen umfassen soll. Für die Erteilung des Forschungsauftrages hatte sich vor allem die Gattin des Ex-Bundespräsidenten, Frau Dr. Veronica Carstens, eingesetzt. „Wenn es stimmen sollte, daß bei der multifaktoriellen Krankheit Krebs ein Faktor obligatorisch dabeisein sollte, nämlich der Einfluß von unterirdischen Wasseradern, dann ist es nicht zu verantworten, daß man diesem Phänomen nicht mit großer Intensität durch physikalische Forschungen nachgeht", meinte sie unlängst dazu.

Die Erteilung des Forschungsauftrages wurde natürlich sofort heftig kritisiert. „Ein zweifelhaftes Vorhaben" nannte der „Spiegel" – der in solchen Dingen noch nie anders als zynisch hat berichten können – das Forschungsprojekt, das ihm auch deshalb nicht gefiele, weil König und Betz von vornherein als „Rutengläubige" bekannt seien. Offenbar disqualifiziert sich in den Augen des „Spiegel" ein Wissenschaftler bereits schon dann, wenn er die Radiästhesie nicht schon von Anfang an als Aberglaube ablehnt.

König war jedoch schon immer sehr skeptisch und vorsichtig in seinen Ausführungen. Auch ist er durchaus nicht der einzige Wissenschaftler, der zugesteht, daß an Erdstrahlen und Rutengehen zumindest „etwas dran sein könnte".

Physik-Professoren beweisen besondere Fähigkeiten von Wünschelrutengängern

Von Peter Berger
München

Die Münchener Physik-Professoren Hans-Dieter Betz und Herbert König erforschten zwei Jahre lang das Phänomen des Rutengehens. In einem „Wünschelruten-Report", der im kommenden Monat erscheinen soll und *Welt am Sonntag* auszugsweise vorliegt, kommen die Wissenschaftler zu dem Ergebnis: „Einige Rutengänger wiesen eine außerordentlich hohe Treffsicherheit aus, welche nicht durch den Zufall erklärt werden kann."

Das Bundesministerium für Forschung und Technologie förderte das Projekt mit 400.000,– DM. Professor Betz sagte: „Wir wollten wissenschaftlich korrekt die alte Streitfrage klären: Gibt es Menschen, die mit einer Wünschel-Rute auf bislang unbekannte ortsabhängige Reize reagieren können?"

Die Wissenschaftler begannen ihre Experimente mit 500 Rutengängern, die sie bei entsprechenden Vereinen angeworben hatten. Unter den Teilnehmern waren Pfarrer, Hausfrauen, Rentner, Lehrer und ein Stadtbaudirektor.

Die Teilnehmer benutzten vorwiegend Metallruten. Drei Formen überwogen: Drähte, die zum Winkel gebogen waren, V-förmige Drähte und sogenannte Vertikalruten (Drahtstäbe, die senkrecht zwischen den Händen gehalten werden).

Professor Betz sagt: „Mit allen Personen führten wir Voruntersuchungen durch, um festzustellen, wer über die Fähigkeiten eines Rutengängers verfügen könnte. In der Mehrzahl war diese Fähigkeit nicht nachzuweisen. Am Ende blieben zwei Dutzend Personen übrig, die anscheinend darüber verfügten. Mit ihnen forschten wir weiter."

Die Professoren führten in 100 Testtagen 10.000 Einzelexperimente auf 50 Versuchsstrecken in Bayern, Hessen und Baden-Württemberg durch. Zwei Experimente waren für das Ergebnis der Forschungsarbeit entscheidend. Im Erdgeschoß einer Scheune nördlich von München installierten die Physiker eine Wasserleitung. Die Wasserleitung konnte auf einer Strecke von zehn Metern seitlich verschoben werden. Im Geschoß darüber wurde eine dreizehn Meter lange Teststrecke festgelegt. Sie verlief quer zur Lage des Wasserrohres. Beide Räume hatten keine Sichtverbindung zueinander.

In einem dritten Raum wurde ein Zufallsgenerator eingeschaltet. Er bestimmte die Position des Wasserrohres im Erdgeschoß. Anschließend mußte der Rutengänger die Teststrecke begehen und die Position des Wasserrohres herausfinden. Der Rutengänger wurde von einem Wissenschaftler beaufsichtigt, dem die Position des Wasserrohres ebenfalls unbekannt war. Innerhalb von einer Stunde wurden pro Person zehn Versuche absolviert.

Professor Betz: „Unser bester Proband, ein Wasserbau-Ingenieur aus Hessen, entdeckte bei zehn Versuchen viermal die exakte Position der Wasserleitung. Bei den übrigen Versuchen kam er der exakten Position oftmals sehr nahe. Die Wahrscheinlichkeit, daß es sich um einen Zufall handelte, liegt bei unter einem Promille."

Der Wasserbau-Ingenieur benutzte Ruten, die in Form eines Winkels gebogen waren. Bei Auffinden einer Wasserader drehten sich seine Hände leicht nach innen. Professor Betz sagt: „Diese Bewegung geschieht vermutlich unbewußt und ist eine Reizreaktion."

Während der Tests entdeckte der Ingenieur auf einer Wiese in Hessen eine Stelle, über der er eine besonders starke Reaktion verspürte. Professor Betz sagt: „Natürliche Reize können sehr viel stärker wirken als die bisher künstlich erzeugten." Die Entdeckung der Stelle führte zu der zweiten aufschlußreichen Testreihe.

Über die Stelle wurden vier jeweils 2,7 Meter lange Bretter gelegt. Den Testpersonen wurden die Augen verbunden. Sie mußten mit ihren Wünschelruten an unterschiedlichen Positionen starten, die ebenfalls ein Zufallsgenerator vorgab.

Ein Proband gab bei 50 Rutengängen 34mal eine Position an, die innerhalb einer Strecke von einem Meter über der Stelle lag. Weitere Probanden erzielten ähnliche Ergebnisse. Professor Betz sagt: „Auch hier lag die Wahrscheinlichkeit eines Zufalles bei unter einem Promille." Das Fazit von Betz: „Rutengänger überschätzen sich meist maßlos in ihren Fähigkeiten. Dennoch: Das Phänomen des Rutengehens existiert mit an Sicherheit grenzender Wahrscheinlichkeit."
(Welt am Sonntag)

Die Rutengänger haben doch recht!

Und sie bewegt sich doch: Die Wünschelrute zeigt durch ihren Ausschlag geheimnisvolle Strahlen an. Dafür gibt's zahlreiche Beweise. Dennoch blieb die Front der Zweifler hartnäckig: „Unfug. Alles nur Einbildung!" Klarheit sollte darum ein Großversuch der Technischen Universität München bringen. Dort wurde jetzt die Brauchbarkeit dieses umstrittenen Instruments der „Volkswissenschaft" aufs genaueste überprüft. Der Bundesminister für Forschung und Technologie bezahlte 400.000,– DM für die Experimentreihe. Selbst Skeptiker wie der Physikprofessor

Hans-Dieter Betz staunte nach den im streng wissenschaftlichen „Doppelblindverfahren" angestellten Tests: „Es wurden Trefferquoten bei der Suche nach verborgenen Wasserläufen erzielt, die mit Zufall nicht zu erklären sind." Sogar staatliche Stellen vertrauen deshalb mittlerweile gern auf die Hilfe von Wünschelrutengängern. Ob bei der Brunnensuche im fernen Sri Lanka, beim Orten krebserzeugenden Geländes in Österreich oder beim Entschärfen berüchtigter Unfallschwerpunkte in Deutschland. „Die Wünschelrute – sie ist kein leerer Wahn", resümierte die seriöse „Süddeutsche Zeitung".

Bäume und Herdentiere reagieren sensibel auf störende Energiefelder. Unsere Ahnen wußten das und richteten sich beim Bau ihrer Unterkünfte danach. Mit dem Aufkommen der modernen Wissenschaft ging das alte Volkswissen verloren oder wurde als Humbug abgetan. Wünschelrutenkundige in aller Welt ließen sich davon nicht irritieren. Nun erlebt ihre Kunst bei uns eine Renaissance – mit wissenschaftlichem Segen.

Graue Kunststoffzylinder wachen an der Kreuzung von Bundesstraße 65 und Landesstraße 413 im niedersächsischen Mehrum über die Sicherheit der Verkehrsteilnehmer. In den mit behördlicher Billigung installierten Behältern sind weder Radargeräte noch Automatikkameras, sondern Minisender. Sie sollen einen aus der Erdentiefe strahlenden „Wellensalat" neutralisieren, den Wünschelrutengänger Heinrich Hartmann an der unfallträchtigen Stelle ortete. Drei in knappen Abständen unter der Kreuzung fließende Wasseradern, so die Meinung des erfahrenen Rutengängers, erzeugen ein Störfeld, das die Unglücksfahrer buchstäblich reaktionsunfähig machte.

Professor Karl-Ernst Lotz aus Biberach und Diplomingenieur Robert Endrös aus Landshut lieferten den wissenschaftlichen Beweis für die Erkenntnisse des norddeutschen Rutengängers. Um Wasseradern, fanden die Bio-Physikspezialisten heraus, bilden sich Mikrowellen, die die Hormonausschüttung des menschlichen Körpers beeinflussen. Bei mehreren Mikrowellentreffern kurz hintereinander, wie auf der berüchtigten Straßenkreuzung, gerät die Hormondrüsenfunktion empfindsamer Autofahrer so durcheinander, daß kurzfristig gar das Bewußtsein aussetzt. Ein für Autofahrer in Mehrum häufig folgenschwerer „Blackout": Es krachte dort so oft wie kaum anderswo.

So folgten die anfangs skeptischen Behörden Heinrich Hartmanns Rat und ließen die „Filtersender" anbringen. Die Zahl der Unfälle sank.

Der Bürgermeister von Schwarzach/Österreich setzte gleich ein ganzes Rudel von Rutengängern in Marsch, um krankmachende Wasseradern aufzuspüren. Denn in der Vorarlberg-Gemeinde traten Krebs, Rheuma und Schlaflosigkeit unverhältnismäßig häufig auf. Nach dem Umstellen ihrer Betten weg von gefährlichen Erdstrahlenstellen schlafen viele Schwarzacher nun ruhiger.

Trotz solcher Fahndungserfolge gilt die Wünschelrutengängerei weithin als Hokuspokus. Und das, obwohl beispielsweise auch die bundeseigene „Gesellschaft für Technische Zusammenarbeit" (GTZ), eine in Frankfurt ansässige hochkarätige Entwicklungshilfe-Institution, den Fähigkeiten von Wünschelrutengängern ebenso vertraut wie dem Können qualifizierter Techniker. So schickte die GTZ einen Wasserbauingenieur ins dürre Nord-Sri Lanka, wo der Brunnenbauexperte insgesamt 600 ergiebige Bohrstellen aufspürte – mit der Wünschelrute!

Reagieren die zu einem „offenen Dreieck" zurechtgeschnittenen und mit beiden Händen gehaltenen

Weiden- oder Haselnußzweige also zuverlässig auf tief im Boden rinnende Wasserläufe?

Klarheit soll eine Testreihe der Technischen Universität München bringen. Dieses Großexperiment wurde von Bundesforschungsminister Heinz Riesenhuber mit 400.000,– DM finanziert.

Die Versuchspersonen im Erdgeschoß eines Gebäudes mußten im Kellergeschoß verlaufende Wasserleitungen mit der Wünschelrute lokalisieren. Im Laboratorium marschierten andere Wünschelrutengänger an einem großen Kupferring vorbei, der unregelmäßig mit Strom gespeist wurde und so elektromagnetische Felder erzeugte. Dem Kontrolleur am Stromstoßcomputer sollten die Probanden dann sagen, wann immer sie „magnetische Zuckungen" ihrer Metall-Wünschelrute registrierten.

Das Ergebnis dieses umfangreichen Tests unter der Leitung der Münchner Professoren Hans-Dieter Betz (Atomphysiker) und Herbert L. König (Elektrophysiker): Die meisten der Rutengänger tippen daneben. Weil sie entweder Scharlatane sind oder allzu sensibel auf alle möglichen, sich kreuz und quer überlagernden Störfelder ansprechen und so keine der Quellen eindeutig anvisieren konnten.

Aber: Ein „kleiner, harter Kern" der Wünschelrutengänger erzielte beständig hohe Trefferquoten, die mehr als purer Zufall sind, die allen wissenschaftlichen Kriterien eines Ursachen-Wirkung-Zusammenhangs standhalten.

Professor Hans-Dieter Betz zu den Versuchsreihen und ihren Resultaten: „Daran beteiligt waren elf Wissenschaftler aus neun Fachrichtungen von Biochemie über Informatik bis Strahlenbiologie. Die Tests wurden nach dem wissenschaftlich geforderten „Doppelblindverfahren" durchgeführt. Das heißt: Weder die Probanden noch die Versuchsleiter kannten jeweils die Stellen, die aufgespürt werden sollten."

Tricks und Schummeleien waren somit ausgeschlossen. Nun wurde hieb- und stichfest ausprobiert, ob einige Menschen tatsächlich über eine anomale Sensibilität verfügen.

Das Ergebnis bei etwa einem Fünftel der beobachteten Wünschelrutengänger ermutigte Versuchsleiter Betz zu der Formulierung: „Die haben eine Trefferquote erzielt, die auf keinen Fall mit Zufall zu erklären ist."

Eine endgültige Wertung der Münchner Testreihen als Beweis für die Tauglichkeit der Wünschelrutengängerei bleibt dem Abschlußbericht vorbehalten, der in diesen Tagen veröffentlicht wird.

Die alles andere als wundergläubige „Süddeutsche Zeitung" schrieb voran: „Die Wünschelrute – sie ist kein leerer Wahn."

Nur der Beweis dafür stand bislang aus. Die Arbeit der TU München scheint ihn nun zu erbringen. An der Existenz von Erdstrahlen dagegen und deren Wirksamkeit auf alles Leben bestand nie ein Zweifel. Die schwedischen Forscher Kjell Hanson Mild und Ingrid Norddenson fanden bei Säugetieren, die Magnetfeldern ausgesetzt worden waren, Veränderungen der Erbanlagen. Die Energieströme hatten die Zellen zu mehr und rascherem Wachstum angeregt.

Für jedermann sichtbar lassen sich die Folgen natürlicher Dauerbestrahlung aus dem Erdreich an Bäumen erkennen.

An bestimmten Standorten sind Bäume von Misteln besetzt oder mit „krebsartigen" Wucherungen behaftet. Die Erklärung für beide Fälle: Diese Bäume wachsen auf einem Untergrund, der mit krankmachenden Erdstrahlen belastet ist.

Die von Misteln bewachsenen Bäume sind noch gut dran, weil diese „Schmarotzerpflanze", in der Pharmazie als Krebshemmer bekannt, wie eine Medizin die todbringenden Rindenwucherungen bremst.

Warum einige der von Erdstrahlen bedrohten Bäume und die rettenden Misteln zusammenfinden, liegt weiter im Dunklen. Daß Energiefelder aus der Tiefe Organismen beeinflussen und für Menschen mit Talent und Wünschelrute spürbar sind, ist seit Urzeiten bekannt.

Wie schon vor 2000 Jahren beginnen noch heute die Chinesen keinen Hausbau ohne „Abchecken" des Geländes auf Störstrahlen durch einen Wünschelrutengänger. Auch die Germanen, unsere Vorfahren, waren wählerisch bei der Grundstückssuche. Sie vertrauten auf die Strahlensensibilität der Tiere. Nur wo Schafe und Rinder sich zum Schlafen niederließen, errichteten unsere Ahnen ihre Unterkünfte.

Vor vielen Jahren bestätigten Dr. med. Hartmann aus Eberbach (Neckar) und Dr. med. Manfred Curry (Starnberg) die Existenz eines Geflechts von irdischen und außerirdischen Energiefeldern rund um unseren Globus.

Die Anerkennung ihrer Entdeckung blieb den Wissenschaftlern aber versagt. Ändern könnte sich das durch die aktuellen Tests der Technischen Universität München.

Dr. Christian M. Hugot aus Köln, der seit Jahren alle wichtigen Experimente und Erkenntnisse der Wünschelrutengängerei dokumentiert: „Mit den Münchner Studien wird wohl der Durchbruch gelingen. Danach werden alle unsere Wissenschaftler Erd- und Biostrahlen und deren Wahrnehmbarkeit durch Wünschelruten und Pendel ernst nehmen. So wie es sowjetische Wissenschaftler bereits tun."

In die Nähe des Okkultismus gerieten Pendeln und Rutengehen erst mit dem Aufstieg der modernen Wissenschaften, die alles als Spinnerei abtaten, was nicht mit Waagen, Schublehren oder Voltskalen meßbar war. Bis jemand das Gegenteil bewies. Wie jetzt die TU München.

Klaus Heiducoff

(Jupiter, Juni 1989)

HP Heilkunde 4/88:

Nachweis der Erdstrahlen gelungen!

Ein Satz von Goethe: „Der Mensch an sich, insofern er sich seiner gesunden Sinne bedient, ist der größte und genaueste Apparat, den es geben kann, und es ist eben das größte Unheil der neueren Physik, daß man die Experimente gleichsam von Menschen abgesondert hat und bloß in dem, was künstliche Instrumente zeigen, die Natur erkennen, ja was sie leisten kann, dadurch beschränken und beweisen will."

Am 6. und 7. Februar 1988 fand im Kurhotel Habichtswald, Kassel, das erste Seminar für Geopathologie und Geobiologie statt. 30 Ärzte, Heilpraktiker, Architekten und Ingenieure aus dem gesamten Bundesgebiet und aus Österreich waren die Teilnehmer. Diesem Seminar werden monatlich weitere folgen, um baldigst flächendeckend die medizinische Versorgung der Bevölkerung mit ausgebildeten Geopathologen und Geobiologen sicherzustellen.

Gelehrt wird das System der Geopathologie nach Kopschina, das in Diagnose, wie Therapie, wie Standortentstörung nach jahrzehntelanger Forschung heute sich völlig ausgereift darstellt.

Vor 30 unbestechlichen Zeugen gelang der Nachweis des wirklichen Vorhandenseins geopathogener Zonen (Erdstrahlen). Ermöglicht wurde die Versuchsanordnung erst durch ein von Kopschina, einem Kasseler Heilpraktiker, Forscher und Buchautoren, gefundenen sicheren Abschirmmaterial gegen die schädliche Strahlung. Dabei erzielten die Teilnehmer, die den Versuch unabhängig voneinander durchführten, zentimetergenaue Ergebnisse.

Damit war auch der Beweis erbracht, daß es nun erstmalig ein sicheres, dauerhaftes und überprüfbares Material zum Schutz gegen die verheerenden Wirkungen geopathogener Einflüsse gibt.

Nach den Erkenntnissen der modernen Radiästhesie ist damit der Sieg über den Krebs in greifbarer Nähe. Nicht zuletzt auch der Sieg über eine Vielzahl chronischer Leiden.

Noch einige Anmerkungen zur Durchführung des Versuches: Solange, nach welcher Methode auch immer, wer auch immer, nach dem Ausschlag seiner Rute irgendeine Aussage macht, ist diese anfechtbar, weil unüberprüfbar.

Der von Kopschina als voll abschirmend entdeckte Spezial-Kork ermöglichte erstmalig die Versuchsanordnung. Auf einer gefundenen Wasserführung werden einige den Korkplatten in den Maßen identische wirkungslose Holzplatten in Reihe verlegt. An einer, dem Untersuchenden nicht bekannten Stelle wird anstelle der Holzplatte eine Korkplatte verlegt. Über das Ganze wird Stoff zur Abdeckung gelegt. Es gilt, die genaue Lage der Korkplatte zu finden, denn hier ist die Strahlung unterbrochen.

Alle Personen, die den Versuch durchführen wollten, fanden die Lage des Korkes auf den Zentimeter. Somit ist das Vorhandensein der Strahlung bewiesen, denn niemand könnte Anfang und Ende einer eingebildeten Kraft lokalisieren!

Die Rutenkunst ist eine Kunst wie Klavier spielen können oder ähnliches. Einen Stümper am Klavier

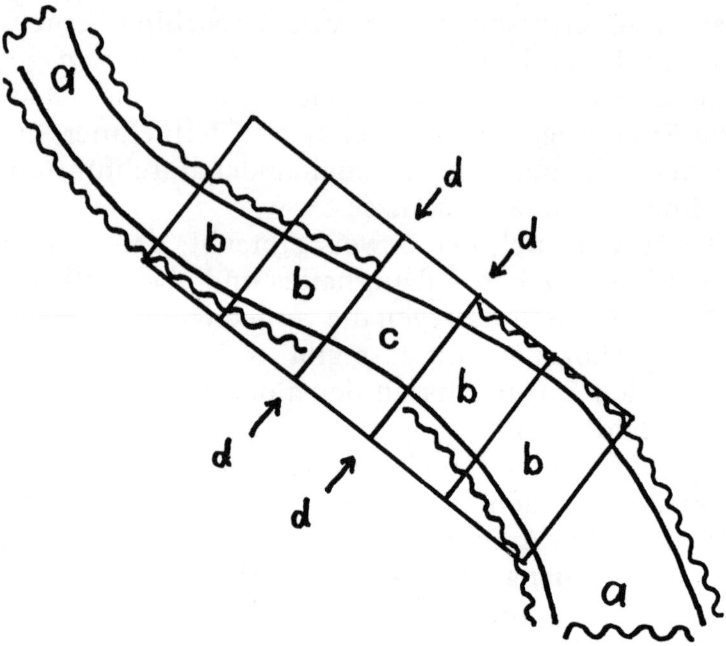

Abb. 6

Auf einer zuvor mental gefundenen Wasserader a wurden mehrere unwirksame Holztafeln in Reihe verlegt b.
An einer, bei jedem Teilnehmer veränderten Stelle, wurde eine abschirmende Spezial-Korkplatte c verlegt. Alle Teilnehmer fanden die Punkte d, wo die Strahlung endete, zentimetergenau. Selbstverständlich war die genannte Versuchsanordnung durch ein Tuch verdeckt.

stellt man unüberhörbar fest. Solange der Mensch mit seiner Sensitivität der einzige brauchbare Indikator für geobiologische Anomalien ist, gilt es diesen, bzw. dessen Ergebnisse überprüfbar zu machen.

Diese Überprüfbarkeit erbrachte der Versuch zum Nachweis der Erdstrahlen und zwar auf den Zentimeter genau!

Diese Methode ist eine echte Meßtechnik!

Daß dabei der Mensch das „Meßgerät" in kontrollierbarer Weise darstellt, sieht Kopschina nicht als Nachteil an; derartige Anschauungsweise wäre Pervertierung der dem Menschen vom Schöpfer zu seinem Schutz gegebener Fähigkeiten.

Tragisch wird eine derartige Einstellung in einer Zeit, in der die Hinweise auf krankmachende sogenannte Erdstrahlen immer unüberhörbarer werden, jedoch diese nur mit der angezweifelten Rute nachweisbar sind. Dabei hat die moderne Bauphysik dazu beigetragen, wenn auch unwissend und unschuldhaft, daß heute jeder zweite Bürger bzw. Bürgerin von den schädigenden „Strahlen" betroffen ist. Das ist eine Folge der totalen Strahlendurchlässigkeit des Betons.

Umso intensiver sind die Bemühungen einzelner, das Phänomen Erdstrahlen wissenschaftlich zu klären. Und doch – sie alle weisen nur Teilaspekte nach.

Wir stehen uns heute mit der Forderung nach „Wissenschaftlichkeit" in geradezu paradoxer, tragischer Weise selbst im Wege. Statt den längst entlarvten Krebs zu besiegen, werden wahre Purzelbäume vollführt, um die Wahrheit zu unterdrücken. Auf den Pfründen der sinnlos verplemperten Forschungsmilliarden läßt es sich allzugut ruhen.

Dabei wird übersehen, daß wir weder den elektrischen Strom, noch magnetische Kraftlinien oder die Erdanziehung, wie auch die Kräfte zwischen den Gestirnen je direkt meßbar machen konnten. Immer nur sind diese Kräfte an ihrer Wirkung nachweisbar.

Im Klartext heißt das, daß die „unbekannte" Erdanziehungskraft beim Durchgang durch fließendes Wasser krankmachende Qualität annimmt, aber nach wie vor sich der direkten Betrachtung entzieht.

Somit ist der Mensch als Indikator, anstelle eines Meßgerätes, unersetzbar. Die physikalisch wie auch immer schädigend veränderte Gravitation läßt jeden Betroffenen erkranken, andererseits erzeugt dieser Einfluß in vielen Menschen Reaktionen des Vegetativums, die zum Rutenausschlag führen. Genau hier aber beginnen die Probleme.

Ein weiterer Versuch galt der Feststellung der Genauigkeit mentaler, das heißt geistiger, Ermittlungen. (Mit einer weiterentwickelten Einhandrute). Nach dem System Kopschina entscheidet über die Strahlenbelastung die körperliche Untersuchung, wie der Urin- oder Bluttest.

Die 30 Teilnehmer führten Vergleichsuntersuchungen an Urin- und Blutproben durch, wobei die größten Abweichungen 10% nicht überschritten. Damit wird die mentale Feststellung in den Rang einer Messung erhoben. Schließlich nicht das schlechteste Fazit dieser Tage war, daß uns die Schöpfung Fähigkeiten mitgab, die mehr leisten als die derzeitige physikalische Meßtechnik.

Somit kann festgehalten werden: Es gibt geopathogene Zonen (Erdstrahlen); diese sind zentimetergenau zu orten; es gibt ein sicheres Abschirmmittel; die Belastung kann am Körper – am Urin – am Blut gemessen werden – ebenso der Verlauf der Therapie!

Die erforderliche Methodik ist leicht erlernbar und anwendbar!

Geopathogene Zonen und Aussagen bekannter Ärzte

Die meisten Menschen, die sich mit dieser Materie beschäftigen, kommen durch einen Krankheitsfall damit in Verbindung. Sie erfahren dann, daß der berühmte Chirurg Ferdinand Sauerbruch seinen Patienten nach einer Operation dringend empfahl, nie wieder die frühere Schlafstelle aufzusuchen. Außerdem weist Dr. Josef Issels in seinem Buch „Mein Kampf gegen den Krebs" auf diese Zusammenhänge hin.

Auch der bekannte deutsche Arzt und Energieforscher (Schwerkraftenergie – Tachionenenergie) Dr. Hans Nieper konnte in seinen eigenen Nachprüfungen feststellen, daß das Auftreten einer Krebskrankheit in 92% seiner Fälle mit dem langfristigen Verweilen in einer geopathogenen Zone korreliert und er schreibt: „Es gibt kaum einen Schadensfaktor in der heutigen Umwelt, der so hoch mit Krebsentstehung einhergeht."

Dr. med. Hartmann stellt nach ca. 40-jähriger Tätigkeit als praktizierender Arzt und Forscher fest, daß fast alle Krankheiten, besonders die lokaler Natur, als Mitursache einen geopathogenen Faktor haben: „Der Sitz einer Krankheit ist geopathogen vorbestimmt. Den Ausbruch der Krankheit lösen Wetterreize aus, die bei Frontenpassagen von Warm- und Kaltfronten in den geopathogenen Zonen als geoatmosphärische Reize bevorzugt einfallen. Konstitution und Reaktionslage des Menschen spielen ebenfalls eine Rolle, aber den Krankheitssitz bestimmen Reizstreifen, den Ausbruch einer Krankheit das Wetter."

Dr. med. Ernst Hartmann: „Nur 5–10% der Menschen sind im wahrsten Sinne des Wortes geobiologisch ungestört und damit gesund. Ich suche bis heute das Bett, das keine geopathogenen Zonen aufweist und trotzdem einem kranken Menschen als Schlafplatz dient."

Eine neue systematische Untersuchung von 50 Schlafplätzen von Krebspatienten und Multiple-Sklerose-Patienten hat im Jahre 1981 Dr. P. Schweitzer veröffentlicht. Bei genauer radiästhetischer Untersuchung findet er in allen Fällen im Schlafbereich mindestens eine Schwerpunktzone einer Wasserader und mehrere sich kreuzende Zonen von Gitternetzen. Die Verweildauer auf dem Schlafplatz betrug 3 Jahre als kürzeste Zeitspanne und bei 20% mehr als 20 Jahre. Bei 2 Kindern mit Leukämie dauerte es allerdings nur etwa ein Jahr bis zum Ausbruch der Krankheit.

Dr. med. Dieter Aschoff (Aschofftest) schreibt: „Daß ionisierende Strahlung, die für eine Depolarisierung der Zellen verantwortlich ist, *der* Tumor Signifikanz-Faktor sei."

Dr. med. Dr. med. dent. Helmut Schimmel schreibt: „Aufgrund der bisherigen Erfahrungen sind Geopathien keine Hirngespinste. Nur Ignoranten können darüber noch lachen ... unseres Erachtens ist die Beurteilung einer chronischen Erkrankung ohne Ausschluß von geopathischen Faktoren nicht mehr möglich. Die Geopathie nimmt den Stellenwert einer Fokalerkrankung ein, ohne deren Ausschluß oder Berücksichtigung die Diagnose und Therapie von chronischen Erkrankungen insuffizient bleiben muß."

Dr. P.G. Seeger schreibt: „Wenn einige hunderttausend exakte Messungen mit den verschiedensten physikalischen Apparaturen und Methoden einwandfrei ergeben haben, daß eine direkte Beziehung zwischen den terrestrischen Noxen über geopathischen Punkten und Krebs besteht, so kann man diese Tatsache nicht einfach mit einem überlegenen Lächeln abtun, weil – nicht sein kann, was nicht sein darf."

Am 10.7.1984 schrieb Frau Dr. Veronica Carstens dem Leiter unseres Institutes, Herrn Andreas Kopschina: „Ich habe mich in den letzten zwei Jahren sehr um Kontakte mit Wissenschaftlern bemüht, um ... herauszufinden, ob tatsächlich eine Beziehung zwischen ortsgebundenen Strahlenfeldern und Krankheiten besteht. – So sehr viele Ärzte (auch ich) davon überzeugt sind, daß dies der Fall ist … muß noch Grundlagenforschung getrieben werden."

Biologische Wirkung ionisierender Strahlen

Zu diesem Thema veröffentlichte Dipl. Ing. Florian Netzle eine umfangreiche Arbeit aus der Sicht des Physikers, die ich an dieser Stelle übernehmen möchte.

Wenngleich sich der Autor auf radioaktive Strahlung von Kernkraftwerken bezieht, kann der Einfluß auf die Körperzelle von sogenannten Erdstrahlen gleichermaßen gesehen werden. Der Ablauf bleibt der gleiche, was aus dem Absatz 6 auch klar hervorgeht. Der Artikel wurde um die Sequenzen gekürzt, die sich eindeutig auf „Tschernobyl" beziehen.

1. Atome

Chemische Elemente bestehen aus Atomen mit charakteristischer Anzahl von Protonen, Neutronen und Elektronen. Atome lassen sich mit üblichen chemischen oder physikalischen Methoden nicht weiter zerlegen.

Ein vereinfachtes Atommodell können wir uns vorstellen als einen Kern, mit einer bestimmten Anzahl von positiv geladenen Protonen und neutralen Neutronen, um den negativ geladene Elektronen kreisen. Die Anzahl der Protonen und Elektronen ist unter normalen Bedingungen gleich, so daß sich das Atom nach außen hin elektrisch neutral verhält. Die positive Ladung des Atomkerns entspricht seiner Ordnungszahl und besitzt für jedes Element eine charakteristische Größe. Atomkerne mit gleicher Protonenzahl gehören zum selben Element. Die chemische Eigenschaft eines Elementes wird durch die Elektronenhülle bestimmt, ohne jegliche Beteiligung des Atomkerns.

Stellen wir uns vor, daß der Atomkern zur Größe eines Salzkörnchens vergrößert sei und in der Mitte eines Domes schwebt, so würden die Elektronen als feinste Staubteilchen um den Dom wirbeln. Materie ist also im Grunde leerer Raum mit weit entfernter konzentrierter Masse.

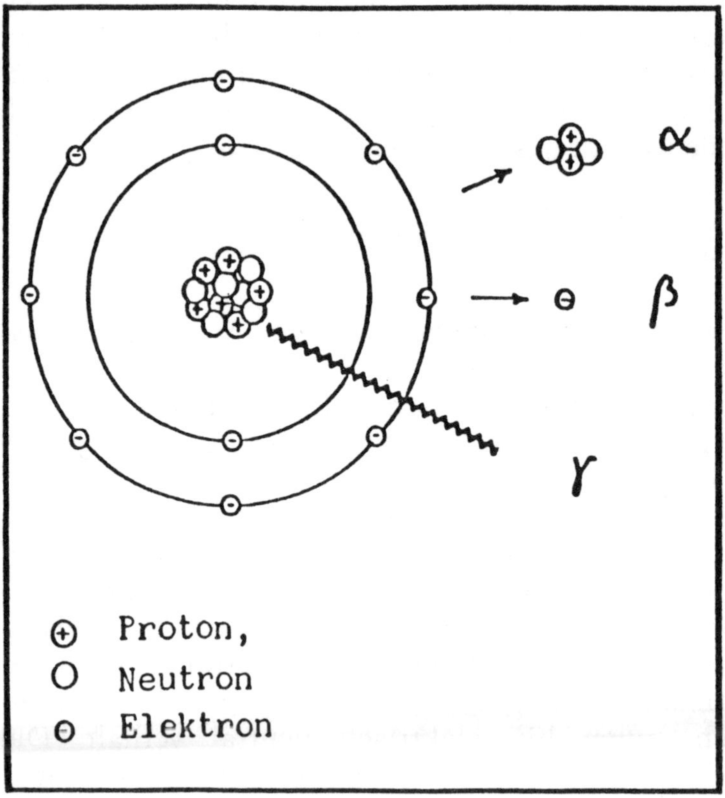

Abb. 7
Atommodell

Die meisten Elemente kommen jedoch in der Natur als Isotope vor. Ein Isotop ist das Atom des gleichen chemischen Elementes mit gleich vielen Protonen, aber unterschiedlicher Zahl von Neutronen.

So gibt es z.B. von Wasserstoff 3 Isotope: der gewöhnliche Wasserstoff hat 1 Proton, der schwere Wasserstoff, das Deuterium, hat 1 Proton und ein Neutron und das Tritium schließlich hat 1 Proton und 2 Neutronen. In der Natur kommt der gewöhnliche Wasserstoff zu 99,984% vor, Deuterium zu etwa 0,016% und Tritium findet man nur in Spuren.

Von einem „radioaktiven" Isotop spricht man, wenn eines der Elementarteilchen zu stark überwiegt und der Kern auf diese Weise instabil geworden ist.

In diesem Fall wird das radioaktive Isotop unter Anwendung von charakteristischen Strahlen in ein stabiles Isotop umgewandelt. So verwandelt sich z.B. das Uran-238 über mehrere Schritte in stabiles Blei-206 um.

Diese Umwandlung bezeichnet man auch als Zerfall. Jedes radioaktive Isotop hat eine ihm typische Zerfallsreihe, an dessen Ende ein stabiler Zustand steht. Die dabei frei werdende Strahlung ist vom Element abhängig. Die bekannteste Strahlenart sind die α-Strahlen, die β-Strahlen und die γ-Strahlen. So ist z.B. Uran-238 ein α-Strahler, Jod-131 ist ein β-Strahler, Caesium-137 ist ein β-Strahler. In den meisten Fällen wird aber bei einer α- und β-Strahlung gleichzeitig eine γ-Strahlung frei.

Die α-Strahlen bestehen aus 2 Protonen und 2 Neutronen, die β-Strahlen entsprechen einem Elektron, die γ-Strahlen sind energiereiche elektromagnetische Wellen. Es gibt eine Reihe anderer elektromagnetischer Wellen, die sich durch ihre Wellenlänge unterscheiden.

Die Rundfunkwellen haben eine Wellenlänge von ca. 1000 Meter, die Lichtstrahlen nur ein tausendstel mm, die UV-Strahlen von 1/10.000 mm, die Röntgenstrahlen von 1/10.000.000 mm und die γ-Strahlen dann nur noch 1/1.000.000.000 mm.

Die verschiedenen Strahlen haben unterschiedliche Durchdringungsfähigkeit. α-Strahlen werden bereits durch Papier zurückgehalten, β-Strahlen können durch Aluminium abgeschirmt werden, γ-Strahlen können selbst noch Blei, je nach Schichtdicke, durchdringen.

Das heißt nun aber nicht, daß die biologische Gefährlichkeit mit der Durchdringungsfähigkeit steigt. Im Gegenteil, die α-Strahlen haben eine 10 mal höhere relative biologische Wirksamkeit als β-Strahlen und γ-Strahlen.

Alle energiereichen Strahlungsarten haben aber eine Eigenschaft gemeinsam, sie vermögen beim Auftreffen oder beim Durchgang durch Materie so viel Energie an die Atome abzugeben, daß eine „Ionisierung" stattfindet. Man bezeichnet deshalb die radioaktiven Strahlen und auch die Röntgenstrahlen als „ionisierende Strahlen".

Beim Auftreffen dieser ionisierenden Strahlen verändert sich die Elektronenzahl des getroffenen Atoms, so daß ein geladenes Teilchen entsteht. Dadurch entstehen radiochemische Zwischenprodukte, die ihrerseits mit Zellbestandteilen reagieren und so eine biologische Schädigung bewirken.

2. Ablauf einer Strahleneinwirkung

Stellen wir uns vor, ein Fahrzeug fährt mit hoher Geschwindigkeit über die Autobahn. Solange es ungehindert fährt, hat es nur eine potentielle Energie, wird es aber in eine Kollision mit anderen Fahrzeugen verwickelt, dann wird die Energie frei und es kommt zu Folgereaktionen oder direkter Zerstörung.

Ebenso können wir uns den Ablauf energiereicher Strahleneinwirkung auf den Körper vorstellen. Der Anteil der Strahlung, der ungehindert durch den Körper dringt, ist wirkungslos. Nur der Anteil, der vom Körper absorbiert wird, kann eine Wirkung hervorrufen. In einer 10^{-16} Sekunde, also einer unvorstellbar kurzen Zeit, dringt eine energiereiche Strahlung in den Körper ein. Wird sie von Atomen oder Molekülen absorbiert, dann ist alles weitere eine Abfolge von chemischen, biochemischen und pathobiologischen Folgereaktionen, die zwangsläufig weiter ablaufen.

Die getroffenen Atome oder Moleküle werden durch die energiereiche Strahlung in einen angeregten oder ionisierten Zustand versetzt und haben nun andere physikalische und chemische Eigenschaften als im Grundzustand. Es kann zu einer direkten Strahlenwirkung kommen, wenn es bei einem lebenswichtigen Molekül, z.B. der DNA, zu einer Ionisation kommt und damit eine molekulare Veränderung stattfindet.

Der weitaus häufigere Fall ist eine indirekte Strahlenwirkung, wenn durch die Ionisation von Molekülen Radikale gebildet werden. Das finden wir besonders bei Wassermolekülen, aus denen in Bruchteilen einer Sekunde H_2 und H_2O_2 entsteht, das weitere chemische Veränderungen einleitet. Die strahlenchemisch veränderten Moleküle führen in den nächsten Sekunden bis Stunden zu biochemisch nachweisbaren Stoffwechselstörungen oder Mutationen. In den nächsten Stunden bis Tagen oder Jahren kommt es aufgrund der veränderten biochemischen Struktur zu Störungen physiologischer Funktionen, oder zum Tod der Zelle, oder zu morphologischen Veränderungen in Form von Organkrebs oder Erbkrankheit.

Die oben besprochene Reaktionskette der Strahlenwirkung gilt grundsätzlich, unabhängig von der

Dosis, die lediglich den Schweregrad der Veränderung oder, im Falle der Mutation, die Häufigkeit des Auftretens eines Schadens beeinflußt.

Submikroskopische Veränderungen sind bereits in Minuten abgelaufen. Mikroskopische Läsionen sind erst nach Stunden bis Tagen erkennbar, und wenn der körpereigene Reparaturmechanismus überfordert wird, dann kann die Schädigung erst nach Jahren sichtbar werden, im Falle von Erbkrankheiten vielleicht erst nach Jahrhunderten. Wir sollten deshalb nicht von einer Latenzzeit, sondern von einer Manifestationszeit sprechen, wenn wir von der Wirkung ionisierender Strahlen sprechen.

3. Wirkung auf Makromoleküle

Während an ruhenden Zellen nach Strahleneinwirkung wenig zu sehen ist, (es sei denn bei hoher Strahlendosis) ist die Zelle während der Mitosephase besonders empfindlich. Das ist verständlich, da der komplizierte chemische Vorgang einer Verdoppelung des genetischen Materials und anschließender Zellteilung durch einen gestörten Stoffwechsel notwendigerweise anfällig ist.

Als Träger der genetischen Information ist uns die DNA bekannt. Sie besteht aus einem spiralig gewundenen Doppelstrang aus Desoxiribose, einem Zucker und Phosphorsäuremolekülen. Zwischen den Strängen liegen die Basenpaare Adenin-Thymin und Cytosin-Guanin, die durch Wasserstoffbrücken verbunden sind. Die Basensequenz bestimmt dabei die genetische Information. Die physikalischen und chemischen Grundlagen ermöglichen es uns nun, mögliche Veränderungen an Makromolekülen zu verstehen.

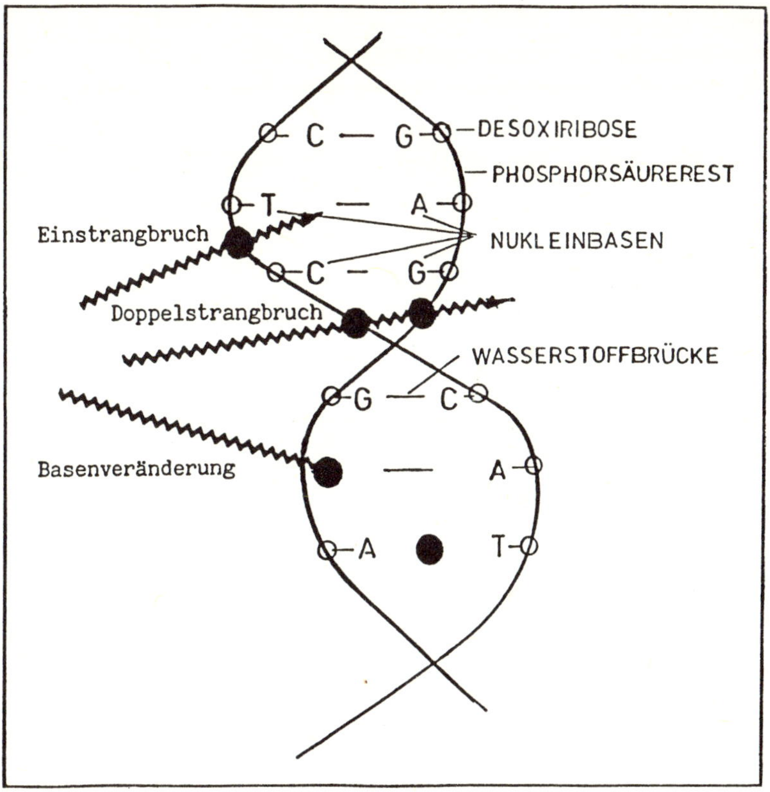

Abb. 8
DNA Modell

Im Falle einer direkten Wirkung von ionisierenden Strahlen wird die absorbierte punktförmig konzentrierte Energie die chemische Verbindung sprengen. Im Falle einer indirekten Wirkung führen z.B. H_2O_2 Moleküle zu den gleichen chemischen Änderungen. Prinzipiell können wir folgende typische Veränderungen an der DNA feststellen:

— Bei einem Doppelstrangbruch werden beide Stränge durchtrennt. Diese Schäden eines Doppelstrangbruchs können meist nicht repariert werden.

Man findet sie nach hoher Strahlenbelastung als Anomalien im Chromosomensatz.

— Ein Einstrangbruch kann mit hoher Wahrscheinlichkeit vom körpereigenen Reparatursystem behoben werden, da in allen Zellen des Körpers Enzyme bereitstehen, um solche Schäden zu beheben.

Dabei wird der zweite, nicht getroffene Strang als Matrix vom Reparatursystem abgelesen und die fehlenden Stücke entsprechend ergänzt.

— Schließlich können noch die Wasserstoffbrücken oder Basenpaare getrennt werden oder eine Base zerstört oder bleibend verändert werden oder es kommt zu einer Veränderung der Basensequenz. Im letzteren Fall könnte dieser Fehler im genetischen Code als Mutation von Zelle zu Zelle weiter vererbt werden. Wird eine somatische Zelle mutiert, so könnte daraus Krebs entstehen. Wird die DNA einer Keimzelle verändert, so kann es zu Erbschäden kommen, die sich unter Umständen erst nach vielen Generationen auswirken.

Häufig führen aber Änderungen der DNA zu Funktionsstörungen und zum Verlust der Teilungsfähigkeit.

4. Wirkung auf Zellen

Um uns ein besseres Bild davon machen zu können, wie ionisierende Strahlen auf einen Zellverband wirken, stellen wir uns einen Schwarm von Zugvögeln vor. Wird der Schwarm von einem Schuß getroffen, so können einer oder mehrere Vögel tödlich getroffen werden, einige sind schwer verletzt oder werden überhaupt nicht getroffen. Wird der Schwarm nicht mehr weiter beschossen, so kann er sich voll erholen und sich zu seiner ursprünglichen Stärke wieder vermehren. Wird der Schwarm kurz nach dem ersten Schuß noch einmal getroffen, dann sind die bereits verletzten Vögel anfälliger. Wird der Schwarm gleich zu Anfang von einer hohen Dosis, also von mehreren Schützen gleichzeitig getroffen, so kann das bis zur völligen Vernichtung des Schwarmes führen.

Kehren wir zurück zum Zellverband. Einige Zellen werden im Kern getroffen, andere im Zytoplasma, andere werden nur gestreift, ein Teil der Zellen wird überhaupt nicht getroffen. Das Überleben des Zellverbandes hängt also im Wesentlichen von der Dosis ab und von einer nachfolgenden Erholungsphase.

Solange einige Zellen überleben, wird sich nach einigen Zellteilungsschritten das ursprüngliche Gleichgewicht wieder eingestellt haben. Schwer getroffene Zellen haben entweder ihre Teilungsfähigkeit verloren, oder sie teilen sich noch einige Male, um dann ebenfalls zu verkümmern.

Wir haben schon gehört, daß Zellen in der Ruhephase wenig anfällig sind. Das bedeutet aber umgekehrt, daß rasch proliferierende Zellen empfindlicher sind, weil sie gerade in der Teilungsphase getroffen werden und die Zelle an der Unfähigkeit zur weiteren Teilung abstirbt.

Zellen müssen sich aber nicht nur teilen, sie müssen sich differenzieren und eine spezielle Funktion übernehmen und müssen im Gesamtverband regelbar bleiben, das heißt, sie müssen wissen, wann sie sich zur Teilung anschicken und wann sie die Teilung einstellen sollen. Bei einer normalen Wundheilung erfolgt durch rasche Zellteilung ein Wundschluß, dann aber stellen die Zellen ihre Teilung ein. Tumorzellen hingegen arbeiten ungebremst, sie können sich nicht der Regulation im Sinne des Gesamtorganismus unterwerfen.

Die verschiedenen Aufgabenbereiche eines Zellverbandes sind unterschiedlich strahlenempfindlich.

Die in Teilung befindlichen Zellen und die Regulation im Verband sind radiosensibler als das Stadium der Differenzierung oder die spezielle Funktion. Das heißt im praktischen, daß eine Zelle zwar die Teilungsfähigkeit verloren hat, aber ihre zelluläre Funktion noch aufrecht erhalten bleibt. Betrachtet man die bleibenden Störungen, so wirkt sich die erloschene Teilungsfähigkeit einer Zelle weniger dramatisch aus als die verlorene Regulationsfähigkeit.

Um dieses verwirrende Bild von Abhängigkeiten besser zu verstehen, betrachten wir die Wirkung von ionisierenden Strahlen auf das blutbildende System. Eine genaue Regulation sorgt dafür, daß die absterbenden Zellen des peripheren Blutes laufend erneuert werden. Die Ausgangszelle für die Erneuerung von Erythrozyten, Granulozyten und Thrombozyten ist eine multipotente Stammzelle im Knochenmark. Aus einer Stammzelle entsteht eine Stammzelle und eine sich weiter differenzierende Zelle, die nach einigen Teilungsschritten weiter ausreift.

Der Teilungsschritt selbst nimmt nur eine kurze Zeit in Anspruch. Deshalb sieht man im Blut, kurze Zeit nach der Bestrahlung, auch keine Schädigung. Die Lebensdauer der Erythrozyten, Granulozyten und Thrombozyten ist nicht verkürzt.

Im Knochenmark aber ist schon kurze Zeit nach der Bestrahlung ein Zerfall der sich teilenden Stammzellen zu bemerken.

Die Differenzierung und weitere Reifung der einmal geteilten Zellen läuft hingegen normal ab. Irgendwann muß aber das blutbildende System auf bereits geschädigte Stammzellen zurückgreifen. Dann macht sich ein akuter Nachschubmangel bemerkbar. Jetzt verstehen wir auch, warum sich dieser Mangel zuerst an den kürzer lebenden Granulozyten und Thrombozyten bemerkbar macht und erst sehr viel später ein Mangel an den roten Blutkörperchen zu sehen ist.

5. *Wirkung auf Organe*

Wir haben festgestellt, daß der Zellkern radiosensibel reagiert, da er als Informationsspeicher die hauptsächlichen Steuer- und Regelmechanismen der Zellen enthält. Wir wissen, daß ein Zellerneuerungssystem ständig für Ersatz abgestorbener Zellen sorgt, falls dies nicht durch hohe Strahlendosis erschöpft wird.

Da Organe aus Zellen mit spezifischer Funktion bestehen, läßt sich eine unterschiedliche Strahlenempfindlichkeit verschiedener Organe ableiten. Wir haben schon gehört, daß das Knochenmark zu den radiosensiblen Geweben zählt.

Auch im Dünndarm findet eine rasche Zellregeneration statt. Die Stammzellen sind allerdings resistenter als die Knochenmarksstammzellen, so daß hier erst nach ca. 1000 Rad Belastung ein tödliches Strahlensyndrom auftritt. Im Hoden haben wir ähnlich sensible Zellen. Nach hoher Strahlenbelastung sterben zunächst die Stammzellen ab, die reifen Spermatiden und Spermien sind jedoch noch vermehrungsfähig und können u.U. Mutationen weitergeben. Bei der Haut kann ebenfalls die Regenerationsfähigkeit der Stammzellen gehemmt werden. Spätveränderungen beruhen aber auf der Strahlenreaktion des darunter liegenden Bindegewebes. Es gibt auch weniger sensibles Gewebe wie z.B. die Knochen, die zwar bei hoher Strahlenbelastung keine direkten Schäden aufweisen, aber trotzdem „radioreagibel" sind und bei dem es zu Spätfolgen aufgrund von Störungen des Knochenwachstums bei jungen Menschen kommen kann.

Zu den radioresistenten Geweben zählen alle Gewebe, die im ausgereiften Zustand sind und nur einen geringen physiologischen Zellersatz aufweisen. Dazu zählt vor allem die quergestreifte Muskulatur.

Fast alle Individuen sterben nach einer einmaligen kurzen Ganzkörperbestrahlung über 600 rad. Einige Menschen reagieren aber bereits bei 300 rad mit dem Tod, während andere mit akuter Strahlenkrankheit noch überleben können. Diese individuelle Empfindlichkeit gilt aber auch im Kleindosisbereich. Unter 75 rad treten im allgemeinen keine Symptome einer Strahlenkrankheit auf. Tatsache aber ist, daß kurz nach dem Unglück von Tschernobyl jene uncharakteristischen Beschwerden der sogenannten Prodromalphase, wie infektiöse Erkrankungen, Mattigkeit, Appetitlosigkeit, Reizbarkeit, Kopfschmerzen, vermehrt auftraten.

In meiner Praxis war vor allem eine ungewöhnliche Zunahme von Entzündungen im Rachenbereich festzustellen. Diese Beobachtungen wurden mir von befreundeten Ärzten bestätigt. Ich habe mir deshalb erlaubt, die Kurve der Strahlenkrankheit zu modifizieren und gegen „Null" auflaufen zu lassen, um deutlich zu machen, daß bei einigen Individuen Krankheitserscheinungen auftreten, die bereits objektivierbar sind.

Nach einer Belastung um 200 rem Ganzkörperdosis treten in der Prodromalzeit neben den oben genannten Beschwerden auch regelmäßig Übelkeit, Erbrechen und leichte Temperaturerhöhungen auf. Bemerkenswert ist ein darauf folgendes symptomfreies Intervall von ein bis zwei Wochen, in dem sich der Patient wieder wohl fühlt. Danach aber treten Fieber, Geschwüre im Mund und Rachen, blutige Durchfälle, Blutbildveränderungen etc. auf.

Je höher die Dosis, desto schwerer ist das Krankheitsbild, um so kürzer wird das symptomfreie Intervall und um so weniger Menschen haben eine Überlebenschance. Je geringer die Dosis ist, um so wahrscheinlicher ist es, daß die oben beschriebenen Symptome überhaupt nicht auftreten und um so sicherer ist die völlige Regeneration, vor allem dann, wenn unterstützende naturheilkundliche Maßnahmen getroffen werden.

6. Stochastische Wirkung

Eine völlig andere Situation stellt sich dar, wenn man die Auswirkungen auf spätere Krebsentwicklung oder Entstehung genetischer Schäden betrachtet (sog. stochastische Strahlenschäden = zufallsbedingt). Bisher sind wir von einer Dosis/Wirkungsbeziehung ausgegangen, die erst ab einem bestimmten Schwellenwert zur Auswirkung kommt, wobei die Schädigung von der Größe der Belastung abhängt.

Bei den stochastischen Schäden muß man davon ausgehen, daß es keinen Schwellenwert gibt, das heißt, daß schon die geringste Strahlenbelastung (*z.B. auch die natürliche*) zu einer Krebsentstehung führen kann. Hier wirkt sich die Höhe der Dosis nicht in der Schwere der Krankheit aus, (vereinfacht gesagt: Krebs ist Krebs), sondern in der Häufigkeit des Auftretens. Je höher die Dosis, um so höher ist die Wahrscheinlichkeit, an Krebs zu erkranken, das gleiche gilt für genetische Schäden.

Zur Abschätzung des genetischen Risikos wird der Begriff „genetisch signifikante Dosis" – GSD – gebraucht.

Die GSD stellt einen Durchschnittswert dar, der dieselben genetischen Schäden in einer Bevölkerungsgruppe verursacht, wie die tatsächlich aufgenommene Dosis, die bei einzelnen Personen wesentlich darüber liegen kann oder bei anderen verschwindend gering ist.

So lag in Deutschland die mittlere genetische Strahlenexposition aus zivilisatorischen Quellen bei ca. 50 mrem/Jahr, wobei die Röntgendiagnose allein ca. 50 mrem/Jahr ausmachte.

Der Beitrag aus Kernkraftwerken, Nuklearmedizin, Strahlentherapie, Strahlenexposition in Forschung und Technik etc. lag jeweils unter 1–2 mrem/Jahr.

Die durchschnittliche natürliche Strahlenexposition liegt bei ca. 110 mrem/Jahr und setzt sich zusammen aus der kosmischen Strahlung mit ca. 30 mrem/Jahr, aus inkorporierten radioaktiven Stoffen, vor allem Kalium-40, mit ca. 30 mrem/Jahr und aus der terrestrischen Strahlung mit ca. 50 mrem/Jahr.

Auch hier gibt es Schwankungen, je nachdem ob Sie in Bremen oder in Bayern, ob Sie in einem Holzhaus oder in einem Ziegelhaus wohnen.

Wir haben bereits ausführlich darüber gesprochen, daß eine akute Strahlenkrankheit erst ab einem bestimmten Grenzwert auftritt, daß aber stochastische Schäden bereits im Kleindosisbereich auftreten können.

7. *Zelluläres Milieu*

Sauerstoffversorgte Zellen sind etwa doppelt so strahlenempfindlich wie Zellen, die mit Sauerstoff unterversorgt sind. Dieses Problem zeigt sich in der Strahlentherapie, da es bei bösartigen Tumoren mehr oder weniger große hypoxische Bezirke gibt, die dann besonders resistent gegenüber einer Strahlentherapie sind.

Auch Temperaturunterschiede im Gewebe können von Bedeutung sein. Geringe Temperaturerhöhungen genügen, um Zellen gegenüber einer Bestrahlung empfindlicher zu machen.

8. *Individuelle Empfindlichkeit*

Für das Überleben nach einer hohen Ganzkörperbestrahlung haben bestimmte Bakterien, Schnecken, Mäuse, Ratten, etc. eine weit bessere Überlebenschance als Menschen. Weibchen sind resistenter als Männchen, aber besonders auffallend ist eine individuelle Empfindlichkeit, die sich sogar noch bei Inzuchtstämmen von Versuchstieren zeigt. Gerade hier kann also der therapeutische Angriffspunkt liegen, um strahlenempfindlichen Patienten zu helfen, eine Strahlenreaktion besser und schneller zu überwinden, oder auch dieser individuellen Schwäche entgegenzuwirken.

9. *Chemisch-physikalische Einflußgrößen*

Unter der „Relativen Biologischen Wirksamkeit" (RBW) verstehen wir die unterschiedliche Wirkung verschiedener Strahlen auf biologisches Gewebe. Alphastrahlen sind etwa 10 mal wirksamer als Beta- und Gammastrahlen. Um dies zu verdeutlichen, rechnet man die Energiedosis (in rad) um. So entspricht 1 rad Alphastrahlung einer Äquivalenzdosis von 10 rem. Während 1 rad aus Beta- oder Gammastrahlung einer Äquivalenzdosis von 1 rem entspricht.

Die biologische Halbwertszeit von radioaktiven Stoffen ist die Zeit, in der eine aufgenommene Radioaktivität durch natürliche Ausscheidung auf die Hälfte gesunken ist.

Bei inkorporierten radioaktiven Stoffen spielt es demnach eine Rolle, ob der Stoff z.B. im Muskel, Knochen oder anderen Geweben angereichert wird, oder ob er auf Grund des Stoffwechsels schon nach kurzer Zeit wieder ausgeschieden wird.

Florian Netzle
Dipl.-Ing. (FH) – Heilpraktiker
8034 München-Germering
Landsberger Straße 34 a

Radiästhesie – unser siebter Sinn

Zu diesem Thema übernehme ich die gründliche Arbeit Herrn Dr. Josef Oberbachs, erschienen im HP Journal (leicht gekürzt).

Das Wort Radiästhesie besteht aus zwei zusammengesetzten Wörtern: radi – ästhesie. radi vom lateinischen Wort *radiare = Strahlen von sich geben*; radius – radio = Strahlung, strahlig, Strahlen als Bündelung von kleinen Energieteilen, die man Quanten oder Korpuskeln nennt;

ästhesie vom griechischen Wort *aistanesthai* = empfinden. Es ist die Wahrnehmung oder Feinsinnigkeit von sichtbaren und unsichtbaren Einwirkungen.

Radiästhesie = Strahlungsempfindsamkeit oder genauer ausgedrückt: Feinfühligkeit auf Strahlungsteilchen.

Jeder weiß von sich selbst, was der Genuß eines reifen Apfels bedeuten kann: als persönlicher Eindruck des Aromas (1), des Geschmacks (2), der Struktur oder Form (3), der Farbe (4) und des knackigen Bisses (5).

Für diese Empfindungen hat die Schöpfung dem Menschen direkt wahrnehmbare Erkennungsmerkmale mit auf den Lebensweg gegeben. Im herkömmlichen Sprachgebrauch handelt es sich um die fünf Sinne: 1 = Geruch, 2 = Geschmack, 3 = Gefühl, 4 = Gesicht und 5 = Gehör.

Darüber hinaus bekam der Mensch noch die Veranlagung, das Schöne vom Häßlichen zu unterscheiden, das Angenehme (Sympathie) vom Unangenehmen (Antipathie) zu trennen und zu wählen zwischen gut und böse.

Diese Begabung können wir den sechsten Sinn nennen.

Über typische Reize werden Empfindungsorgane physisch oder chemisch gesteuert, analysiert und als psychische Gefühlserregungen für uns erkennbar.

Daß Nerven als Leitungen zu Sinneszentren im Gehirn dabei eine Rolle spielen, ist jedem aus eigenen schmerzlichen Erfahrungen bekannt, wie z.B. der Schlag aufs Auge außer Schmerzen noch andere Wahrnehmungen auslöst, wobei zu nur persönlich merkbaren Lichtblitzerscheinungen sich der Farbeindruck gesellt, der sogar für andere als „blaues Auge" mit dem gesamten Farbspektrum sichtbar wird. Ebenso sind auch die Vibrationen in diversen Tonmodulationen von „Auweh" deutlich wahrnehmbar. Es handelt sich um eine Interaktion zwischen einem „Sender" wie beim Fernsehen und Rundfunk und einem „Empfänger" im TV-Gerät & Radio. Bei perfekter „Abstimmung" gibt es ein farbenprächtiges Bild und brillante Musik.

Reize von außen werden nach innen geleitet, wo diese sortiert, analysiert, gespeichert und umgeformt werden, was man mit dem Fachbegriff „Energie" umschreibt. Für die unterschiedlichen Arten der Reize besitzt der Mensch entsprechende Empfindungorgane mit den Namen:

Licht-Sinn mit Hell-dunkel-Sehen, Farben-Sehen und Raum-Sehen

Mechanischer Sinn mit Tastsinn, Gehörsinn, statischer Sinn oder Gleichgewichtssinn, Lagesinn oder Orientierungssinn, sowie Kraftsinn (Kinästhesie)

Temperatur-Sinn mit chemischem Sinn, Geruchssinn und Geschmackssinn

Elektrischer Sinn mit Schmerzsinn (Allergien) sowie Impulssinn

Diese vier Gruppen sind gleichbedeutend mit den *sogenannten fünf Sinnen:*

Ähnlich wie die fünf Sinne grundsätzlich deutlich fühlbar sind, so ist auch der sechste Sinn einwandfrei und oft recht peinlich wahrnehmbar, allerdings nur irgendwie seelisch.

Radiästhesie – unser Siebter Sinn – aber macht eine Ausnahme. Gottlob!

Wir fühlen seine Aktivitäten und Erregungszustände grundsätzlich nicht. Trotzdem besitzt jeder bereits mit der Zeugung diesen siebten Sinn, sonst würde er überhaupt nicht lebensfähig sein.

Diese radiästhetische Sensibilität umfaßt die ungewöhnliche Wahrnehmungsfähigkeit von Strahlungen aller Art und Stärke. Denken wir nur an die Sonnenstrahlung, die sowohl in Wellenform als auch durch Strahlungsteilchen uns dirigiert und fest in der Gewalt hat. Ihre Strahlungsteilchen, *Photone* genannt, sind z.B. die Zündfunken für das Ein- und Ausschalten auf Tagbetrieb oder Nachtruhe in unserem Organismus. Photone umlagern uns deshalb Tag und Nacht in riesigen Mengen. Auf direkten Befehl über schnurgerade Leitungswege treten sie in Aktion und regulieren täglich zu genormten unterschiedlichen Zeiten unser Schlafbedürfnis für die persönliche Nachtzeit (Bionacht), und ebenso unterschiedlich programmiert schalten sie morgens für den Biotag alle Betriebsmotoren in unserem Körper wieder ein, ob uns das paßt oder nicht. Der Schaltmechanismus für die „*Bio-Uhr*" hat aber nichts mit der Wärmestrahlung der

Sonne zu tun. Das ist eine Angelegenheit des Temperatursinnes, der wie die Hell-Dunkel-Wahrnehmung des Gesichtssinnes – wie vorher erwähnt – zu den normalen fünf Sinnen gehört. Was und wodurch die „Bio-Uhr" mit Zeitregulation für den „Bio-Tag" und die „Bio-Nacht" in Betrieb gesetzt wird, also die Ursache, erkennen und merken wir nicht. Das ist eine weise Einrichtung der Schöpfung, sonst wäre das Leben unerträglich. Nur die Folgen einer Mißachtung dieser naturgesetzlichen Ordnung spüren wir eventuell als Schlafstörungen, wobei eine der schwerwiegendsten Mißachtungen dieser göttlichen Ordnung die Arbeit in Nachtschichten und Wechselschichten ist. Noch dramatischer kann es sich auswirken, wenn wir gedanklich in diesen Funktionsbetrieb eingreifen und uns etwas Falsches einbilden, immer wieder an unseren eignen Nervenfäden zerren, bis sie schließlich reißen. An zwei auffälligen Lebensvorgängen in unserem Körper können wir uns eine vage Vorstellung von den Wirkungen und Folgen machen.

Angenommen, wir würden jeden Herzschlag und jeden Atemzug wahrnehmen bzw. erzeugen müssen, dann kämen wir nie zum Essen, Trinken, Arbeiten und zu den übrigen Lebensgenüssen. Wir wären ein flatterndes Nervenbündel!

Weil wir schon sowieso oft zuviele Dinge gleichzeitig verrichten müssen, wurde jedem Menschen bereits bei der Geburt ein automatisch arbeitendes Schaltwerk im Gehirn mitgeliefert. Man nennt es das „Vegetativum" odcr das „vegetative Nervensystem". Es ist eine viel kompliziertere Maschine als die größte Computer-Kombination der Welt.

Unvergleichlich und unvorstellbar empfindlicher, schneller und ruhelos ist dieser Regelkreis des siebten Sinnes in Tätigkeit. Er arbeitet mit den energetischen Kräften (bioenergetisch) von Elektrizität (Bio-Elektrizität), Magnetismus (Bio-Magnetismus) und Atomen (Bio-Atomen). Funktioniert davon eines nicht, dann versagen auch die anderen beiden. Dabei gibt es keine begrenzte Arbeitszeit, weder bei Tag noch bei Nacht, keinen Feierabend, kein Wochenende, weder Ferien noch Weihnachtsgeld, noch nicht einmal ein „Dankeschön"! Ohne seine rastlose Betriebsamkeit ginge der lebenswichtige Kontakt mit dem Urenergiespender Sonne im Universum augenblicklich und endgültig verloren. Es würde das eintreten, was uns in unserer Wohnung passiert, wenn die elektrische Stromversorgung ausfällt. Plötzlich und ohne Vorwarnung stehen wir hilflos im Dunkeln, die Zentralheizung setzt aus, der Küchenherd erkaltet, die Kühltruhe wird warm und ihr Inhalt verdirbt. Damit uns Ähnliches nicht zustoßen kann, hat die Schöpfung genauso wie in der Natur auch in unserem Körper uns energetisch vielfach abgesichert und Kontrolleinrichtungen eingebaut – den siebten Sinn, Radiästhesie.

Im Universum sind Planeten und speziell für die Erde der Mond die Reflektoren der Sonnen-Energie. Auf die sich rasend drehende Erde, die dadurch selbst Energie erzeugt, strahlt der Mond alle kosmischen Energien ab. Die Verstärkungen bei Vollmond und die Abschwächung bei abnehmendem und Neumond bereiten uns die bekannten Beschwerden. Dieser gewaltige naturgesetzliche Aufwand dient nur dazu, damit das Leben auf diesem blauen Wasserplaneten an allen Ecken und Enden reichlich mit Energie versorgt wird. Dabei ist Wasser auf der Erde und in unserem Körper das energetische Universal-Träger- und Funktions-Element.

Ähnlich wie Wasser aus H^{++} und O^{-} zusammengehalten wird, so existiert und funktioniert alles und jedes nur durch Energie in Form von unendlich kleinen polarisierten Teilchen. Dieses Auf-uns-Einströmen und Durchströmen von unsichtbaren energiereichen Kraftteilchen bezeichnet man allgemein als *„Strahlung“*. In vielfältigen Formen und Strukturen nimmt der Mensch die „Strahlung“ auf. Nach Umwandlung in biologischen Systemen wird sie als „Bioplasma-Strahlung“ wieder ausgestoßen (emittiert).

Es handelt sich hierbei nicht um Wellen oder Schwingungen, was immer wieder – falsch und irrtümlich – verwechselt wird, was jeder Bioplasmatiker jederzeit nachweisen kann.

Auch das rätselhafte Garen oder Kochen im sogenannten *Mikrowellenherd* beruht nicht auf Mikrowellen, sondern es wird durch atomare Teilchenstrukturen aus dem Energiefeld der Luft verursacht, durch radioaktive Quanten. Diese sausen auf polarisierten magnetischen Spiralbahnen wie Geschosse durch alles hindurch, was in diesen gefährlichen Herd gestellt wird.

Deshalb die Sicherheitsvorschriften! Vor Wellen und Schwingungen dagegen brauchen wir uns nicht zu fürchten, sonst hätten uns und alles Leben auf der Erde die Rundfunk-, Fernseh-, Radar-Sender u.a. Wellenerzeuger längst vernichtet.

Die Gefahr für das Leben von Mensch und Baum kommt von ihren Magnetfeldern. Jedoch geben Wellen und Schwingungen mit ihren Signalen aus physikalischen Meßgeräten uns Warnzeichen und liefern Beweis dafür, daß wirklich unser Leben und alle Lebensfunktionen von Energiestrahlungen abhängig sind.

Es ist eine Binsenwahrheit, daß der Mensch krank wird und stirbt, wenn die Atmungsluft ohne Sauerstoff ist. Deshalb waren die Astronauten während ihrer Raumfahrten mit Sauerstoff bestens versorgt. Und trotzdem entstiegen sie nach den ersten Raumfahrtversuchen schwerkrank und taumelnd der Kapsel.

Äußerlich betrachtet, hatte keinerlei Mangel an gesunder Nahrung und Luft geherrscht.

Auch innerlich über die fünf Sinne waren die Astronauten nicht gewarnt worden, daß eine ernste Störung ihrer Gesundheit voll im Gang war. Wir wissen inzwischen über unseren siebten Sinn, daß wir von seiner Existenz und seinen Aktivitäten nichts zu spüren bekommen und erwarten können. Das wird auch erinnerbar aus Erfahrungen beim Zahnarzt. Seine Röntgendurchleuchtungen waren für uns schmerzlos, geruchlos und ohne irgendwelche Merkmale. Bei den Astronauten standen die Fachleute der Raumfahrt selbst vor einem Rätsel. Nach langem Forschen kam man schließlich doch hinter die Ursache.

Bei der perfekten Abschirmfürsorge im Raumschiff gegen die tödlichen atmosphärischen Strahlungen in der Ionosphäre war ein noch unbekannter Faktor übersehen worden: Radioaktivität als bioenergetischer Impulsgeber.

Es fehlten also die Zündfunken, um das „Feuer des Lebens" zu entfachen und zu erhalten. Allein diese sind fähig und in der Lage, den energetisch-neutralen künstlichen Sauerstoff im Raumschiff zu aktivieren, damit die lebensnotwendigen Funktionsprozesse in den Körperzellen überhaupt abrollen können.

So sind auch diese Zündfunken der Sonne, die Photone, nicht nur allein dazu da, uns aufzuwecken. Sie setzen ein bioenergetisches Schaltmanöver im menschlichen Gehirn in Bewegung, worüber nach schriftlichen Dokumenten des chinesischen Kaisers *Hoang Ti* aus dem Jahre 2800 v. Chr. bereits vor über 10000 Jahren die Weisen im Fernen Osten genaue Kenntnis besaßen.

Dem deutschen Bioplasma-Forscher Dr. Josef Oberbach ist es in langen Jahren gelungen, mit seinem *„Biotensor"*-Gerät das Energiebild des Menschen wieder zu entdecken, die biophysikalischen Vorgänge im Organismus zu testen und zu erforschen. Exakte Meßwertangaben und Experimentieranleitungen in seinen Büchern „Feuer des Lebens" und „Das große Biotensor Praxis Buch" geben jedem die Möglichkeit, ebenfalls den Nachweis dafür zu erbringen und zu demonstrieren, daß innerhalb einer „Schaltminute" alle aktiven Pluspolaritäten in unseren Arbeitsorganen zur minuspoligen Ruhesituation gezwungen werden mit dem Zweck der Regeneration. Vieltausendfältig findet der Platzwechsel der Polaritäten von +Plus und −Minus statt. In der freien Natur können wir dabei Zeuge sein. Wenn die Amsel mitten im Gesang bei Sonnenuntergang abbricht und fast ängstlich zu ihrem Schlafplatz davonfliegt, hat auch die „Bionacht" für den Menschen begonnen.

Dann ist in unserem Körper nur noch eine spärliche Notbeleuchtung eingeschaltet und der organische Betrieb läuft auf Sparflamme.

So sorgt in aller Stille unser siebter Sinn Tag für Tag, Jahr für Jahr, ein ganzes Leben lang dafür, daß unser Organismus sich erholen kann und muß, sofern wir dabei nicht störend in das Räderwerk des Schaltbetriebes eingreifen durch Lärm, Drogen, Hektik, Beatmusik, Ernährungssünden, schlechte Gewohnheiten, häßliches Milieu, ungesunde Kleidung wie Jeans, innerliche und äußerliche Unordnung usw. usw. Nur unsere eigene natürliche Mithilfe ist nötig – nicht die Schlaftablette!

Nach naturgesetzlicher Ordnung folgt dem davoneilenden *Plus* des Sonnenlichtes, was in der *aufrechten* Position im Stehen und Gehen des Menschen in Hieroglyphen und Runen wie in exakt senkrechten Strukturen der Bäume, Pfeiler, Säulen & Wände sich ausdrückt, das *Minus* des lagernden Dunkels der Nacht. Der Mensch geht radiästhetisch manipuliert automatisch in die horizontale Lage über. Es ist der Ausdruck der Minuspolarität durch Naturgesetze, verdeutlicht durch Schriftzeichen alter Kulturen und Strukturen wie der flache Erdboden, Wasserfläche, Fußboden und auch die Bettstatt.

In der aktiven minuspoligen Situation des Schlafes mit Bewußtlosigkeit können den Schlafenden stundenlang ungehindert teufliche Energiemächte überfallen. Unser siebter Sinn „Radiästhesie" aber wacht über uns und veranlaßt, daß wir uns hin und her wälzen, damit nicht ein und dasselbe Organ den Angriffen und Belastungen ausgesetzt bleibt. Wenn die Angriffe unsere Abwehrkräfte zu erschöpfen drohen, dann erst weckt unser radiästhetischer Schutzengel uns auf und wir ärgern uns über die boshafte Schlafstörung, anstatt unserem siebten Sinn Dankbarkeit zu erweisen und selbst die Ursache zu ergründen.

Dieser unser siebter Sinn ist es auch, der die Sicherungsknöpfe für den „Biotag" wieder drückt, damit wir die Herrlichkeit des Sonnenaufganges erleben können, das vielstimmige Frühkonzert von Amsel, Drossel, Fink und Lerche nicht verpassen und am glücklichen Lächeln unseres Kindes und an den Schönheiten des Lebendigseins und Gesundseins wieder mitbeteiligt sind. Mit siebenfachem Energieaufwand vollbringt unser radiästhetischer Schutzengel das Wunder, dem hilflosen Baby die Schönheit, Würde, Intelligenz und Gestalt eines vollendeten Menschen zu verleihen. Deshalb hat er seinen festen Platz am „Fenster zum All", das einstmals gekennzeichnet war durch die Tonsur bei Mönchen und Weisen.

Nach weiser Planung der Schöpfung umlagert uns – ständig zum Einsatz bereit – ein unerschöpflich riesiges Angebot von allen Naturkräften in Form von winzig kleinen Teilchen jeglicher Art. Daß grundsätzlich durch naturgesetzliche Ordnung die Atmungsluft und Nahrung wie alles im Makrokosmos und Mikrokosmos in zwei unterschiedlich-gegensätzlichen Qualitäten und Polaritäten angeboten wird, drückt sich in den Begriffen aus wie z.B.: gesund – ungesund, positiv – negativ, plus – minus, gut – böse, wertvoll – wertlos, heilsam – schädlich oder aktiv – inaktiv.

Gesundheit und Krankheit äußern sich durch typische „*Strahlungen*". Dieser Lebens-Strahlung hat man international den Namen „*Bioplasma*" gegeben.

Es ist die „Wunderkraft des Menschen".

Im jederzeit testbaren Bioplasma wird sichtbar, wie gut oder schlecht die Kraftwerke im Menschen arbeiten, ob die organischen Stromleitungen (Meridiane) blockiert sind und wodurch die radiästhetisch-sensorischen Schalteinrichtungen in den Drüsen und durch die Nebendrüsen fehlgesteuert werden. Bioplasmatisch werden die Auswirkungen und Folgen bereits erkennbar, bevor – lange bevor – klinisch die Symptome sichtbar oder fühlbar sind. Das ist wirklich echte Früherkennung.

Die *Radiästhesie,* der siebte Sinn des Menschen, ist ein *Talent,* das wir hegen und pflegen müssen zur Verwirklichung der eigenen unabhängigen Lebensfreude und Gesunderhaltung. Dann wird uns das Wunder des Lebens wieder offenbar durch die körperliche und geistige Beweglichkeit unseres Körpers. Sein hoher Gehalt an dem geheimnisvollen Medium Wasser macht dies möglich. Durch die Anwesenheit von Metallen und Mineralien wird es zum Transferelement von Elektrizität, Magnetismus und Atomkraft. Perfektes Leben ist abhängig von der ungehinderten Bewegung dieses energetischen Dreigestirns in diesem biologischen wässerigen Leitsystem (Blut, Lymphe, Zellflüssigkeit).

Das zuständige Kontrollsensorium überwacht und dirigiert alles mit radiästhetischer Präzision. Bei Gefahr löst dieser siebte Sinn Signale vielfältiger Art aus: *sichtbar z.B.*, wenn Mütter ihre Babys morgens zusammengekauert in einer Ecke der Krippe wiederfinden, *hörbar* durch entsetzliches Schreien, ohne daß dabei das Kind selbst aufwacht, *fühlbar* durch Bettnässen, Fieber, Zittern, Schmerz *oder* wenn anscheinend grundlos Kinder immer wieder aus dem eigenen Bett und Zimmer flüchten und nur an bestimmten Plätzen im Bett der Eltern sich wohlfühlen und zur Ruhe kommen. Für all diese Signale ist unser siebter Sinn verantwortlich. Er arbeitet still! Er diskutiert nicht! Er handelt nur und zwar sofort! Wer tut das noch?

Aber wer versteht schon seine Sprache? Nur die Bioplasmatiker! Der unwissende Erzieher dagegen legt das „ungezogene Kind" oft unter Anwendung von Zwang, immer wieder an den strahlungsgefährdeten Platz, wo es wie in einem Mikrowellenherd gebraten wird, bis schließlich der siebte Sinn nachgibt und seine Aktivitäten einstellt. So kommt es dazu, daß unser radiästhetisches Talent verkümmert. Ahnungslos und hilflos schlittern wir in die Gefahrenzonen des KES = kosmischen Energie-Schattens, der WA = Wasser-Ader-Strudel, des CN = Curry-Netz-Feuers oder des blutrünstigen PWL.

Hoffnungslos zu spät erst nach vielen, vielen Jahren meldet sich unser siebter Sinn doch noch einmal wieder. Mit Blitz und Donnerschlag als Herzinfarkt, Krebs, Raucherbein oder Gehirnschlag gibt er noch einmal warnend und grollend Kunde von seiner ihm aufgezwungenen Ohnmachtsstellung und Mißachtung seiner Existenz.

Aber dann beginnen die großen „Gesunden Geschäfte" für die Klinik und die Chemie nach Ch.

Bachmann, M. Langbein und W. Weiß mit ihren staatlich sanktionierten „Non-profit Organisationen" der „*Krebs-Mafia*". Heute können wir den Etablierten, Wissenschaftlern, Politikern und Staatshütern unseren schwersten Vorwurf vor aller Öffentlichkeit nicht mehr ersparen, weil sie nach wie vor Anregungen in dieser Forschungsrichtung, ein heiliges Erbe der „Alten Weisen", nicht mehr nur wie früher ignorieren, sonder mit bösesten Mitteln bekämpfen. Wie vieles andere hätte auch Krebs längst besiegt sein können! Dazu das Resümee einer Reporterin nach einem einwöchigen Fachkongreß: „Es wurde deutlich, daß mehr Menschen am Krebs verdienen, als Menschen an Krebs leiden".

Deshalb müssen wir uns wieder auf uns selbst besinnen, auf unsere „Sieben Sinne" und uns endlich unabhängig machen, so wie wir geboren sind als Individuum, das allein auf sich angewiesen ist und allein mit sich fertig werden mußte und muß nach den unumstößlichen Ordnungs-Gesetzen der Natur. Es kann uns niemand heilen und vor Krankheiten bewahren als wir selbst mit unseren sensorischen und automatisch arbeitenden Einrichtungen der sieben Sinne, wobei die Göttin „Radiästhesie" mit den „Sieben Chakra" der fernöstlichen Mystik gleichzusetzen ist als des Menschen „drittes Auge".
„*Das Auge der Erleuchtung*".

Dr. Josef Oberbach

(HP-Journal)

Gibt es Bioenergie?

Dieser in den Vega Mitteilungen erschienene Aufsatz bringt wertvolle Denkanstöße zur Erweiterung der Medizin in Richtung nichtmaterieller, energetischer Prozesse.

1. Einleitung

Die Erfahrungsmedizin bedient sich in zunehmendem Maße elektronischer Meßgeräte und moderner Meßverfahren. Elektroakupunktur nach Voll und Werner, Decoder (Bergsmann), Bioelektronische Funktionsdiagnostik (Pflaum), VEGA-TEST-Methode nach Schimmel (Schimmel et alii – Bachmann, Rademacher – Banis), Computer-Segmentelektrographie nach Schimmel (Heim, Schimmel), Thermoregulationsdiagnostik nach dem Heidelberger Modell (Blohmke, Heim, Stof) – um nur einige zu nennen – sind Verfahren, die vor allem chronische Belastungen im Organismus aufspüren sollen. Diesen Methoden gemeinsam ist, daß sie sich als *funktionell* und *systematisch* verstehen. Sie sollen auch dann zu günstigen Ergebnissen kommen, wenn eine klinisch manifeste Erkrankung mit einem klar umrissenen Symptombild nicht vorliegt. Sie bewegen sich also in einem Bereich, in dem Gesundheit und Krankheit nicht eindeutig zu unterscheiden sind, also in der sogenannten Grauzone, die zu einer Domäne der Vorsorgemedizin geworden ist.

Interessieren wir uns für die Pathogenese chronischer Erkrankungen, so stellen wir fest, daß die wissenschaftliche Medizin nur wenig darüber weiß. Wie hat die Krebsentwicklung eigentlich begonnen? Und warum? Warum gerade bei diesem Menschen und gerade bei diesem Organ? Wir stellen fest, daß die Konzepte der wissenschaftlichen Medizin umso problematischer werden, je näher wir uns den Anfängen einer Krankheit, je mehr wir uns dem gesunden Zustand nähern. Wenn es dann gar um die Frage geht, ob psychosoziale Konflikte (Blohmke) oder typische Verhaltensmuster bei der Entstehung der Krankheit mit eine Rolle gespielt haben mögen, werden die Diskussionen schnell kontrovers. Woher kommt das?

Alle unsere Erklärungen und Theorien beruhen auf einem Modell, das wir uns von der Wirklichkeit machen. Dies gilt nicht nur für die Medizin, sondern für jedes naturwissenschaftliche Fach. Die wissenschaftliche Medizin hat sich in den letzten 100 Jahren zunehmend derselben Methode bedient, die sich in Physik und Chemie so glänzend bewährt haben (Pietschmann). Dabei wurde jedoch übersehen, daß mit diesen Modellen die besondere Qualität „Leben" nicht erfaßt werden kann, weil sie definitionsgemäß ausgeklammert ist.

Nun ist dem Problem, lebende Organismen und ihre Funktion zu beschreiben, die moderne Systemtheorie (Vester) noch am nächsten gekommen.

2. *Ein holistisches Energiemodell*

Ein möglicher systemtheoretischer Ansatz besteht darin, die unterschiedlichen Integrationsebenen zu berücksichtigen, auf denen sich Leben äußern kann. So ist seit langem zwischen physischen, emotionalen und mentalen Ausdrucksformen unterschieden worden. Gemäß ihrem reduktionistischen Ansatz hat die naturwissenschaftlich orientierte Medizin versucht, auch *informative Größen aus dem psychischen Bereich* auf materielle Konstellationen in Organen, Zellen und Biomolekülen zurückzuführen.

Für das Verständnis psychosomatischer Zusammenhänge hat dieser Denkansatz bisher wenig beigetragen. Genaugenommen gibt es keinerlei Beweise dafür, daß geistige Prozesse aus materiellen hervorgehen (Sheldrake).

Daher scheint es gerechtfertigt, psychischen Vorgängen eigene Energieformen zuzuordnen, die nicht auf physikalische Energieformen *reduziert* werden können. So sind mentale und emotionale Energiefelder vorstellbar, auf die unsere physikalischen Symbole analog übertragen werden können – d.h. es gibt kein starres Transformationsmodell mit quantitativen Kopplungsgrößen, wie zwischen den bekannten physikalischen Energieformen (z.B. Umwandlung mechanischer in elektrische Energieformen usw.). Daher können emotionale und mentale Energiefelder nicht *quantitativ gemessen* werden: Das entsprechende physikalische Äquivalent existiert vermutlich nicht, zumindest nicht als *orts- und zeitunabhängige* Größe.

Zwischen den physikalischen Energieformen (beim Mineralreich) und den emotionalen Energieformen (beim Tierreich) besteht eine Lücke, die dem Pflanzenreich (oder „Vegetativum" beim Menschen) zuzuordnen ist. Diese unbekannte Energieform soll „Bioenergie" genannt werden. Sie stellt einen Sammelbegriff für Energiefelder dar, die bei lebenden Organismen auftreten. Mit deren Hilfe können möglicherweise auch Phänomene verständlicher gemacht werden, die bisher nicht wissenschaftlich erklärt werden können.

Dazu zählen

— die Geopathie (d.h. die Frage des Standortfaktors bei der Entstehung chronischer Krankheiten (Hartmann);

— die Homöopathie, insbesondere bei den sogenannten Hochpotenzen.

Die nächste Aufgabe wird sein, die „bioenergetischen Felder" von den physikalischen Energiefeldern abzugrenzen. Dabei stellt sich insbesondere die Frage, ob diese unbekannten Felder „meßbar" sind.

3. *Ist Leben ein physikalischer Prozeß?*

Warum wir Leben erst ab dem Pflanzenbereich ins Spiel bringen – hier befinden wir uns beispielsweise im Gegensatz zu den östlichen Weisheitslehren – hängt mit unserer Auffassung vom Leben und Tod zusammen. Wir wissen zwar nicht, was genau „Leben" ist, aber wir besitzen Kriterien, nach denen lebende Systeme von *nicht*-lebenden unterschieden werden können.

Zum Beispiel:

— Lebende Systeme entstehen durch Vermehrung – aus lebenden Systemen. Sie können nicht künstlich geschaffen werden.

— bei lebenden Systemen erhöht sich, zumindest in der Entstehungs- und Wachstumsphase, selbständig der Ordnungsgrad. In nicht-lebenden Systemen bleibt er konstant oder vermindert sich.

Die Vorstellung, daß sich beim Sterben etwas verflüchtigt, was im Leben die besondere Qualität des Individuums ausmachte, hat in der Geschichte immer wieder zu Versuchen geführt, *Lebens-Stoff* oder *Lebens-Energie* als unabhängige Größe zu postulieren. Die Anhänger solcher Lehren, die *Vitalisten* (Sheldrake), konnten jedoch keine experimentell nachprüfbare Theorie aufstellen, wie es die Axiomatik der Naturwissenschaft verlangt hätte.

In unserem wissenschaftlich geprägten Weltbild – es ist das Weltbild der Physik und Chemie – kann jedoch nur der materielle Aspekt beschrieben werden (Pietschmann). Auch belebte Materie ist für uns eine Ansammlung von Molekülen und besitzt keine besonderen Energiequalitäten – die Physik kennt keine

„Lebensenergie" oder „Vitalenergie". Dasselbe gilt übrigens auch für die Biophysik oder Biochemie. Der Grund scheint darin zu liegen, daß nur die physikalischen Energieformen meßbar sind. Darüber hinaus scheint es vom naturwissenschaftlichen Standpunkt aus keine weiteren Energieformen zu geben – weil sie sonst meßbar sein müßten. Wir glauben so sehr an die Meßbarkeit der realen Größen, daß „meßbar" und „real" synonym werden.

In der Physik ist dies tatsächlich der Fall:

— Mathematisch imaginäre Größen sind *nicht meßbar,* wie ein einfaches Beispiel zeigt:

Nach der Relativitätstheorie Einsteins hängt die Masse eines Teilchens von seiner Geschwindigkeit ab (Falk und Ruppel).

$$m\,(o) = \frac{m(o)}{\sqrt{-V^2 \mid C^2}}$$

v = Geschwindigkeit

c = Lichtgeschwindigkeit

m (o) = Masse in Ruhe

m (v) = Masse in Bewegung

Für den Fall, daß $v > c$ wäre, ist

$$\sqrt{1 - v^2 \mid c^2} = \sqrt{(-1) \cdot (v^2 \mid c^2 - 1)} = i \cdot \sqrt{v^2 \mid c^2 - 1}$$

eine imaginäre Zahl und damit auch die Masse

$$m\,(v)\,0 = \frac{i \cdot m\,(o)}{\sqrt{v^2 \mid c^2 - 1}}$$

Da, wiederum nach Einstein, Masse und Energie äquivalent sind, wird:

$$E = m \cdot c^2$$

Wir nennen diese Art von Energie: *materiell.*

Daher gilt: Ist die Masse imaginär, ist auch die Energie imaginär und daher nicht meßbar.

Am Übergang zum imaginären (= unmeßbaren) Bereich der Natur finden wir Teilchen mit der Ruhemasse $m(o) = O$ und der Geschwindigkeit $v = c$: die Photonen oder Lichtteilchen.

Wie gesagt, Teilchen mit höherer Geschwindigkeit als Lichtgeschwindigkeit hätten eine imaginäre Masse und sind damit für uns nicht meßbar, nicht real – sie entziehen sich unserer materiell-naturwissenschaftlichen Beschreibung.

Ob imaginäre Teilchen in einem „höheren" Sinn existieren, ist für die Physik nicht von Belang – und die Biophysik hat sich nicht über die Physik hinausentwickelt. So bleibt bis heute nur der Schluß, daß an dieser Stelle unser physikalisches Weltbild über die unbelebte Materie aufhört, zu Ende ist.

Diese Schlußfolgerungen sind in sich schlüssig und konsequent, hat doch die Einführung der Axiomatik von Galilei zur Spaltung der Natur in belebte und unbelebte Materie geführt. Unsere physikalischen Naturgesetze sind nur auf die unbelebte Natur anwendbar – oder allenfalls auf den unbelebten Aspekt der belebten Natur.

Nehmen wir an, es gäbe nichtphysikalische Energieformen – vom Standpunkt der Physik läßt sich dagegen nichts einwenden, höchstens gegen die Verwendung des Begriffs „Energie" – so können wir folgern: *Nichtphysikalische Energieformen sind nichtmateriell.*

Somit können wir unphysikalische, nichtmaterielle Energieformen zwar *definieren,* wegen ihres imaginären Charakters aber nicht *messen.*

Wir postulieren daher:
Bioenergetische Energieformen sind nichtmateriell. Sie sind mit allen lebenden Systemen verknüpft.

Wenn Bioenergie einer physikalischen Messung nicht direkt zugänglich ist, besteht doch die Möglichkeit, daß sie indirekt nachweisbar ist. Dies wäre z.B. dann der Fall, wenn physikalische Meßgrößen durch bioenergetische Vorgänge beeinflußt werden.

An einem einfachen Beispiel sei dies verdeutlicht: Lange, bevor es möglich war, Moleküle mit dem Elektronenmikroskop darzustellen, konnte man die Wärmebewegung der Moleküle durch einen simplen Trick sichtbar machen:

Im Mikroskop beobachtet man die Zitterbewegung von emulgierten Fett-Tröpfchen (z.B. in einer wässrigen Lösung von Milch), die von den Stößen der thermisch bewegten Wassermoleküle herrührten (Brown'sche Molekularbewegung).

Bioenergetische Felder entziehen sich also einer direkten Nachweismethode. Im hergebrachten Sinn sind sie nicht meßbar und daher nicht existent.

Dennoch treten sie bei allen lebenden Organismen (bei Pflanze, Mensch und Tier) in Erscheinung:

— Sie sorgen dafür, daß der Organismus sich nicht wie eine Maschine verhält und einstellen läßt.
— Sie verschlechtern die Reproduzierbarkeit bei allen Messungen an lebenden Systemen.
— Sie statten den Organismus mit einer bisher unbekannten Gedächtnisfunktion aus.
— Sie sorgen möglicherweise durch eine Kopplung mit anderen bioenergetischen Feldern für Einflüsse, die weit über den individuellen Rahmen hinausgehen (z.B. Wetterfühligkeit, Einfluß von Mondphasen und Gezeiten, Einfluß der Sonnenfleckentätigkeit und vieles mehr).

Diese Ausführungen sind naturgemäß spekulativ und entbehren noch einer beweiskräftigen Grundlage. Dennoch erhöhen sie das Unbehagen an der nur „naturwissenschaftlich ausgerichteten" Medizin. Die sogenannte Lehr- oder Schulmedizin (mit Ausnahme vielleicht der Psychosomatischen Medizin) hat sich so sehr auf das technologisch Zugängliche versteift, daß der Mensch zum Maschinenmodell degradiert wurde.

Welche Ansätze wir auch immer bevorzugen, für das gesamte Verständnis des Menschen und seiner Krankheiten erscheint es unumgänglich, ein „naturgemäßes" Modell zugrunde zu legen. Die Regulationsmedizin (oder Funktionelle Medizin) hat einen Schritt in diese Richtung getan durch die Einführung dynamischer Modelle aus dem Bereich der Regelungstechnik und Kybernetik. Doch dies ist nicht genug. Ein weiterer Schritt scheint notwendig zu sein, auch wenn die ersten Gehversuche meistens zum Absturz führen. Dennoch sind Mut und Entschlossenheit notwendig, um die Medizin aus der gegenwärtigen Sackgasse zu führen, in die sie durch ihr Beharren auf dem naturwissenschaftlichen Standbein geraten ist.

Inzwischen gibt es viele gute Ansätze, die uns einen Ausweg aus einer selbstverschuldeten Krise zeigen können. Capra und Vester, Pietschmann und Sheldrake geben Beispiele, wie wir zu einem umfassenderen Verständnis der Natur des Menschen kommen können. Doch die Schlüsselfrage bleibt bestehen, und an ihrer Beantwortung entscheidet sich das zukünftige Geschick der medizinischen Entwicklung in Diagnose und Therapie. Die Frage lautet: *Gibt es Bioenergie?*

Bioenergie als außerphysikalische Energieform kann nur gemessen werden, wenn ein Transformationsprozeß existiert, der sie in eine physikalische Energieform umwandeln läßt.

Prof. Dr. G. Heim
Institut für Arbeits- und Sozialmedizin der Ruprecht-Karl-Universität Heidelberg
Abteilung für Sozialmedizinische Epidemiologie und Arbeitsphysiologie
Direktor: Prof. Dr. med. Maria Blohmke
Im Neuenheimer Feld 368, 6900 Heidelberg

II. Kapitel
Geobiologie

Die Gitternetze

Gitternetze sind rhythmisch wiederkehrende Reizstreifen auf der Erde. Sie sind ubiquitär, d.h. überall zu finden, ausgerichtet nach dem erdmagnetischen Feld.

Am bekanntesten wurde das sogenannte Hartmanngitter (nach seinem Entdecker Dr. Hartmann). Die Abmessungen sind ca. 2,50 m in Ost-Westrichtung und 2,00 m Nord-Südrichtung in unseren Breiten. Die Ost-Westausdehnung ist am Äquator am größten und wird am Pol gleich null.

Diagonal hierzu entdeckte der Arzt Curry ein Gitter mit 3,60 m Maschenweite. (Hier scheint es sich meist um Reflexe zu handeln.)

Ein drittes Gitter hat die Maschenweite ca. 10 m und fällt damit horizontal mit jedem 4. und vertikal mit jedem 5. Hartmanngitter zusammen.

Somit ergibt sich alle 10 m ein Doppelgitter mit den besonders gefürchteten Doppelkreuzungen und Doppelzonen.

Bei diesen genannten Gittern handelt es sich um geomagnetische Strukturen. Es scheint sich hier um die Struktur der Gravitation zu handeln. Jedes Überschreiten dieser Linien ist mit einer winzigen Polarisationsänderung verbunden. Man darf annehmen, daß dabei im Vegetativum ein Impuls ausgelöst wird. Beim Durchlaufen dieser Linien erfolgen diese Impulse also schneller. Ich vermute hier eine kybernetische Zwangssteuerung unseres Vegetativums, je nach Beanspruchung. Tieren mag sich hier eine Orientierungsmöglichkeit anbieten (Vogelflug).

Andere Untersuchungen wollen vom Flugzeug aus noch größere Strukturen des Globalgitternetzes gefunden haben, bis zu Kontinentgröße. Dagegen vermute ich rein hypothetisch noch viele kleinere Raster. Der Verdacht drängt sich auf, daß es sich somit um eine oberwellenhaltige Struktur mit äußerst weiter Grundwelle handelt, jedoch nicht mit Wellencharakter, sondern in Form reiner Energiefelder. Für kleinste Strukturen sprechen die baumeisterlichen Leistungen mancher Kleintiere (Bienen).

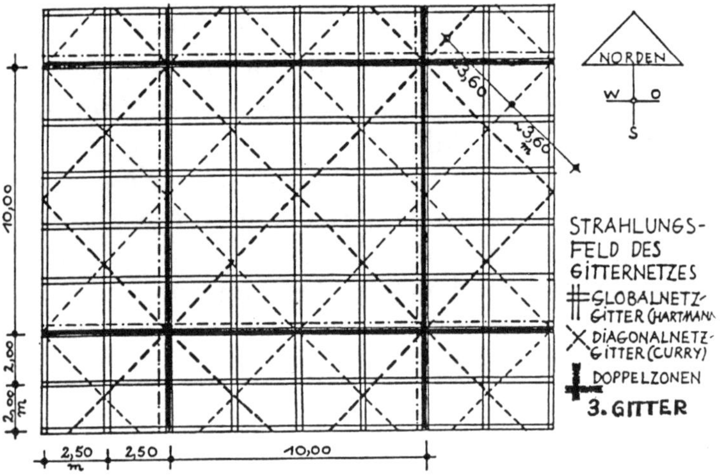

Abb. 9
Globalnetzgitter: ungefährlich
Diagonalnetzgitter: selten zu finden
Doppelzonen: höchstgefährlich

Daß wir zuerst ein Raster von rund 2 m fanden, mag mit der Resonanz des Rutengängers zusammenhängen, denn der Abstand Rute über Körper bis Boden kann mit etwa 2 m angesetzt werden. Somit ist die „Antenne" Mensch besonders empfindlich für dieses Raster, der Elektroniker würde von einer Antenne = „Lambda ganze" reden, was bedeutet, daß Antennenlänge gleich Wellenlänge ist. Somit erzielt die „Antenne" Mensch beim dritten Gitter immer noch „Lambda viertel" = 10 m:4 = 2.50 m, was z.B. dem Verhältnis Ihrer Autoantenne entspricht. (UKW Bereich ca. 100 MHz. = 3 m Wellenlänge; 3 m:4 = 75 cm Antennenlänge). Bei anderen von mir vermuteten Rastern des Globalgitternetzes kommen wir nicht zu so idealen Bedingungen, so daß uns diese vielleicht verschlossen bleiben. Daran ändern auch die Grifflängentechnik oder die Lecherantenne nichts. Beide nimmt der Benutzer in die Hände, so daß die Gesamtresonanz immer noch den Körper einbezieht. Jede Einstellung ist daher nicht mehr als eine mental vorprogrammierte Mutung.

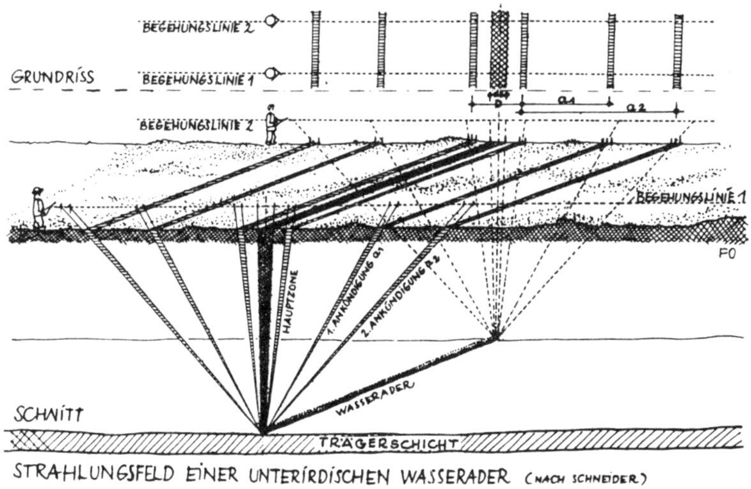

Abb. 10
Strahlungsfeld einer unterirdischen Wasserader (nach Schneider)

Geobiologische Anomalien: Wasserführungen

Das überall vorhandene Grundwasser fließt immer irgendwo ab, je nach Gefälle langsamer oder schneller. Geologische Gegebenheiten lassen in verschiedensten

Tiefen breitere oder schmalere Adern entstehen. Auch muß die Ebene der Wasserführung nicht in gleicher Tiefe verlaufen. Durch Faltungen usw. kann daher auch in ebenem Gelände eine erhebliche Strömungsgeschwindigkeit entstehen. Ausschwemmungen führen zu Kiesadern. Unterirdische Kanäle können verstopfen und das Wasser nimmt einen anderen Weg. Oft geschieht dies in einem rhythmischen Hin und Her der Ader.

Die Pathogenität von Wasserführungen ist hoch. Man muß sich das fließende Wasser wie einen Filter vorstellen, welches die an sich unschädliche Gravitation zu durchdringen hat, dabei wird letztere zur Ionenschleuder. Manche Autoren sprechen von einer Abbremsung. Aus reiner Energie wird feinstoffliche hochenergetische Materie.

Hier bietet auch die Einsteinsche Formel einen Hinweis: $E = MC^2$. Dabei bedeutet E = Energie, M = Materie und C = Lichtgeschwindigkeit. Man muß nicht einmal rechnen, um zu verstehen, daß ab Lichtgeschwindigkeit nur reine Energieformen denkbar sind. Dagegen entsteht bei der geringsten Abbremsung sofort Materie.

Möglicherweise kann man sich das fließende Wasser als eine Vielzahl paralleler Leiter in einem Magnetfeld (Erdmagnetismus) vorstellen. Bewegt sich nun ein Leiter in einem Magnetfeld, so entsteht eine elektromotorische Kraft. Dieses Kraftfeld ist vielleicht Ursache der Filterwirkung.

Geobiologische Anomalien: Geologische Verwerfungen

In der Erdkruste befinden sich vielfach Verwerfungen bzw. Faltungen. Durch Unterbrechungen der regelmäßigen Schichtung entstehen Klüfte und Spalten. Oberhalb dieser Anomalien finden wir Verhältnisse, die sich kaum von denen oberhalb des Wassers unterscheiden. Die Abbruchkanten scheinen die Gravitation ähnlich wie eine Wasserführung zu beeinflussen.

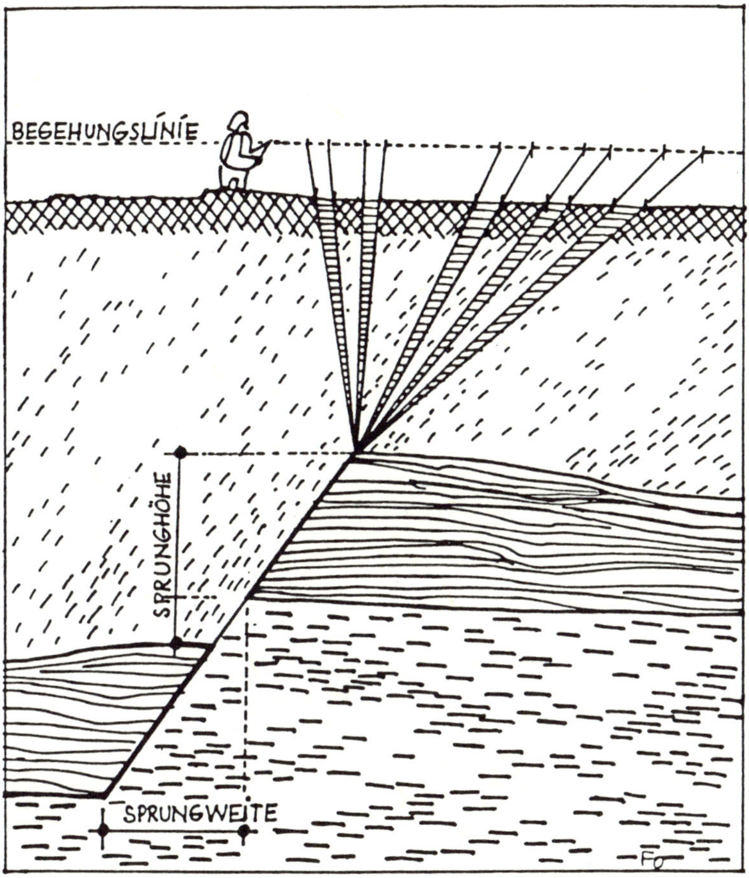

Abb. 11
Strahlungsfeld einer Geologischen Verwerfung (nach Schneider)

Wovon geht Gefahr aus?

Hartmanngitter – Curryadern – 3. Gitter – Wasseradern – Verwerfungen – Kreuzungen – Doppelzonen – Doppelkreuzungen.

1. Hartmanngitter

Das Raster des Hartmanngitters von 2x2,50 m findet sich auf der ganzen Erde. Diesem Raster auszuweichen ist fast nicht möglich. Und doch werden Sie immer wieder hören: „Der oder die lagen auf einer Kreuzung – daher der Krebs! Die meisten Rutengänger verlegen ihre Klientel von Kreuzungen und suchen kreuzungsfreie Stellen. Macht also das Hartmanngitter krank? Grundsätzlich: Das Hartmanngitter macht nicht krank! Aber es ist das Vehikel, die Leiterbahn, auf der sich die ionisierende Strahlung konzentriert, falls gleichzeitig eine Wasserader oder Verwerfungszone vorliegen.

Das heißt, daß die Ionenkonzentration in den Feldern des Rasters geringer ist als auf den Grenzen des Rasters, während die Kreuzungen die höchste Konzentration aufweisen.

Wer nun kein Abschirmmittel gegen die Ionen kennt, wird die Betroffenen zumindest von der Kreuzung entfernen. Damit ist Gesundung keineswegs zu erreichen, lediglich kann die vorhandene Schmerzsymptomatik, die sich auf einer Kreuzung entwickelt, gemildert werden.

Trotz gegenteiliger Beteuerungen gab es bisher kein einziges zuverlässiges Abschirmmittel, dagegen unendlich viel schwachsinniges Zeug. Somit handelte der Rutengänger letztlich der Not gehorchend richtig.

Wird Kork (siehe IV. Kapitel) über einer Störzone verlegt, werden die Ionen nicht durchgelassen. Das dann übrig bleibende Hartmanngitter ist nichts anderes mehr als eine geomagnetische Struktur ohne Krankheitswert.

Ständig überprüfe ich atypisch verlaufende Heilungen daraufhin, ob nicht doch eine allein durch geomagnetische Strukturen bedingte Störung vorliegen könnte. Eine entsprechende Disposition wäre etwa bei Migränepatientinnen oder -patienten nicht auszuschließen.

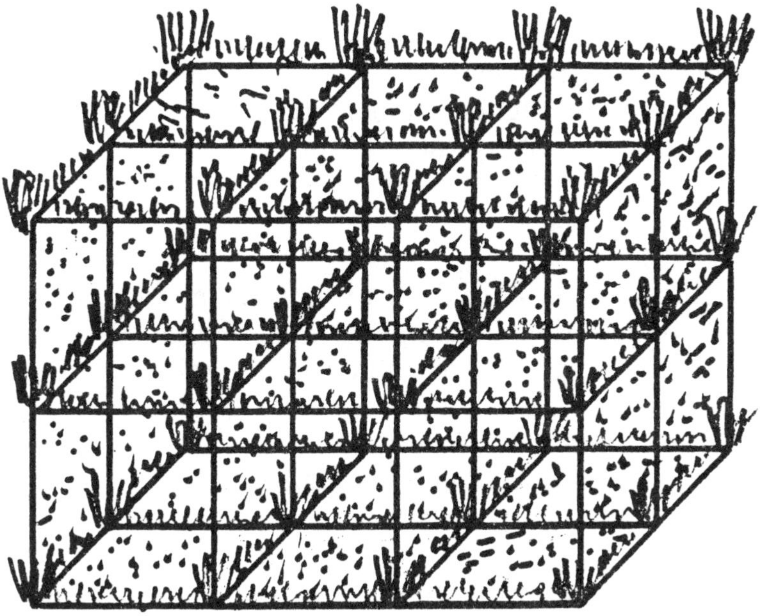

Abb. 12
Räumliche Darstellung der Strahlenverteilung einer Störzone.
Die Strahlung konzentriert sich am hier räumlich dargestellten Globalgitternetz. (1. Gitter = Hartmanngitter)
Das krankmachende Agens ist die Strahlung. Das Gitternetz führt lediglich zu Konzentrationen. Ohne Störzonen kommt diesem Gitter keine Bedeutung zu. Löst man es auf (durch kleine Karos), so entsteht es bei weniger als 1 m Höhe neu. Dies ein Hinweis auf Mitwirkung kosmischer Kräfte.

In Verdachtsfällen können Sie hier leicht Abhilfe schaffen. Jedes in Karos geteilte Material löst das Hartmanngitter in ebenso kleine Felder auf, wie dessen Felder groß sind. Dies ist auch der Grund für die Anwendung von Fliegendraht, Messing oder Kupfermaschendraht oder Fahrradfelgen unter dem Bett. Davor muß eindringlich gewarnt werden! In späteren Kapiteln werden Sie noch lesen, daß sämtliche Metalle aus den Schlafzimmern zu entfernen sind! Es geht leichter und ungefährlicher. – Nehmen Sie das Material, das als Antirutschbelag unter Teppichen verlegt wird. Auch dieses Material verfügt über eine kleine Karostruktur und besteht aus gummiähnlichen Materialien. Schließlich ist der Erdmagnetismus nicht auf Metalle beschränkt und kann somit auf diese harmlose Weise beeinflußt werden.

2. Curryadern

Die diagonalen Adern des Currygitters fand ich bisher nur sehr selten vor. Ich habe die Meinung gewonnen, daß es sich um Reflexe handelt, die dann entstehen, wenn auf einer Kreuzung des Globalgitternetzes sich ein Metallgegenstand befindet. Das kann auch ein Eisen der Armierung des Betons sein.

An der Beschaffenheit des Ausgangspunktes entscheidet es sich nun offensichtlich, ob eine derartige Ader pathogen oder nicht ist. Sie werden Curryadern finden bei denen Ihre Rute auf die mentale Frage „krankmachend?" mit ja antwortet, als auch solche, bei denen dies verneint wird.

Ist die Antwort –ja–, also krankmachend, hilft auch hier absolut sicher der Kork.

Die dann verbleibende Ader, sofern diese dann überhaupt noch feststellbar ist, ist ebenfalls ohne weitere Bedeutung.

3. Das 3. Gitter

Dessen Strukturen decken sich immer mit den Rastern des Hartmanngitters. Es sind also immer Doppellinien, wie Doppelkreuzungen, mit unterschiedlicher Breite von 2–40 cm, je nach der Höhe im kubischen System. Von diesem Gitter geht eine höchst gefährliche Strahlung aus. Also wohlgemerkt – ohne Wasseradern oder Verwerfungszonen herrscht hier immer krankmachende Strahlung. Die Doppelkreuzungen sind die wahre Hölle.

Wie ist das möglich? Es kann angenommen werden, daß die Ursache den unterschiedlichen Potentialen und Polaritäten der beiden Gitter zuzuschreiben ist. Wir müssen uns alle geomagnetischen Strukturen nicht zweidimensional, sondern kubisch denken: Die Gitternetze verlaufen so, daß sie – auch in Höhe und Tiefe – quader- und würfelförmige Räume bilden.

Die Gravitation muß also auf ihrem Weg an die Oberfläche ein Störfeld aus unterschiedlichen Potentialen durchdringen. Dabei wird diese ähnlich dem Durchgang durch eine Wasserader abgebremst und es entsteht Materie, also Teilchenstrahlung, in diesem Fall anscheinend reine Gammastrahlung.

Auch hier hilft die Korkverlegung. Die Gammastrahlung dringt nicht durch, übrig bleibt dann eine harmlose geomagnetische Struktur.

Merksatz:
Alle mitgeschleppte schädigende Strahlung auf dem Raster der verschiedenen Gitter wird zuverlässig vom Kork fern gehalten!

Übrig bleiben geomagnetische Strukturen ohne Gesundheitsgefährdung, die nach wie vor meßbar sind.

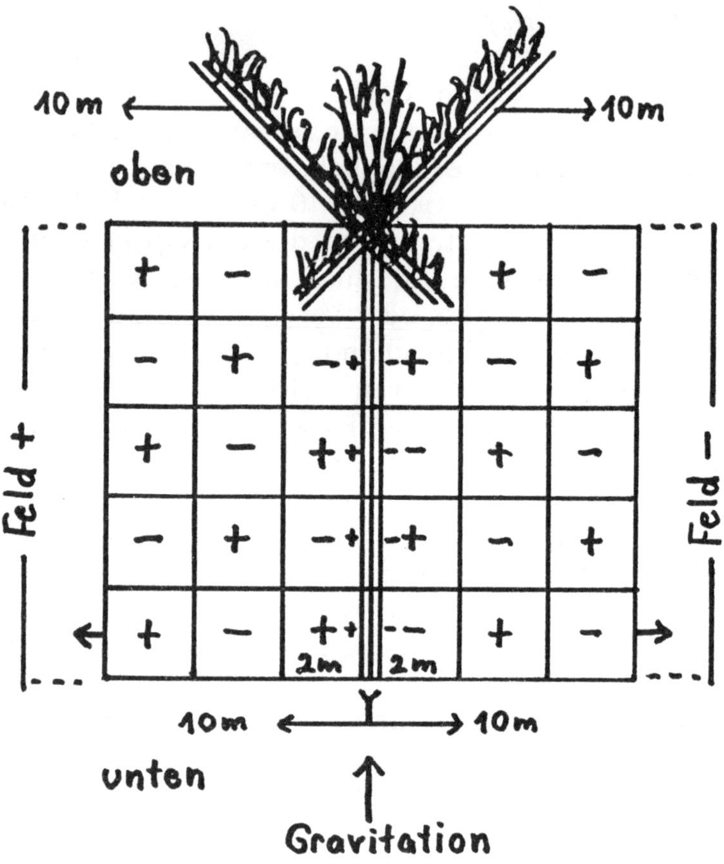

Abb. 13
Senkrechter Schnitt durch das 3. Gitter, also die gefürchteten Doppelzonen. Ohne jede Störzone entsteht anscheinend aufgrund der sich störenden Polaritäten höchst gefährliche Strahlung. Dieses Gitter muß unbedingt gefunden werden.
Meine Abschirmmittel helfen auch hier sicher.

4. Wasseradern – Verwerfungszonen

Von beiden geht hochschädigende Strahlung aus. Es werden Alpha- wie Beta- wie Gamma-Strahlen gemessen. Ein Verbleiben auf derartigen Zonen ist schlichtweg lebensgefährlich.

Der von mir entwickelte Spezialkork schützt völlig sicher. Somit kann ein Ausweichen von derartigen Zonen (meist bautechnisch schon nicht möglich) unterbleiben.

Gestatten Sie mir abschließend folgende Aussage. Sie werden in diesem Buch viele Anregungen finden und bei gewissenhafter Beachtung auch schöne Heilerfolge erwarten dürfen. Ich maße mir nicht an, alles zu wissen, alles richtig zu deuten. Teilen Sie mir ihre Erfahrung mit, helfen Sie mir, Irrtümer oder Lücken zu beseitigen, zum Wohle der Kranken. Wir alle können heute nur unser Bestes geben, das kann morgen schon nicht mehr genug sein.

Kurzer Rutenkurs

Geringe Sensitivität läßt sich bei entsprechender Anleitung schnell und erheblich steigern. Wer auch nur den geringsten Ausschlag bei den ersten Versuchen erzielte, kann hier durchaus optimistisch sein.

Sensitivität ist kein Privileg irgendwelcher Außenseiter oder hat gar mit Humbug, Scharlatanerie oder schwarzer Magie zu tun. A priori dürfte jeder Mensch einen Teil dieses Sinnes über die Jahrtausende gerettet haben.

Sensitivität wird oft bei den Künsten angesiedelt, und das hat viel für sich. So gibt es eigentlich keinen total unmusikalischen Menschen, der Betreffende muß nur herangeführt werden. Zwar wird nicht jeder ein Klaviervirtuose, aber zum Hausgebrauch würde es bei vielen reichen, eine dementsprechende Anleitung vorausgesetzt. Das gleiche ließe sich über das Zeichentalent sagen.

Eines müssen Sie sich klar machen. Eine Rute oder ein Pendel ist nichts als ein Werkzeug und weiß von sich aus nichts. Ebenso können Sie auch nicht eine Schreibmaschine kaufen, sich davorsetzen und ihr befehlen: Nun schreib man schön!

Am ähnlichsten sind noch die Verhältnisse beim Computer. Erstens benötigen Sie für die richtige Aufgabe den richtigen Computer. Zweitens benötigen Sie die passende Software, sonst läuft nichts.

Der Computer ist Ihr Vegetativum, der Schreiber ist die Rute oder das Pendel und die Software muß Ihnen eingegeben werden.

Wenn Sie das Pendel in die Hand nehmen und dieses beginnt zu schwingen, so zittern lediglich Ihre Hände.*

Zuerst ist eine klare Zeichensprache zu vereinbaren, dann sind klare Fragen zu stellen.

Sie werden in der Regel mit einer Einhandrute arbeiten, nur diese arbeitet im Stand. Inzwischen gibt es einige Ausführungen. Einmal den Biotensor von Dr. Josef Obersbach, dann den Rayotest und weitere.

Der jeweilige Handgriff sollte gut in der Hand liegen, nicht zu leicht und nicht zu schwer. Die federnde „Antenne" sollte ruhig schwingen, nicht zu aufgeregt, und an der Spitze sollte das jeweilige Gewicht, ob Ring oder Zylinder oder Spirale, nicht zu leicht sein.

Oft liegen Fehlversuche nur an der für den Betreffenden ungeeigneten Rute. Bei Seminaren haben Sie die Gelegenheit, einmal das Gerät Ihres Nachbarn zu erproben, und schon mancher erfuhr erst jetzt, doch sensitiv zu sein.

* Die Möglichkeit magischer Beeinflussung ist mir bestens bekannt, gehört aber nicht in dieses Buch. Vor magischen Praktiken mit Pendel, wie auch Glasrücken, warne ich in höchstem Maße. Bei Betroffensein hilft beten.

Auch können Sie sich bei ersten Versuchen „verstärken" lassen, indem Ihnen eine schon erfahrene Person die freie Hand berührt.

Beginnen wir jetzt mit der Eingabe des Programms.

Sie sagen Ihrer Rute (und damit Ihrem Innersten), daß diese bei Ja oder Gut oder Plus senkrecht schwingen möge.↕

Bei Nein oder Schlecht oder Minus solle diese waagerecht schwingen.↔

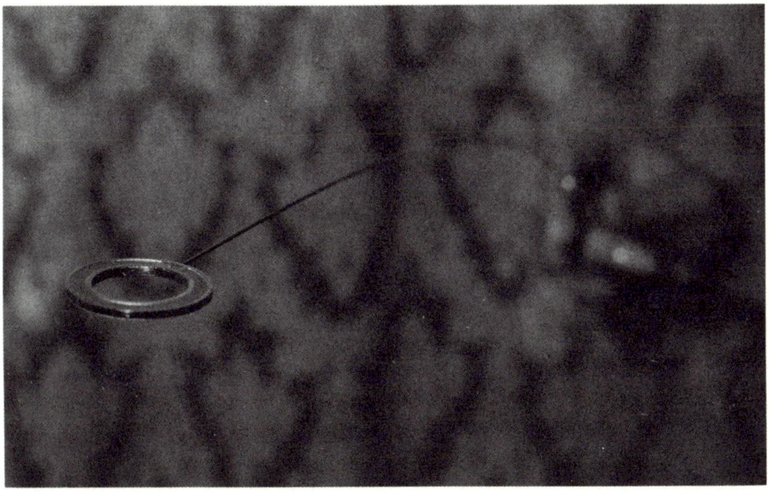

Abb. 14
Einhandrute

Da sie auch die Stärke der Einflüsse feststellen müssen, sagen Sie sich jetzt, daß die Zahl 10 = 100% der höchste Wert sei, z.B. die höchste Verstrahlung, die Sie je verspürt hatten. Bei dieser Skala liegt die natürliche Strahlung immer unter eins.

Jetzt gilt es, die richtige Frage zu stellen. Sie werden das „Wunder" erleben, daß Ihr Körper genauestens zu unterscheiden weiß.

Ein Beispiel: Sie suchen die erste geopathogene Zone. Entscheidend ist für Sie und Ihre Patienten vorerst alleine der Störfaktor an sich, differenzieren können Sie später. Die Frage lautet also: „Ist hier etwas, das mich krank macht oder stört?"

Sie beginnen die Begehung. Die Rute wird waagerecht pendeln, was noch Nein bedeutet. Jetzt nähern Sie sich einer Störzone, die Rute dreht sich allmählich und schwingt nun senkrecht, was Ja heißt und anzeigt, daß hier eine Störzone vorliegt. Zuerst einmal durchschreiten Sie den weiteren Bereich langsam, bis die Rute wieder umschwenkt auf Nein.

Sie wissen jetzt Anfang und Ende der Störzone. Nun gehen Sie etwa in die Mitte der Störzone, die Rute pendelt senkrecht mit Ja. Jetzt zählen Sie langsam 2–3–4–5–6–7–8–9–10–11.

Eins haben Sie ausgelassen, denn eins ist die Grundeinstellung, die Sie immer voraussetzen. Bei einer bestimmten Zahl, sagen wir einmal 6, wird Ihre Rute auf Nein umschlagen, das soll heißen – Nein, Stärke 6 liegt hier nicht vor – also ist die Stärke: 5! Sie kontrollieren dies, indem Sie zurückzählen auf 5, jetzt müßte die Rute wieder Ja anzeigen.

Beim Vorfinden starker Strahlung kann sich 10 ergeben. Sie zählen aber weiter auf 11, jetzt muß die Rute auf Nein gehen, denn 11 = 110% kann es nicht geben. Auf diese Weise kontrollieren Sie sich immer wieder selbst.

Die Gegenkontrolle nach unten sozusagen verläuft folgendermaßen: Sie gehen ja immer mit der Behauptung 1 und die Rute sagt Ihnen, ob der wirkliche Wert über oder unter 1 liegt. Sie erhalten aber schon länger ständig Nein und sind verunsichert, ob denn hier wirklich nichts Störendes vorhanden sei. Daher zählen Sie langsam abwärts: 0,9–0,8–0,7–0,6–usw. Jetzt schlägt die Rute z.B. bei 0,6 um auf Ja, was heißt, daß hier eine natürliche Strahlung der Stärke 0,6 vorliegt. Die natürliche Strahlung liegt meist zwischen 0,2–0,8. Die Gegenkontrolle verläuft ähnlich. Sie zählen 0,7 und wieder muß sich Nein einstellen.

Viele werden jetzt fragen, welchen Wert eine solche Ermittlung habe. Das sei geradezu abenteuerlich, meinen diese. Bei jedem meiner Seminare erhalten alle Teilnehmer nach kurzer Anleitung Blut und Urinproben und ermitteln auf die beschriebene Weise die Höhe der Verstrahlung. Sodann werden die Ergebnisse verdeckt eingesammelt. Bei z.B. 30 Teilnehmern lagen 28 (2 Teilnehmer waren nicht sensitiv) nicht mehr als eine Zahl auseinander. Es wurden für die gleiche Probe z.B. Werte von 6–8 angegeben, mit dem Schwerpunkt bei 7. Die Abweichungen betrugen also nur einen Wert nach oben und nach unten. Eine wirklich beeindruckende Leistung unseres sogenannten Unterbewußten. Laborwerte mehrerer Labore weichen oft weiter voneinander ab.

Das Ausmaß der Störzone ist jetzt ermittelt und die stärkste Strahlung ist auch bekannt. Jetzt wollen Sie wissen, was sich da unten befindet.

Bisher war die Fragestellung: Krankmachend – störend. Jetzt fragen Sie die verschiedenen Möglichkeiten ab.

Noch schlägt die Rute auf Ja. Sie fragen jetzt „Wasser"? Möglicherweise bleibt das Ja, wenn es sich tatsächlich um Wasser handelt, dann fragen Sie noch, wenn es Sie interessiert: Linksdrehend? – Rechtsdrehend? Sie werden nur einmal Ja erhalten.

Die Rute ging bei der Frage nach Wasser auf Nein – dann fragen Sie weiter ab: „Verwerfung"? – „Radioaktivität"? – „3. Gitter"?

Sie werden einmal Ja erhalten, sonst Nein. In den Fällen, in denen zwei störende Noxen vorhanden sind, auch einmal ein doppeltes Ja.

Bei der mentalen Fragestellung „krankmachend – störend" schließen Sie bewußt wie unbewußt das Globalgitternetz stets aus, soweit es nicht ohnehin pathogen ist.

Wollen Sie dessen Lage wissen, oder sich auch nur kontrollieren, dann programieren Sie Ihr Innerstes: „Befindet sich hier ein Globalgitternetz (2x2,50 m Raster)". Jetzt wird Ihre Rute die zuvor aufgezeigten pathogenen Störzonen nicht mehr anzeigen. Dafür erhalten Sie den Verlauf des Rasters.

Also noch einmal: Das Globalgitternetz (Hartmanngitter) macht nicht krank und wird bei dieser Fragestellung auch nicht ermittelt. Sogenannte Curry-Adern, nach meiner Erfahrung Reflexe, erhalten Sie, soweit pathogen, bei der genannten Fragestellung.

Das Dritte Gitter (10-m-Raster) ist immer pathogen (krankmachend) und müßte bei der Fragestellung: „Ist hier etwas krankmachend, störend?", ermittelt werden. Das ist jedoch bei verschiedenen Ruten, je nach Länge, nicht der Fall. Je länger die Rute, desto günstiger.

Sie müssen also in jedem Fall durch die Frage: „Wo ist das dritte Gitter?", abklären, ob Sie dieses bereits ermittelt haben, als Störzone, oder ob Sie es getrennt suchen müssen!

Wenn Sie dieser kurze Rutenkurs neugierig gemacht hat, empfehle ich Ihnen den Besuch eines „Intensiv-Seminars".

Einladung zum „Intensiv-Seminar: Geopathologie nach der Methode Kopschina"

Wochenend-Seminar

Seminar-Ziel:
Die Teilnehmer lernen:

— Was sind geopathische Störzonen?
— Wie wirken sie?
— Warum werden wir dadurch krank?
— Lokalisierung geopathischer Belastung am Patienten
— Ermittlung der Stärke der Belastung
— Differenzierung der Ursache der Belastung nach
  Wasserführung
  Verwerfung
  Radon
  Globalgitternetz
  Technische Strahlung
— Bettplatzsanierung nach Kopschina
— Bewährte Therapien in Abhängigkeit von der Indikation
— Kontrolle des Therapieverlaufs
  am Patienten
  im Urin
  in der Blutprobe

Seminar-Methodik:
— Informationsreferate
— Praktische Arbeit
  einzeln
  in Gruppen
  Diskussionen

Teilnehmer:
  Heilpraktiker
  Ärzte
  Architekten
  Baubiologen
  Apotheker
  Studenten
  Privatpersonen

Anfragen direkt an den Autor.

Die Ermittlung des Globalgitternetzes

Wenn Sie die geomagnetischen Strukturen ermitteln wollen, so möchte ich im Folgenden die Feststellung des Verlaufes des sogenannten Hartmanngitters darstellen. Bei dem 3. Gitter arbeiten Sie sinngemäß, wobei sich nur Ihre innere Fragestellung unterscheidet.

Es muß eine jahrtausendalte Erfahrung der Menschheit in Ihrem und jedem Unterbewußtsein gespeichert sein, daß wir auf Fragestellungen auf nicht einmal sichtbare Kräfte so genaue und vergleichbare Aussagen bekommen.

Sie hatten bei allen bisherigen Begehungen immer gefragt: „Ist hier etwas Krankmachend – Störendes?"

Jetzt fragen Sie: „Ist hier das Hartmanngitter?" – was sicher Ihr Unterbewußtes in die Frage übersetzt: „ist hier ein geomagnetisches Feld von etwa 2 m Ausmaßen?" Diesem muß eine ganz spezifische Wirkung zukommen, daß diese Fragestellung möglich ist. Ich verweise da auf meine Bemerkung an anderer Stelle, wo ich auf die mögliche Bedeutung dieses Rasters als kybernetische vegetative Zwangssteuerung aufmerksam mache.

Sensitivität bedeutet nichts anderes, als noch im Besitz der Urfähigkeit der Menschen und auch der Tiere zu sein, Fragen in das Unterbewußte hineinstellen zu können, auf die dann präzise Antworten erfolgen.

Wir prüfen zu Beginn kurz die Himmelsrichtung, zumindest in etwa, um dann wie folgt vorzugehen:

Von den Punkten a – b – c usw. gehen wir Richtung Norden und schneiden dann an entsprechender Stelle das Gitter. Daß wir es mit völlig anderen physikalischen Gegebenheiten zu tun haben, spüren wir spätestens jetzt, erfolgt doch eine Rutenreaktion nur in einem sehr schmalen Band von wenigen Zentimetern.

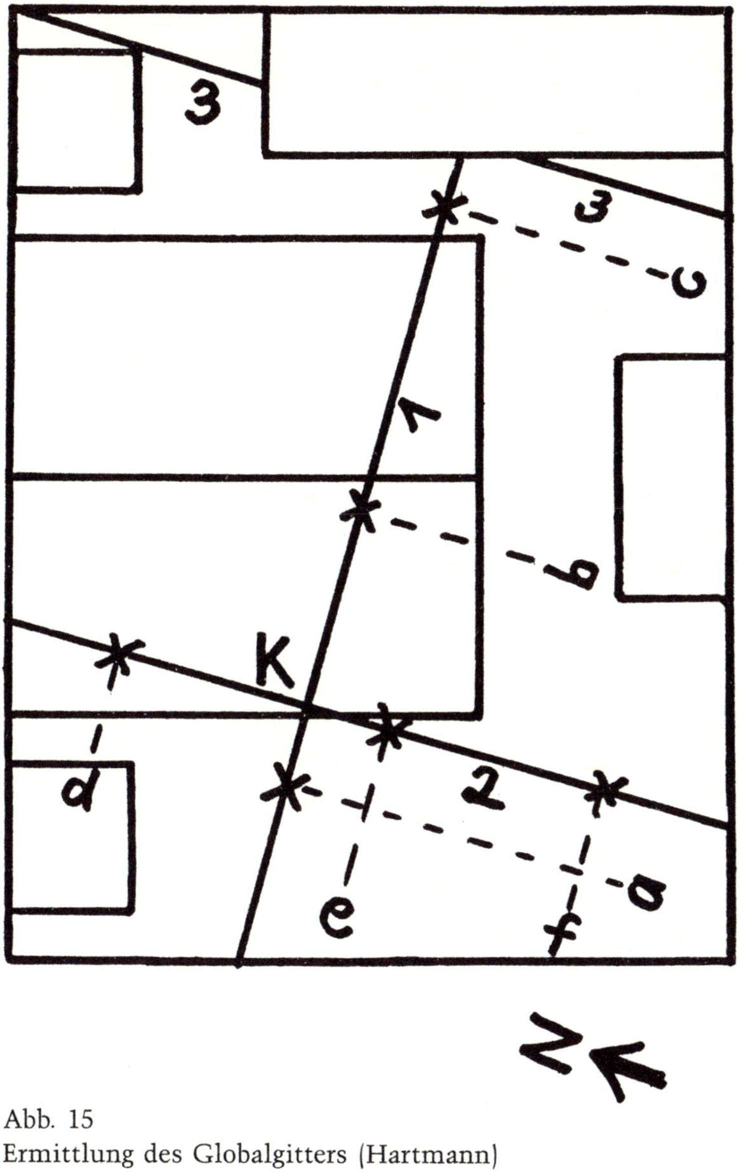

Abb. 15
Ermittlung des Globalgitters (Hartmann)

Haben wir sinnvollerweise die erste Linie (1) gleich über den Betten gesucht, legen wir einfach ein Band in den Verlauf dieser Linie.

Jetzt pendeln wir senkrecht zur ersten Linie etwa von den Stellungen d – e – f usw. Damit erhalten wir die kreuzende Linie 2. Jetzt hat sich auch der Kreuzungspunkt K ergeben.

Im Beispiel lege ich diesen Punkt K nun in den seitlichen Fußbereich des linken Bettes. Alle anderen Kreuzungen können diese zwei Betten nicht mehr treffen, aufgrund des Abstandes zueinander (2–2,50 m!) siehe 3.

Die Ermittlung des Hartmanngitters in diesem Beispiel erfolgte lediglich aus dem Grunde der geringeren Ausmaße dieses Gitters, was Ihnen ermöglichte, mehrere Verläufe in einem Raum zu orten. Ansonsten werden Sie in Ihrer praktischen Arbeit auf Ermittlung dieses Gitters verzichten.

Die Arbeitsweise bei dem unbedingt zu ermittelnden 3. Gitter ist bis auf die veränderte innere Fragestellung absolut gleich. Es versteht sich von selbst, daß Sie aufgrund des großen 10 Meter Rasters entweder lediglich eine Linie, oder eine weitere kreuzende Linie, dann allerdings auch eine Kreuzung finden werden. Mehr läßt die übliche Raumgröße nicht erwarten.

Daher üben Sie den Vorgang gründlich mit dem Hartmanngitter, um dann bei Sicherheit *immer* den Verlauf des 3. Gitters zu suchen.

Ionen oder Wellenstrahlung?

Auch ich kann und darf mich irren, besonders auf einem Gebiet, bei dem uns die Wissenschaft aus Ignoranz und überdisziplinärer Blindheit allein ließ. Und doch – eine Auseinandersetzung meine ich, sei zum Verständnis der bestialischen Folgen geopathogener Zonen erforderlich. Das ist die Frage: Sind es Ionen bzw. kleinste, aber hochenergetische Partikel, die hier krank machen, oder ist es Wellenstrahlung?

Die Vielzahl verschiedener Strukturen geopathogener Zonen läßt eine Vielzahl mental feststellbarer scheinbarer Wellenlängen entstehen, besonders im Kreuzungsbereich. Diese Wellenlängen korrelieren durchaus mit bestimmten Krankheitsbildern. Es ist aber unzweckmäßig, sich mit diesen Wellenlängen zu befassen. Das verführt allenfalls dazu, mit bestimmten Entstörmaßnahmen eine als besonders pathogen erachtete Welle zu kompensieren. Damit würde nicht Gesundung erreicht, sondern allenfalls eine andere Art Erkrankung. Es gilt die gesamte Zone zu entstören, dann sind auch keine Wellen mehr feststellbar.

In unzähligen Fällen mußte ich feststellen, daß eine bestimmte Maßnahme eines Rutengängers zur Eliminierung einer Wellenlänge oder deren örtlichen Verlegung führte, an der Pathogenität des Standortes hatte sich nichts, aber auch gar nichts geändert.

Nur Partikelstrahlung kann solch verheerende Wirkung haben, wie es geopathische Zonen verursachen. Nun – was spricht für meine Ansicht?

In der praktischen Arbeit werden Sie feststellen, daß der Patient Ihnen die Strahlung „mitbringt"! Sie können genauestens am Körper die partielle Verteilung ermitteln. Ebenfalls „strahlen" das Blut oder der Urin der Betroffenen, und das noch nach Monaten oder Jahren.

Mikrowellen dagegen kann man nicht mitbringen. Selbst wenn Sie Ihre Hand im Mikrowellenherd schmoren ließen, Sie brächten allenfalls eine verbrannte Hand mit in die Sprechstunde. Das gleiche gilt für alle Wellenstrahlung, ob Licht, ob Wärme, ob technische Wellen. Es findet nicht die geringste Anreicherung an Strahlen statt.

Aber haben wir nicht bessere Beweise? Zurück zu Freiherrn von Pohl. 1972 untersuchte Stängele die angegebenen Reizzonen mit einem Szintillationszähler und fand auf v. Pohls Adern deutlich erhöhte Ionisation (siehe Abbildung).

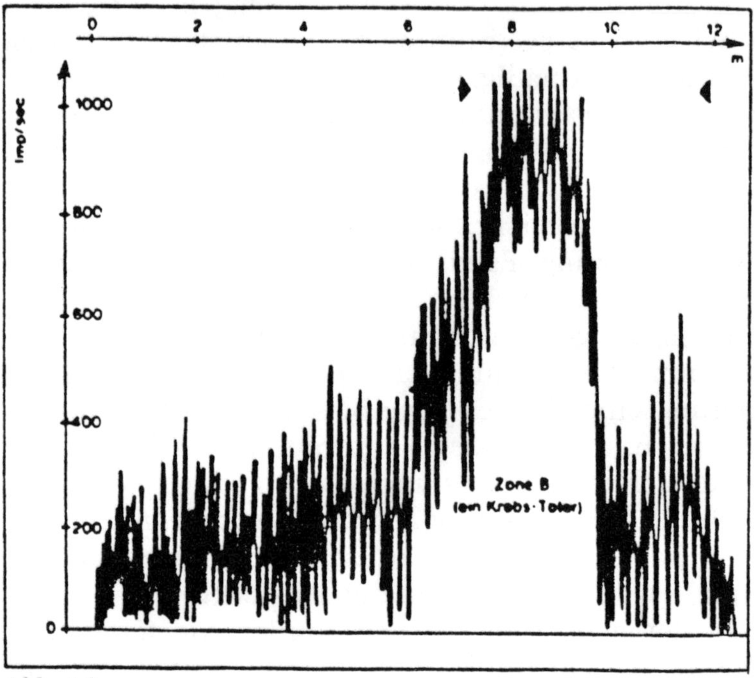

Abb. 16
Messung der Grundstrahlung mittels Szintillationszähler nach *Stängele*

Die umfangreichste Arbeit erbrachte 1939 Cody in Le Havre, als er bei 10.000 Messungen die erhöhte ionisierende Strahlung fand.

Ich behaupte: Die Wellenstrukturen sind Beiwerk – Interferenzen – das krankmachende Agens sind Ionen.

Dr. Aschoff schreibt 1978: „Die einzige von der Schulmedizin anerkannte Krebsursache, ionisierende Strahlung, wird für die ionisierende Erdstrahlung abgelehnt. Diese ionisierende Erdstrahlung hängt mit dem Reizzonenproblem zusammen, das seit über 50 Jahren von Rutengängern und biologischen Ärzten als kausale Krebsursache angesehen wird."

Dr. P.G. Seeger schreibt: „Ferner läßt sich eine veränderte Ionisation nachweisen. Über Wasserläufen überwiegen die positiven Ionen. – ... gebremste Neutronen, Alpha-, Beta-Strahlung. – ... und ebenso wie Bürklin (1965), der sie (die Strahlung) nach Passage durch Bremstürme mit Graphit und Paraffin deutlich machen konnte, als Neutronen zu identifizieren. – ... G. Schubert (1948) unterstreicht, daß zwischen Neutronen und Protonen eine wechselseitige Beziehung besteht, indem sie sich unter Strahlenaussendung ineinander umwandeln. – ... Da die Neutronen als ungeladene Teilchen nicht zur Ionisation fähig sind, übertragen sie ihre Energie auf Protonen oder Atomkerne, die einen Rückstoß erfahren. Auf dem Wege über Rückstoßprotonen können Neutronen im biologischen Gewebe, in dem Wasserstoff reichlich vorhanden ist, sehr wirksam sein. Als Ergebnis elastischer Stoßprozesse zwischen eingestrahlten Neutronen und ruhenden Atomkernen des Wasserstoffs sind die sogenannten Rückstoßprotonen anzusehen, die außerordentlich dichte Ionisation längs ihrer Bahnen hervorrufen und dadurch biologisch wirken können. Schnelle Neutronen besitzen eine Bewegungsenergie bis zu mehreren Millionen Elektronenvolt, sie werden im pflanzlichen und tierischen Gewebe absorbiert und rufen selbst in tiefen Gewebsschichten biologische Wirkungen hervor, die denen der Röntgen- und Radiumstrahlen vergleichbar sind. Die Wirkung der Neutronenbestrahlung ist je Dosiseinheit der einer Röntgenbestrahlung überlegen. Unter Neutroneneinwirkung treten typische Zellkernveränderungen auf, die stärker sind als durch gleiche Dosen Röntgenstrahlung. (Marshak und Bradley)."

Einen weiteren Gesichtspunkt möchte ich noch einbringen. Wir haben als materialisierte Wesen nur Zugang zu dem kleinen Teil der materiellen Schöpfung. Unser physikalisch-technisches Weltbild beschränkt sich auf das durch uns Menschen Machbare.

Wir sind keinesfalls Schöpfer – allenfalls Zerstörer!

Unsere Kenntnisse der atomaren Strukturen resultieren allein aus deren Zerstörung. So reduziert sich unser Wissen auf ganze drei Atomteilchen, denen wir drei spezifische Strahlenwirkungen zuschreiben:

Protonen + Neutronen	= alpha Strahlung
Elektronen	= beta Strahlung
Neutronen	= gamma Strahlung

An der Grenze zwischen Materie und Energie sind uns noch die allerkleinsten Teilchen, die *Photonen* bekannt.

Daß die wirklichen Verhältnisse wesentlich komplexer sein werden, lassen uns die Versuche in den großen Kernbeschleunigern erahnen.

Die pathogene Strahlung, die immer dann entsteht, wenn die Gravitation „abgebremst" wird, entsteht nicht aus Zerstörung der Materie, sondern aus Materialisation der Energie. So wäre es durchaus denkbar, daß Teilchen entstehen, die wir aufgrund unserer Denkweise in das starre Schema „Alpha, beta, gamma" pressen, womit wir auch deren Wirkung recht nahe kommen, es sich in Wirklichkeit aber um durchaus modifizierte Teilchen handelt, wobei auch (gestatten Sie mir diese Wortschöpfung) eine Art *Photonenhaufen* eine uns nur von den genannten drei bekannten Teilchen ähnliche Wirkung entfalten.

Vielleicht resultieren auch hieraus die bekannten Probleme meßtechnischen Nachweises.

„Erdstrahlen" selbst hergestellt!

Es gibt recht einfache Versuche, sich die Entstehung geopathogener Zonen zu verdeutlichen.

Diese Versuche beweisen eindeutig: Es gibt keine geheimnisvollen unterirdischen „Sender". Das, was wir unter Erdstrahlen verstehen, ist nichts anderes als die veränderte Gravitation beim Durchgang durch ein bestimmtes Medium.

Versuch 1

Halten Sie Ihre Einhandrute (oder Pendel) über einen Wasserhahn. Sobald Sie das Wasser fließen lassen, zeigt Ihre Rute Reaktion an.

Versuch 2

Halten Sie die Rute über ein Aquarium. Sobald Sie die Umwälzpumpe einschalten, reagiert Ihre Rute.

Versuch 3

Füllen Sie eine Schüssel mit Wasser. Lassen Sie jetzt jemand mit einem Löffel das Wasser umrühren und Ihre Rute wird dies registrieren.

Versuch 4

Legen Sie im Garten einen Schlauch aus. Sobald jemand das Wasser anstellt, wird Ihre Rute es anzeigen.

Versuch 5

Daß allein der Durchgang durch ein anderes Medium entscheidend und nicht einmal Wasser zwingend erforderlich ist, beweist dieser Versuch:

Gehen Sie zu jemandem, der eine Zentralheizung besitzt. Halten Sie die Rute oberhalb des Anschlußrohres zum Schornstein. Wenn nun der Brenner anspringt, zeigt Ihre Rute die entstandene Strahlung an; also auch erhitzte Luft verändert die Gravitation zur Pathogenität.

Halten Sie nun die Rute unter das Rohr und Ihre Rute kommt zum Stillstand.

Diese Versuche sind gleichfalls geeignet, die eigene Sensitivität zu überprüfen.

Auch den Verlauf von Fußbodenheizungen können Sie so genau ermitteln.

Erdstrahlen auch ohne Störzonen?

Beim gründlichen Lesen dieses Buches wird sicher jeder verstehen, daß zur Entstehung krankmachender Zonen nur zwei Dinge erforderlich sind:

1. Die Erdanziehungskraft

2. Fließendes Wasser, oder Verwerfungen, oder Gitternetz.

Da stellt sich die Frage, ob nicht auch in der Wohnung diese beiden Faktoren schädigende Strahlung entstehen lassen können, ohne Vorhandensein einer unterirdischen Störzone. Diese Frage muß eindeutig bejaht werden. Folgende Beispiele mögen das verdeutlichen:

Das Aquarium

Der kleine Ralph schien ein wahres Problemkind zu werden. Von der Geburt an machte er nur Sorgen. Im Vordergrund standen ständige Infektionen, chronischer Durchfall, verzögerte Entwicklung, kein geregelter Wach-Schlaf-Rhythmus und ständiges Heulen.

Sein Bettchen stand der Ofenheizung wegen im einzigen geheizten Raum, dem Wohnzimmer. Das Bett selbst war eine Metallkonstruktion mit 4 hochragenden Eckpfosten.

2 Meter neben dem Bett stand ein nicht großes Aquarium mit Umwälzpumpe. Daneben eine Stehlampe mit Messingrohr. Auf dem Fensterbrett etwa 4 Meter entfernt ein Vogelkäfig mit einem Kanarienvogel.

Die Rute zeigte im gesamten Wohnraum stärkste Störstrahlung, ohne daß eine unterirdische Störzone vorhanden war. Im übrigen handelte es sich um ein Fachwerkhaus, das aufgrund der Bausubstanz ohnehin wenig gefährdet schien.

Die Strahlung ging vom Aquarium aus, sofern die Umwälzpumpe lief, sprang dann von der Stehlampe zu den Bettholmen und weiter über das Fernsehgerät zum Vogelkäfig. Durch gegenseitige Reflexion war der Raum lückenlos gefüllt.

Ein Kanarienvogel war bereits gestorben, der jetzige verlor alle Federn und starb kurz darauf.

Das Aquarium kam in den Flur. – Ralph erholte sich so schnell, wie das nur Kindern gelingen kann und macht heute einen prächtigen, gesunden Eindruck.

Bei einem ähnlich gelagerten Fall stand ein sehr großes Aquarium im Erdgeschoß im Wohnzimmer. Im darüber befindlichen Kinderzimmer war der Sohn schwerst erkrankt. Auch dieser wurde von der „hausgemachten" Strahlung geschädigt.

Schwimmbäder

Es war bei Stuttgart anläßlich einer Hausbegehung, daß das Schlafzimmer total von Strahlung erfüllt war, sich aber keine Fortsetzung der Ader in den anderen Räumen zeigte. Auch außenherum begangen, fand sich keine Störzone. Der Bauherr war sehr gesundheitsbewußt, hatte weitestgehend auf bedenkliche Baumaterialien verzichtet und dieses Grundstück gewählt, weil es nach Aussagen von Rutengängern frei sei, was ja auch stimmte.

Die Lösung war die: Eine von mir nicht gesehene Tapetentür führte zu einer separaten Treppe und diese in ein unter dem Schlafzimmer befindliches Schwimmbad. Lief nun die Umwälzpumpe, entstand stärkste Strahlung oberhalb des Bades. Lief diese nicht, befand sich das Wasser aufgrund der Thermik anscheinend noch so weit in Bewegung, daß auch jetzt starke Strahlung entstand.

Wasserbetten

Hier kann ich noch kein abschließendes Urteil abgeben. Prinzipiell entsteht Strahlung nur bei bewegtem Wasser. Das Wasser in Wasserbetten steht an sich still. Bewegt sich dann die Person, entsteht Strahlung. Ob diese zur Erkrankung führen kann, müssen noch weitere Fälle zeigen. Bei der geringen Verbreitung der Betten fehlt das entsprechende Klientel in ausreichender Zahl.

Schiffe

Das Leben in Schiffen ist offensichtlich nicht unbedingt gefährlich. Die möglicherweise im Wasser entstehende Strahlung verbleibt auch dort, solange kein anderes Medium zwischengeschaltet ist, wie z.B. Luft.

D.h., daß bei Hoover-Craft-Gleitbooten sehr wohl Strahlung entsteht.

Epilepsie aus der Steckdose

Zur weiteren „hausgemachten" Strahlung gehört die Strahlung aus Radioweckern. Dies hat nichts mit dem elektrischen Strom zu tun.

Nur die *rot* leuchtenden digitalen Zeitanzeigen beinhalten eine höchst gefährliche Strahlung. Diese Fälle häufen sich, da die Geräte heute für wenige Mark verschleudert werden.

Ein Betriebsinhaber schenkte allen Mitarbeitern zu Weihnachten ein derartiges Gerät. Ab März waren alle Mitarbeiter mehr oder weniger erkrankt.

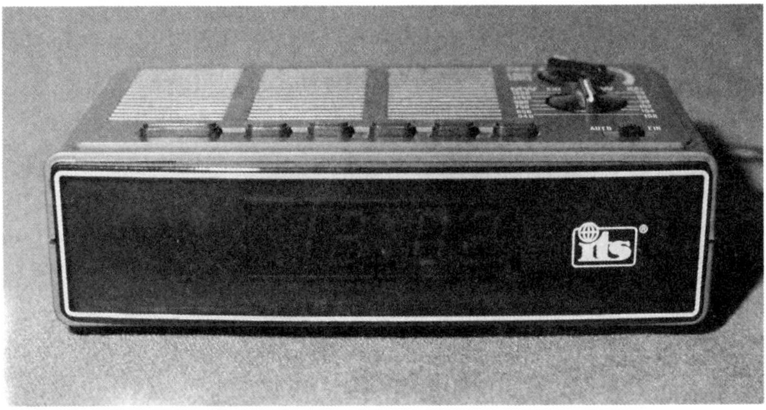

Abb. 17
Von den roten Leuchtanzeigen dieser Radiowecker geht eine höchst gefährliche Strahlung aus.

Hier stehen im Vordergrund Erkrankungen neurologischer Art. Kopfschmerzen, Schwindel, Schlafstörungen, Halswirbelsyndrome, Gesichtsrose, Exantheme und Epilepsie!

In wenigen Tagen fand ich drei Fälle jugendlicher Epilepsie, (so die ärztliche Diagnose), die nach wenigen Wochen abgeklungen war, ohne daß die Patienten noch Medikamente nehmen mußten. Auch im EEG zeigt sich dann kein positiver Befund mehr. Grüne oder schwarz-weiße Anzeigeröhren zeigten diese Erscheinung noch nie. Andererseits gibt es auch einige wenige mehr samtrot strahlende Anzeigen, die keine gefährliche Strahlung aufweisen. Diese Anzeigen finden sich gelegentlich in teuren Markengeräten. Alle Billigprodukte strahlen.

Die Wirkung der Erdstrahlen auf Tiere

Es wäre ein Irrtum, zu glauben, daß nur Menschen von Erdstrahlen krank werden. Die Strahlen haben auf Tiere oft ebenso verheerende Wirkung. Ein Teil der gefährdeten Tiere hat, wie wildlebende Tiere, noch die Möglichkeit des Ausweichens. Der entsprechende Sinn, der sie warnt, ist bei ihnen meist noch voll entwickelt. Bei überzüchteten Haustieren dagegen kann dieser Spürsinn verlorengegangen sein. Tragisch wird es bei Tieren, die die Gefahr spüren, dieser ausweichen möchten, es aber nicht können.

Ein Beispiel sind Zootiere, die oft heftige Kämpfe um die wenigen, ihnen zuträglichen Plätze ausfechten.

Ein weiteres Beispiel hat nicht nur Auswirkungen für die betroffenen Tiere, es hat auch erhebliche volkswirtschaftliche Bedeutung, nämlich die Stallhaltung von Nutztieren.

Ein Landwirt, der Hunderttausende für die Errichtung neuer Stallgebäude investiert und das Gelände nicht sorgfältig von einem Rutengänger überprüfen läßt, riskiert seine gesamte Existenz. Einschlägige Untersuchungen berichten von immer wieder auftretendem Verkalben und von ständigen Tierkrankheiten.

Eine Reihe anderer Tiere benötigt oder sucht dagegen die Plätze größter Strahlung.

Im Folgenden sollen die für den Menschen wichtigsten Tiere im Hinblick auf ihre Empfindlichkeit oder Reaktion auf Erdstrahlen behandelt werden.

Hunde

Jeder kennt das sorgfältige Gehabe der Hunde, ehe sie sich endlich zusammenrollen, um zu ruhen. Dauert diese Zeremonie länger, so können Sie davon ausgehen, daß es dem Hund Schwierigkeiten bereitet, einen einigermaßen zuträglichen Platz zu finden. Und wenn das Herrchen noch so oft bittet und dem Hund einen bestimmten Platz anbietet, vielleicht gehorcht er kurzfristig, letztlich verläßt er diesen Platz doch wieder. In einem Zwinger gehaltenen Hunden, die sich so weit wie nur irgend möglich in eine Ecke legen und sonst ruhelos hin- und hertigern, sollten Sie die Gnade erweisen den Zwinger zu verstellen.

Katzen

Völlig anders verhalten sich Katzen. Wenn diese gerne Ihr Bett aufsuchen, dann ist die größte Gefahr vorhanden. Katzen suchen so lange, bis sie eine Kreuzung stärkster Strahlung gefunden haben. Finden sie diese nicht im Zimmer, so suchen sie die ganze Umgebung ab, bis sie einen geeigneten Platz gefunden haben.

Pferde

Pferde sind etwas widerstandsfähiger, wie oft berichtet wird. Das heißt nicht, daß sie keinen Schaden erleiden. Da wird von unheilbarer Anämie, Rheumatismus und Lähmungen berichtet; Zuchtstuten werden nicht trächtig. Zumindest fallen die Tiere durch struppiges, glanzloses Haar auf.

Rinder

Auf der Weide suchen die Tiere unbestrahlte Flächen. Sie werden feststellen, daß die Rinder ganz bestimmte Stellen immer wieder aufsuchen und andere völlig meiden. Im Stall werden sie sich an die äußerste Mauer quetschen, falls nur dort ein ungestörter Platz ist. Gelingt ihnen das nicht, erkranken sie schwer. Auch Verkalben kann dann häufig vorkommen.

Schweine

Schweine sind extrem empfindlich gegen Störzonen. Vielfach wurde beobachtet, daß in einer Bucht die Schweine immer prächtig gediehen, in einer anderen Bucht kümmerten sie dahin. Bei starker Bestrahlung wurde oft die Ferkelruhr beobachtet. Außerdem leidet die Freßlust erheblich. Bei einem Zuchteber ist die Zeugungskraft gefährdet. Herzinfarkte sind häufig.

Ziegen und Schafe

Werden Ziegen und Schafe im Freien gehalten, erkranken diese nie an Krebs. Im Stall werden sie sich immer einen ungestörten Platz suchen, auch wenn sie sich noch so sehr zusammenquetschen müssen. Gelingt dies nicht, werden Ziegen als erstes Anzeichen einer beginnenden Krankheit schon nach wenigen Tagen keine Milch mehr geben.

Hühner

Hühner können bei starker Bestrahlung außerordentlich aggressiv werden. Sie picken sich gegenseitig die Federn aus und können sich sogar umbringen. Auch in einem ausreichend großen Stall pferchen sie sich häufig in die äußerste Ecke, deren Plätze immer wieder neu umkämpft sind. Die Schalen der Eier werden hauchdünn, was in diesem Fall nicht mit Kalkmangel zusammenhängt.

Enten

Bei Enten wird von völliger Sterilität als Folge der Strahlen berichtet. Nach der Schlachtung waren die Eierstöcke völlig verkümmert. Der Erpel verliert seine grün leuchtende Farbe. Die weiblichen Enten verlieren die feine Zeichnung des Gefieders.

Tauben

Jeder Taubenzüchter wäre gut beraten, ließe er seine Schläge überprüfen. In bestrahlten Schlägen mißlingt das Brüten. Eine überprüfenswerte Vermutung wäre, daß sich Brieftauben an dem Globalnetzgitter orientieren. Vielleicht läßt sich dann ihre phänomenale Treffsicherheit beim Heimfinden zum eigenen Schlag erklären.

Fasane

Georg Otto berichtet in seinem Buch „Erdstrahlen, Feinde unserer Gesundheit" von einem Jäger, der in einem großen Gehege Fasane hielt. Der Jäger schaffte sich einen Brutkasten an und plazierte diesen im Keller. Der Erfolg war gering. Es schlüpften nur wenige Küken. Auffallend war eine starke Schale der Eier, die die Küken nicht durchbrechen konnten. Nach einer Vermessung des Platzes, der erwartungsgemäß verstrahlt war, und der Verbringung des Brutkastens an einen geeigneten Ort schlüpften von 60 Eiern 58 Küken.

Wildlebende Vögel

Vögel als frei lebende Tiere haben die Möglichkeit, sich die besten Plätze zu suchen, und sie tun dies auch. Häufig fällt auf, daß dort, wo Vögel unter einem vorspringenden Giebel Nest an Nest gebaut haben, plötzlich eine Lücke klafft. Hier kann stets starke Strahlung gefunden werden.

Ungeklärt ist weiterhin das Phänomen der Zugvögel. Vielleicht orientieren auch sie sich an dem Globalnetzgitter, das würde erklären, wieso auch Jungvögel einen Weg finden, obgleich sie sich nicht erinnern können.

Man sagt, daß in Dächern, auf denen der Storch nistet, nie ein Blitz einschlägt. Diese Beobachtung läßt sich erklären. Der Blitz sucht sich immer einen Weg, der zu einem besonders leitfähigen Untergrund führt, also einer Wasserader. Darüber würde aber nie ein Storch nisten. Er sucht sich einen völlig strahlungsfreien Punkt. Daher sind auch Bemühungen ebenso rührend wie sinnlos, einem Storch einen mustergültigen Platz auf einem Schornstein zu errichten, wenn dieser auch nur minimal verstrahlt ist.

Eulen stellen eine Ausnahme dar, sie suchen die Strahlen.

Wild

Das sensible Wild sucht sich stets strahlungsfreie Plätze. Dazu steht scheinbar im Widerspruch, daß Wildwechsel fast immer auf Störzonen verlaufen. Ich vermute, daß dies ein Signal für die Tiere darstellt, zum nächsten Wasserplatz zu finden.

Bienen

Bienen bringen auf einem gestörten Platz bis zu 40% mehr Honig als auf einem neutralen Platz. Man kann vermuten, daß auch sie sich an den Strahlungsgittern und -netzen orientieren und daher ein perfektes Such- und Orientierungssystem unterhalten können.

Ameisen

Ein Ameisenhügel im Wald kennzeichnet immer einen sehr stark gestörten Platz, zumindest eine Kreuzung. Eine angenehme Überraschung war daher ein kürzlich erschienener Bericht über die Ansiedlung neuer Ameisenvölker durch einen Jäger, wobei ganz beiläufig erwähnt wurde, daß erst ein Rutengänger die geeigneten Plätze gesucht habe.

Ansonsten wäre auch die An- oder Aussiedlung eines Teilvolkes sinnlos gewesen.

Ameisen, die sich aus Ihrem Garten einen Weg in Ihr Haus suchen, zeigen Ihnen mit Sicherheit den Verlauf einer Störzone an.

Schlangen

Eine zusammengerollte Schlange zeigt Ihnen immer eine stark gestörte Stelle an.

Tierversuche auf geopathischen Reizzonen

Mäuse meiden geopathische Zonen. Können sie nicht ausweichen, so vermindert sich die Wurfzahl beträchtlich. Größe und Gewicht unterscheiden sich in eindeutiger Weise. Das Tumorwachstum nimmt beträchtlich zu.

Bereits 1937 unternahm Professor Beitzke in Graz genaue Vergleichsversuche, wobei eine Population Mäuse auf einem ungestörten Platz gehalten wurde, eine andere auf einem unterirdischen Wasserlauf. Die Krebssterblichkeit der letzteren Gruppe war viermal höher.

Weitere Versuche am Kaiser-Wilhelm-Institut 1937 durch die Herren Henrich, Dannert, Wüst und v. Brehmer bewiesen die Strahlenempfindlichkeit der Mäuse, auch der Schweizer Jenny fand spontanes Krebswachstum auf Reizzonen.

Natürlich stellen diese Untersuchungen die Ergebnisse aller Tierversuche in Frage, bei denen nicht zuvor ein Einfluß geopathischer Reizzonen ausgeschlossen wurde.

Pflanzenwuchs auf Reizzonen

Auch Pflanzen können den geopathischen Reizzonen zum Opfer fallen, nicht nur der Mensch oder das Tier. Wie bei den Tieren gibt es auch Ausnahmen, Pflanzen, die Reizzonen benötigen. Oft sind das Heilpflanzen, womit die Art des gartenmäßigen Anbaus für pharmazeutische Zwecke zumindest zu überdenken wäre.

Bei fast jedem Spaziergang werden Ihnen Bäume mit Wuchsanomalien auffallen, die Ihnen bei etwas Schulung auch ohne Rute den Verlauf unterirdischer Wasseradern signalisieren. Damit meine ich natürlich nicht besonders üppiges Wachstum durch ein reichliches Wasserangebot, sondern im Gegenteil Verkrüppelungen oder ähnliches.

Am auffälligsten sind Krebsknoten an Bäumen. Dabei geht der Krebs etwas gnädiger um als mit Menschen. Zwar bleiben die Bäume im Wuchs zurück, auch kann der Wuchs krüppelige Formen hervorbringen, doch der Baum selbst überlebt.

Falls Sie Bäume sehen, die normalerweise gerade nach oben wachsen, und diese neigen ihre Krone, so zeigt die Neigung stets in die Richtung des fließenden unterirdischen Wassers.

Eine weitere typische Erscheinung ist der sogenannte Zwiesel. Das ist ein Baum, dessen Stamm sich in gewisser Höhe zweiteilt. Das sieht dann wie ein Y aus. Auch dieser Baum steht auf einer Wasserader.

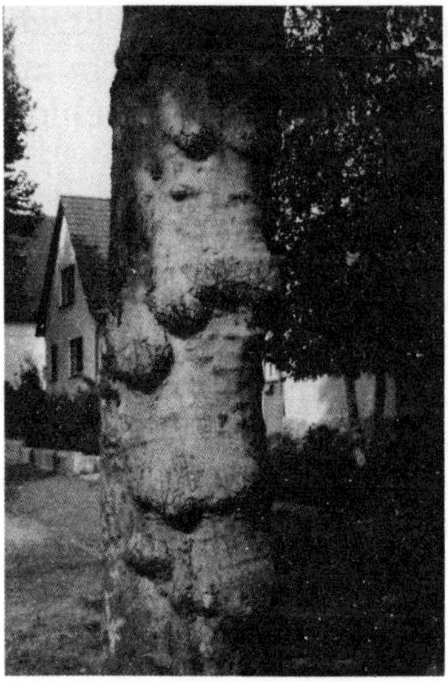

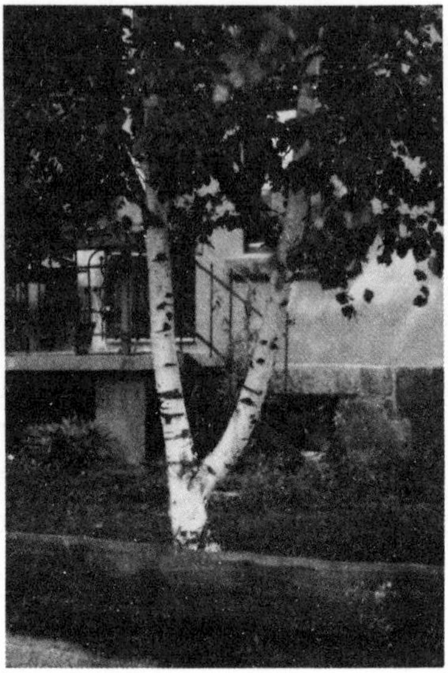

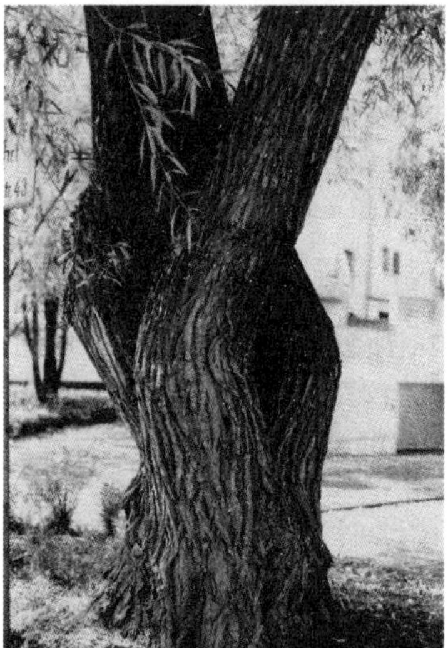

Abb. 18
Krebsgeschwüre
Abb. 19
Zwieselwuchs (Stammteilung)
Abb. 20
Drehwuchs mit Stammteilung

Geradezu Schreckenskabinette an Baumkrüppeln finden Sie auf Landzungen die ins Meer ragen oder in einem See liegen. So sah ich Exemplare seltener Häßlichkeit am Gardasee bei Salo, ebenso an der Adria bei Bibione. Achten Sie doch einmal darauf, Ihr Blick wird sich schnell schulen. Sehen Sie derartige Bäume in Ihrem Garten, dann ist dies ein Grund mehr zur sofortigen Untersuchung.

Wundern Sie sich nicht, wenn Ihr Kirschbaum wächst und wächst, eventuell auch blüht und doch keine Kirschen trägt. Er wird auch in 10 Jahren noch nicht tragen, und wenn Sie ihn absägen und einen neuen pflanzen, erleben Sie das gleiche. Vielleicht sehen Sie aber am Stamm Ameisen hinauf- und herunterlaufen. Auch hier ist eine Wasserader daran schuld. Eichen sind unerhört widerstandsfähig gegen Erdstrahlen. Selbst auf einer blitzgefährdeten Stelle, also der Stelle oberhalb einer Wasserader, werden diese Hunderte von Jahren alt. Da versteht man den Sinn des Spruches: „Eichen sollst Du weichen..." (bei Gewittern).

Auch Lärchen und Ahorn sind sehr widerstandsfähig. Dagegen sind die Buche, die Linde, die Birke und die Ulme recht empfindlich. Eine Buche auf einer Wasserader wird nicht alt. Apfel-, Aprikosen-, Pflaumen- und Pfirsichbäume sind noch empfindlicher gegen Strahlen als Kirschbäume. An diesen Bäumen befinden sich alle möglichen Krebswucherungen, Rindenverlust oder Rindenrisse, nur kein Obst. Nußbäume wiederum antworten mit sehr starkem Wuchs auf Reizzonen.

Ein Gartenbesitzer sollte eigentlich um derartige Dinge wissen, könnte er sich doch so manche Enttäuschung ersparen. Die genaue Untersuchung des Gartens wäre lohnend. Vielleicht finden Sie einen ergiebigen Brunnen in geringer Tiefe, denn die genaue Tiefe wird Ihnen jeder sichere Rutengänger sagen können. Vielleicht ließe sich daran gar eine Wärmepumpe zum Heizen des Hauses betreiben. Auf jeden Fall würde der Gartenfreund auf den Reizstreifen ganz bestimmte Dinge pflanzen, das übrige aber an ungestörten Plätzen.

Nicht nur Getreide und Kartoffeln kümmern auf Reizstreifen, auch Hülsenfrüchte, dabei sind Linsen und Erbsen sehr empfindlich, Bohnen dagegen robuster.

Gurken, Blumenkohl und Kohlrabi gedeihen keinesfalls gut. Die Gurken gehen ein, die Köpfe des Blumenkohls werden nicht fest und die Knollen des Kohlrabi platzen.

Für Blumen gilt ebenfalls, daß diese unter dem Einfluß von Erdstrahlen nicht gedeihen. Falls Ihre Blumen trotz bester Pflege kümmern, verändern Sie doch mal den Standort, vielleicht erleben Sie ein kleines Wunder. Das gilt in starkem Maße für Zimmerlinden.

Brennesseln können auf Reizstreifen dagegen bis 1,5 Meter Höhe erreichen. Und das führt uns zum Thema Heilkräuter. Interessanterweise empfiehlt sich auch in der Therapie der Geopathie begleitend zur homöopathischen Medikamentation das Trinken von Brennesseltee.

Heilkräuter gedeihen auf stark gestörten Reizzonen am besten. In der freien Natur sind die Standorte von Heilkräutern stets verstrahlt. Denken wir in diesem Zusammenhang an Bienen und Ameisen, die ebenfalls Strahlen lieben und deren Gifte beste Heilmittel darstellen, so scheint eine Regel darin zu bestehen, daß stark bestrahlte Kräuter eine Eigenschaft besitzen, die besonders der energetisch gestörten Zelle des Erkrankten einen Ausgleich bietet.

III. Kapitel
Geopathologie

Geopathologie nach Kopschina

Im Folgenden möchte ich darstellen, welche Unterschiede von meinem System der Geopathologie zur bisherigen Handlungsweise bestehen.

Generell konnte bisher lediglich vom (hoffentlich richtigen) Handeln des Rutengängers Hilfe beim Vorliegen geopathischer Belastung erwartet werden. Somit lag dieser so wichtige Part der Gesundheit oder auch Krankheit in den Händen von Amateuren. Diesen wiederum stand kein einziges wirksames Abschirmmaterial zur Verfügung. Die Abhilfe beschränkte sich auf Maßnahmen am Standort. Der Mensch, der oder die Betroffene, blieb außen vor. Kontrolle erfolgte nicht.

Das Vorgehen der Rutengänger kann man in drei Methoden einteilen:

Methode eins: Die geopathische Belastung am Standort wird festgestellt. Die Betroffenen können aufgrund großer Räume auf einen freien Standort ausweichen. Oder es wird ein anderer Raum als Schlafzimmer eingerichtet. Schlimmstenfalls wird ein Umzug erwogen.

Methode zwei: Nach Feststellung der Störzonen wird das Bett um ein weniges soweit verstellt, daß wenigstens die die Strahlung konzentrierenden Kreuzungen außerhalb des Bettes zu liegen kommen.

Methode drei: Es wird ein Abschirmgerät oder Matte eingesetzt. Da ein strahlenundurchlässiges Material unbekannt war, wird ausschließlich auf das Globalgitter Einfluß genommen.

Ziel war es, dieses so zu verändern, daß Kreuzungen auf eine Stelle außerhalb des Bettes wandern.

Die Erfolge aller Methoden waren bescheiden, wie ich an Tausenden Leserbriefen beweisen kann.

Grundsätzlich steckt in allem Handeln ein großer Denkfehler. *Geopathische Störzonen sind nichts Konstantes.* Diese verändern sich im Jahresrhythmus, entsprechend der Mondphase, abhängig vom Wetter und von laufenden Veränderungen im Untergrund.

Die größten Veränderungen entstehen im Wohnhaus durch auch nur geringes Verstellen metallener Gegenstände, besonders im Keller. Da wirken mit: Fahrräder, Tischtennisplatten, Sportgeräte, Musikinstrumente wie Schlagzeuge, abgestellte Gegenstände wie Fernsehzimmerantennen, aber auch Eimer, z.B. Farbeimer, Büchsen.

Alle diese Gegenstände wirken nicht anders als die sogenannten Entstrahlungsgeräte.

Hieraus folgt: Störzonen ändern sich, die vorgenommenen Maßnahmen dagegen bleiben konstant, somit wird aus kurzfristiger Abhilfe neue Schädigungsmöglichkeit.

Vordringlich war also das Finden eines abschirmenden Materials.

Was wurde da nicht alles versucht! Von Aluminiumfolien über Kupfergeflecht bis zur Bleiplatte. Alle Metalle haben nur die eine Wirkung: aus jeder schmalen Störzone eine bettgroße zu machen.

Nach jahrelangen Versuchen konnte ich das Problem mit einem besonders hergestellten Kork lösen. Nachdem mir dieser Kork das Geheimnis der Wirkung entschlüsselte, konnte die Suche nach Materialien weitergehen. Jetzt steht ein weiteres Material zur Verfügung in Form der Zellglasplatte. Dieses Material stelle ich Ihnen im Kapitel Hausneubau vor.

Ein sicheres Abschirmmaterial macht nunmehr Hausbegehungen überflüssig.
Die Verlegung wird in der Regel dem Patienten überlassen.

Jetzt konnte eine Methodik der Diagnose am Menschen selbst entwickelt werden. Die neue Form der *Einhandrute* gestattet Untersuchungen höchster Genauigkeit, auch durch weniger sensitive Behandler.

Der Verlauf der Therapie wird kontrollierbar. Erst, wenn der Erfolg ausbleibt, muß auch nach wie vor der Standort überprüft werden. Diese Tätigkeit beschränkt sich auf das Suchen von reflektierenden Metallgegenständen, die der Patient übersehen hat, oder die nicht ohne weiteres als Störer anzunehmen waren. Diese Arbeit erleichtern ebenfalls Einhandrute und Kork, sind doch dadurch regelrechte Strahlungsanpeilungen möglich.

Krebsvorsorgeuntersuchung – 10 Jahre zu spät!

„Krebs ist heilbar, wenn er frühzeitig erkannt wird."
Dies ist der Werbespruch der Deutschen Krebshilfe e.V. Sicherlich ist dieser Spruch dem Sinne nach richtig, andererseits kommt das, was man heute unter Vorsorgeuntersuchung versteht, eher einer Zuspätsorge gleich.

Dr. med. Erich Smoling schreibt in seinem Buch „Die Demaskierung des Krebsproblems", daß die derzeit praktizierte Vorsorge um 8–15 Jahre zu spät kommt.

Und der amerikanische Krebsforscher Professor Hardin B. Jones schreibt in „The American Mercury": „Es ist allerhöchster Unsinn zu behaupten, die sogenannte Früherkennung von Krebs würde die Überlebenschance der Kranken erhöhen."

Professor Krokowski gibt an, daß man mit den Methoden der Schulmedizin einen Krebs erst ab einer Knotengröße von 0,8 cm ertasten kann. Der österreichische Krebsforscher Professor Dr. Wrba vom Krebsforschungsinstitut der Stadt Wien gibt an, daß ein Krebsknoten von einem cm Größe bereits eine Milliarde Krebszellen enthält. Dies ist ein Stadium, in dem die körpereigene Abwehr bereits zusammengebrochen ist.

Es geht auch anders. Im Kapitel Diagnose werde ich ausführlich darauf eingehen. Nur so viel an dieser Stelle: Der Radiästhesist oder Geopathologe kann Krebsgefährdung, viele Jahre, bevor er manifest wird, in Blut, Urin oder Speichel erkennen. Für einen Vorsorgetest auf rein mentalenergetischer Basis benötigt er wenige Minuten bei einer fast hundertprozentigen Trefferquote.

Die Gefahr selbst erkennen

Prinzipiell muß es das Ziel einer geschaffenen Infrastruktur zur Bekämpfung der Erdstrahlenleiden sein, die Prophylaxe, also die Vorsorge, verbindlich zu machen. Verkehrsunsichere Wagen werden auch nicht bis zum ersten Unfall vom TÜV geduldet. Vor allem die Spanne der prophylaktisch zu überprüfenden Schlafstätten ist weit zu fassen. Es darf nicht geschehen, daß Langzeitpatienten in Sanatorien, oder wo auch immer, von einem Leiden befreit werden und dann an Krebs erkranken, weil sie monatelang verstrahlt gelegen haben.

Alle Krankenhäuser, Sanatorien, Haftanstalten, Kasernen und was es sonst noch an Unterbringungsmöglichkeiten gibt, müßten ein Prüfzertifikat, ähnlich der Preisliste eines Hotels, im Zimmer anbringen.

Noch ist es nicht so weit, aber die Möglichkeiten, schon jetzt die Gefahr selbst einzuschätzen, sind vorhanden.

Es gibt Zonen mit erhöhtem Erdstrahlenrisiko, und es gibt Körpersignale, die warnen sollten.

— Alle Betten, in denen jemand an Krebs oder einer beliebigen anderen schweren, besonders chronischen Erkrankung leidet oder gelitten hat, sind *höchst gefährlich!*
— Alle Häuser, gleichgültig in welchem Stockwerk, in denen ein derartig Erkrankter festgestellt wurde, sind potentielle *Gefahrenquellen!*
— Alle an einem Hang errichteten Häuser sind mehrfach *gefährdet!* Unter ihnen fließen oft 6 und mehr Wasseradern, außerdem ist die Fließgeschwindigkeit hoch.

Zu den selbst erkennbaren Körpersignalen gehören alle, die mit einer Störung der Nachtruhe einhergehen. Grundsätzlich gilt, daß jeder morgens erfrischt und schmerzlos aufwachen müßte.

Wer mit Kopf- oder Gliederschmerzen aufwacht, meist schon am frühen Morgen, kann fast sicher sein, auf Strahlen zu liegen. Die Diagnose ‚vegetative Dystonie' umschreibt fast immer nur die ersten Symptome der Erdstrahlenkrankheit. Immer dann, wenn es heißt: „Organisch fehlt Ihnen gar nichts – es sind nur die Nerven!" ist höchste Vorsicht geboten.

Wenn in der Jugend lebensfrohe Menschen plötzlich an Ängsten leiden, Depressionen bekommen, Schlaf- und Beruhigungsmittel benötigen, besteht höchste Gefahr!

Fragen Sie sich bei jeder länger oder schwer verlaufenden Krankheit, wie lange Sie im gleichen Bett an der gleichen Stelle liegen.

Wenn Sie umgezogen sind oder gebaut haben, sollten Sie sich fragen, ob Sie oder Ihre Familienangehörigen vor dem Umzug gesünder waren.

Die Wahrscheinlichkeit, am neuen Platz auf einer krankmachenden Ader zu liegen, beträgt etwa 40:100! Bei mehreren Familienangehörigen bedeutet das statistisch also sicherlich eine betroffene Person.

Einige Fälle aus der Praxis:

Frau Vera aus B., 30 Jahre alt, Verkäuferin, verheiratet, 3 Kinder.

Dieser Fall begann für mich mit einem Anruf. Frau Vera teilte am Telephon mit, daß sie jetzt Schluß mache, sie könne nicht mehr, usw..

Suizidandrohungen (Selbstmord) am Telephon bin ich aus meiner Kliniktätigkeit in einer Suchtklinik gewohnt. Meist steckt ein Hilferuf dahinter. Manche meinen es wiederum bitter ernst.

Ich nahm meine Tasche und versuchte auf Schleichwegen, den Feierabendverkehr umgehend, so schnell wie möglich nach B. zu kommen.

Dort angekommen, fand ich vor: Einen ratlosen Mann, weinende Kinder und Frau Vera – total überdreht, schreiend, weinend, umherrasend, schlichtweg ein totaler psychischer Zusammenbruch. Mir fiel auf – der hochrote Kopf, Anzeichen eines beginnenden Kropfes, Operationsnarben an der Schilddrüse.

Ich zog eine Spritze auf und injizierte diese sozusagen im Vorüberrennen.

Allmählich kam Frau Vera zur Ruhe und zum sachlichen Gespräch, zu dem dann auch der Mann hinzugezogen werden konnte.

Die Krise war bewältigt – doch was nun? Warum diese Übererregung? An ihrem Mann habe es nicht gelegen, an den Kindern auch nicht, im Beruf – sicher, „der Tag war wieder hektisch und alle wollen immer zu mir. Wenn ich doch einmal richtig schlafen könnte, dann würde ich auch ruhiger. Kaum liege ich, dann stehe ich schon wieder kerzengerade im Bett. Bin schon von Arzt zu Arzt gelaufen. Was meinen Sie, was ich schon alles geschluckt habe (Pillen)! Wirkt alles nicht mehr oder paradox. Schlafmittel machen mich munter. Auf Weckamine schlafe ich manchmal, aber dann ist es Tag. Vielleicht rege ich mich auch so auf, weil ich wieder an der Schilddrüse operiert werden soll."

In mir hatte es längst geklingelt. Schlafstörungen sind fast immer ein Symptom der Geopathie, der Erdstrahlenkrankheit. Sollte ich jetzt, nachdem diese Frau gerade zur Besinnung gekommen ist, mit sowas ankommen? Den ganzen Erfolg der Therapie gefährden? Ich tat's. – „Ach Erdstrahlen? Daran habe ich auch schon mal gedacht. Darüber stand neulich was in ‚Heim und Welt'! Nur – wie findet man einen Rutengänger?" – So leicht hatte ich mir die „Aufklärung" nicht vorgestellt; meist erlebe ich etwas anderes – leider. Denn wenn das so einfach wäre, dann wüßte es doch auch mein Arzt.–

Ich untersuchte die Betten. Das Ergebnis: Im Bett von Frau Vera ein breiter Störstreifen, im Halsbereich etwa den Körper schneidend, dann diagonal zum Bett des Mannes, dort die Beine berührend und evtl., je nach Lage, noch gerade ein Organ treffend, das einem Manne besonders wichtig ist.

Bei der Patientin wurde also eindeutig die Schilddrüse getroffen, ein Maximalpunkt der Strahlung fiel genau mit der alten Operationsnarbe zusammen. Die weitere Therapie machte sowohl eine neue Schilddrüsenoperation überflüssig, als auch die vorgenommene, die mit an Sicherheit grenzender Wahrscheinlichkeit, bei Beachtung der geopathischen Faktoren, nicht nötig gewesen wäre.

Frau Roswitha aus M., 40 Jahre alt, Dozentin, verwitwet.
Als ich sie kennenlernte, war sie erstens körperlich völlig am Ende, kaum noch gehfähig, zweitens total vergiftet von einer Vielzahl an Medikamenten, die sie nehmen mußte, drittens völlig hoffnungslos, was evtl. Hilfe durch mich anbelangte und viertens geradezu abstoßend bemüht, ihre geistigen Fähigkeiten an mir zu messen.

Sie wußte alles und das viel besser und hatte das gesamte medizinische Bla Bla, nicht zuletzt nach mehreren Aufenthalten in der Psychiatrie, voll drauf. Sie kannte alle Bücher, hatte diese offensichtlich sogar gelesen, fand sich zurecht von der Atomphysik über den lieben Gott bis zu den Gurus. Sie war, besser ist, eine hochgebildete Dame, der man ihre Position durchaus zutrauen konnte. Allerdings derzeit? Selbst der geduldigste Arbeitgeber, auch die sogenannte öffentliche Hand, verliert einmal die Geduld. Ewig krank und nach Aussage aller Gutachter kerngesund. Halt ein bißchen was an den Nerven. Soll sich doch zusammennehmen!

Da saß sie nun vor mir. Fest entschlossen, mir zu beweisen, daß ich mindestens noch etwas schlechter sei als die anderen, die es bei ihr schon versuchten. Jeder Einwurf von ihrerseits war eine komplette Prüfungsfrage. Und dann kam ich auch noch mit Erdstrahlen! Das war das Letzte. Schließlich lebte sie auf dem Boden der Wissenschaftlichkeit, als Dozentin allzumal. Außerdem studierte ihr Neffe Arzt. Daß sie nun zum Heilpraktiker ginge, könne sie ihrem Neffen schon sowieso nicht beichten. Aber daß der auch noch mit so einem Blödsinn kommt und dann auch noch ein Pendel zur Untersuchung nimmt, wo sie doch im Krankenhaus alles, was gut, teuer und anerkannt ist, probierte? Igittigitt!

Jede weitere Sitzung mit ihr verlief nach dem gleichen Schema. Erstens – mir geht es immer schlechter – auch Sie können mir nicht helfen; zweitens – haben Sie das Buch schon gelesen – was sagen Sie dazu. Drittens – daß nur mein Neffe nicht erfährt, daß ich bei Ihnen bin. Dabei ging es ihr in Wirklichkeit körperlich laufend etwas besser. Nur wollte sie es nicht wahrnehmen. Einmal sagte sie vorwurfsvoll: „Ich glaube, Sie kriegen mich doch noch gesund." Aber das klang wie eine Drohung – wehe Sie schaffen das – Sie werden schon sehen, was Sie davon haben!

Ich bin vorgeeilt. Was war inzwischen geschehen? Ich hatte ihre Wohnung bzw. das Bett nach Verstrahlung untersucht. Im 7. Stock eines Hochhauses stärkste Strahlung. Das Gästebett im Nebenzimmer frei von Strahlen. Auf Befragen meinte sie zu wissen, daß auch in anderen Stockwerken (alle Betten stehen gleich) verschiedene Leute sehr krank seien. Aber in einem Hochhaus, da kennt ja keiner keinen. „Außerdem ziehe ich sowieso bald aus. Mir graust vor der Wohnung."

Sie zog nicht aus. Es war der Rest an Sensitivität, der sie warnte, nur machte sie diese Warnung an der „unmöglichen Wohngegend" fest, nicht an der Störung.

Korkmatten wollte sie nicht. Frau R. schlief nun im Gästebett. Ihr körperlicher Zustand war inzwischen recht gut. Die Verstrahlung so gut wie abgeklungen, was in diesem Fall nicht so einfach war, da auch Radiumstrahlung mit im Spiel war und das hierfür zweckmäßigste Präparat nicht mehr hergestellt werden darf, da es ebenfalls aus Radium hergestellt wird. Selbstverständlich in homöopathischer Verdünnung, was einer Verstärkung der Wirkung gleichkommt, bei gleichzeitiger absoluter Unbedenklichkeit. Die Folge mißverstandener Gesetze oder nicht begriffener Homöopathie seitens des Gesetzgebers.

Wie gesagt – es ging ihr inzwischen körperlich besser und ich wollte mit der übrigen Therapie beginnen.

Ein Mensch, der so lange den Weg durch die Institutionen einschließlich Psychiatrie gegangen ist, kann nicht mit der Entstrahlung allein gesunden. Da braucht's schon noch einiges. Das ist das Wunder der Homöopathie, daß es sogar möglich ist, einen Menschen gegen seinen Willen gesund zu machen. Wohlgemerkt – selbstverständlich wollte sie gesund werden – nur halt, es fehlte der Glauben. Oder auf Neudeutsch, die Patientin war nicht kooperativ.

Die Repertorisierung – so nennt man das Finden des richtigen Mittels in der Homöopathie – ergab als Präparat „xyz" in Hochpotenz. Bei ihrem anstehenden Besuch wollte ich ihr die erste Gabe verabreichen. Aber was für ein „Besuch" wurde es. Frau Roswitha war nicht wiederzuerkennen. Sie war hinfällig wie zu Beginn der Behandlung. Sie erklärte mir dann meinen Bankrott. – Bisher war ich auf ihren Stil eingegangen. Um die Behandlung nicht zu gefährden, ging ich auf ihre endlosen, tiefschürfenden Diskussionen ein. Diesmal verlief alles anders.

Eine innere Stimme sagte mir: Sollte die womöglich ...? Ich hielt ihr den Biotensor über den Kopf und maß erneut extrem starke Verstrahlung.

Jetzt wurde ich erstens ärgerlich und zweitens lehnte ich die Behandlung ab. – Was zwar glaubhaft klingen sollte, so aber nicht gemeint war. Schocktherapie nennt man sowas.

Sie schluckte alles. Ich glaube, jetzt war der Knoten geplatzt. Sie hatte sofort begriffen, daß ich ihr anscheinend endlich die Existenz der Strahlung bewiesen hatte.

Was war passiert? Ihr Neffe war zu Besuch aus seinem Studienort gekommen. Er erhielt das Gästebett und sie schlief erneut in ihrem gestörten, aber noch nicht abgeschirmten Bett. – Sie wollte ihrem Neffen offensichtlich nicht die Wahrheit gestehen. – Angeblich waren es nur zwei Nächte. Bei Alkoholikern und Tablettenkonsumenten hat es sich bewährt, die Angaben des Patienten mal drei zu nehmen, dann erhält man etwa die wahre Menge. Auf diesen Fall übertragen, wird sie wohl eine Woche wieder in ihrem verstrahlten Bett gelegen haben.

Das Weitere kann ich kurz fassen. Endlich hatte ich eine kooperative Patientin. Die erneute Verstrahlung klang recht schnell ab. Das „xyz" tat seine Wirkung. Die Patientin gesundete vollständig. Nicht nur am Körper, auch an der Seele.

Von ferne hatten wir sie schon mal in der Stadt gesehen, später kam sie dann in die Praxis, mit einem herrlichen Blumenstrauß, nur einfach so, um sich zu bedanken.

Welche Verwandlung war mit dieser Frau – nein Dame vor sich gegangen! Hochmodern gekleidet, lebendige Gestik, strahlende Augen. Ihr Intellekt sprühte jetzt Esprit, Charme. Ihre Gedankenwelt bewegte sich jetzt in positiven Bahnen. Sie berichtete von ihrem neuen Ansehen im Dienst. – Später erhielten wir einen Urlaubsgruß. Männer im reiferen Alter, nehmt euch in Acht – diese Dame könnte euch gefährlich werden. – Im Ernst, ich würde ihr sehr wünschen, wenn auch noch ein Partner für das reifere Leben in Sicht wäre.

Die kleine Barbara, 8 Jahre alt.
Sie kam mit ihrer jungen Mutti in meine Praxis. Ein

aufgeschlossenes, lebendiges Kind. Seit 2 1/2 Monaten habe sie jede Nacht entsetzliche Hustenanfälle. 15–20x krampfartige Attacken. Außerdem leidet die Kleine an Heuschnupfen, doch dessen jahreszeitlicher Höhepunkt war schon überschritten.

Wie zu erwarten: Die Irisdiagnose erbrachte die typischen Krampfringe und Solarstrahlen. Die Biofunktionsdiagnostik wies auf energetische Blockaden in Hals und Brustbereich hin. Der Biotensor zeigte starke Verstrahlung an.

Warum seit 2 1/2 Monaten Beschwerden? Die Untersuchung des Kinderzimmers ergab starke Strahlung im Brustbereich des Bettes. Dort stand das Bett aber erst 4 Monate. Man hatte Spielecke und Bettplatz getauscht. Die jetzige Spielecke war strahlenfrei. Das Bett kam wieder an die alte Stelle und Barbara erhielt ein Rezept über ein geeignetes Präparat.

Die erste Nachricht kam von Nachbarn, die mich bestellten. Sie berichteten, daß man nun nachts die Kleine nicht mehr husten höre, wie es vorher der Fall gewesen war.

Barbara erhielt dann später noch ein Präparat zur Darmsanierung, um zumindest von dort ihre Allergiebereitschaft anzugehen.

Wenn im nächsten Frühsommer wieder der Heuschnupfen ausbrechen sollte, wollen wir noch eine Gegensensibilisierung vornehmen. Dazu wird Eigenblut auf dem Höhepunkt der Erkrankung benötigt, das zum homöopathischen Präparat verarbeitet wird.

An diesem Fall wird deutlich, daß bereits nach 6 Wochen eine banale Erkältung zur chronischen Bronchitis wurde. Nachzutragen wäre noch, daß der Kinderarzt Keuchhusten ausschloß, im übrigen aber keinen Rat wußte.

Herr Rudolph aus K., 35 Jahre alt, Versicherungsagent. Ich lernte ihn anläßlich eines unserer Seminare kennen, bei denen wir versuchen, mündige Patienten zu bilden. Menschen, die lernen über ihren Körper mindestens so viel zu wissen wie über ihr Auto. Menschen mit denen man nicht alles machen kann.

Im Seminar berichtete er von Kniearthrose, allgemeiner Schwäche, Schlafstörungen usw.. Selbstverständlich sind solche Hinweise der Teilnehmer Anlaß für uns, bestimmte Krankheitskomplexe anzureißen. Diagnosen in diesem Rahmen verbieten sich von selbst.

Einige Wochen später kam er dann in die Praxis. Ich nahm an, wegen der Arthrose – wir hatten unter anderem von der Möglichkeit des Baunscheidtieren bei diesem Erkrankungskomplex gesprochen. (Baunscheidtieren wird auch oft als die europäische Akupunktur bezeichnet. Ich erlebe diese als hochwirksame Reiztherapie bei einer Vielzahl Erkrankungen bis hin zu Bandscheibenbeschwerden. Dabei wird ein Nadelkopf mit etwa 30 Nadeln ganz leicht in die Haut geschlagen, was fast schmerzlos ist, und ein Spezialöl eingebracht).

Nein – der Arthrose wegen kam er nicht. Wir hatten auch im Seminar über die überaus hohe Schädlichkeit des Schweinefleisches gesprochen. (* Siehe dazu auch den Literaturhinweis unten). Wohlgemerkt – wir sind keine Vegetarier, es gibt ja auch noch genug andere Schlachttiere. Also – er hatte ab dem Tag kein Schweinefleisch mehr gegessen und seine Arthrose sei wie weggeblasen!

* Schweinefleisch und Gesundheit
Vortrag von Dr. med. Hans-Heinrich Reckeweg
Aurelia-Verlag, Baden-Baden

Es waren die anderen Störungen, die ihn zu mir brachten. Ich will es kurz machen. Er war hochgradig verstrahlt. Da er gerade umgezogen war und nun besser schlafe, wurde vorerst auf die Strahlenuntersuchung verzichtet. Die Entstrahlungstherapie wurde in gewohnter Weise begonnen.

Diese erbrachte allerdings keine durchgreifende Besserung seines Zustandes.

Er laborierte auch eigentlich schon so lange er denken kann an seiner körperlichen Schwäche. Auffällig in der Irisdiagnostik war die homogene braun-rote Färbung der Iris, bei völligem Fehlen jeder Strukturen. Ein Hinweis auf – ja auch Vergiftungen. Ein Test mit einer Vielzahl von Testampullen erbrachte auf mentalem Wege wie auch in der Biofunktionsdiagnostik einen Hinweis auf eine Bleivergiftung; dabei verfügte der Patient über keine Silber-Amalgamplomben, die durchaus zu Blei- oder Quecksilbervergiftungen führen können.

Vorsichtig erfragte ich seine beruflichen Möglichkeiten, mit Giften im weitesten Sinne in Berührung zu kommen. Da war nichts. Das Giftigste war allenfalls das geschriebene Wort auf manchen Verträgen.

Ich wiederholte nochmals die Tests, um ihn dann direkt zu befragen. – „Blei?? – Doch ja, schauen Sie sich mal meine Zahnlücke hier an (zwischen den oberen, mittleren Schneidezähnen), da habe ich als Jugendlicher immer die Bleikugeln für mein Luftgewehr zwischengeschoben. Mit denen bin ich sogar oft ins Bett gegangen" (und möglicherweise auch verschluckt).

Hier überdeckten sich also zwei Noxen. Einmal langjährige Verstrahlung und chronische Bleivergiftung.

Die Verstrahlung war inzwischen abgeklungen. Somit konnte auch die neue Wohnung bzw. der Aufstellungsort des Bettes als unbedenklich angesehen werden.

Ein geeignetes homöopathisches Präparat sorgte nun für eine Entgiftung, soweit überhaupt möglich.

Herr Rudolph nahm auch am letzten Seminar wieder teil. Er gestattete uns, von seinem interessanten Fall zu berichten. Mit seinem jetzigen Gesundheitszustand ist er offensichtlich zufrieden.

Frau Gitte aus G., 30 Jahre alt, verheiratet, Sozialtherapeutin.

Sie und ihren Mann kannte ich seit unseren gemeinsamen Studien in Heidelberg

Ihr Mann rief an, ob er mit Gitte mal kommen dürfe. Natürlich durfte er.

Den Anblick hatte ich nicht erwartet. Was wollte die noch bei mir, dachte ich, als ich sie im Wartezimmer sah. Das ist doch ein Fall für den Notarzt. Ihr Mann stützte sie, soweit möglich. Sie war in sich zusammengesunken, den Kopf in Schiefhaltung, die Augen gebrochen und glanzlos, die Iris halb nach oben verdreht.

Wir führten Sie ins Sprechzimmer. Sie zitterte und weinte. Ich erfuhr, daß eine sehr riskante Operation am Halswirbel in einer süddeutschen Klinik bevorstand. Die Angst hiervor, der mögliche Verlust einer gerade neu angetretenen Stelle mit Probezeit im Sinne, unerträgliche Kopfschmerzen, totale Gangunfähigkeit, Schwindel: es war ein Bild des Jammers. Nun hatte ich sie also hier. Unbändiges Vertrauen in mich. Ich war vorerst völlig ratlos.

Irgend etwas mußte ich tun. Hatte sie diese Fahrt überlebt, wird sie schließlich auch noch eine kurze Untersuchung überstehen; den Krankenwagen konnten wir immer noch rufen.

Die Irisdiagnose mußte ich abbrechen, beim Einstellen des Lichtes am Iriskop verfiel sie in eine totale hypnoide Starre. Wir trugen sie fort und belebten sie erst einmal wieder. Besser gesagt, ihr Mann tat das – „Das kenne ich bei ihr, das ist nicht so schlimm, das hat sie oft –."

Ich hielt ihr noch den Biotensor über den Kopf, mehr spielerisch, denn Erdstrahlen konnten es nicht sein. Ich wußte, daß mein Freund längst die Betten überprüft hatte. Er hatte schon Erfahrungen mit dem Pendel, als ich selbst dieses noch für Humbug hielt.

Zu meinem Erstaunen zeigte der Biotensor Strahlung an. Nicht nur etwas, nein, den höchst denkbaren Wert.

Die Lokalisation mit dem Pendel ergab einen scharfen Strahlenkanal vom obersten Halswirbel von hinten nach vorne zur Schulter. Dort an der Austrittsstelle ein 5-Markstück-großer roter Fleck, ohne Rand und ohne sonstige Auffälligkeiten. Woher??

Sie begriff, daß ich nun doch etwas gefunden hatte, schöpfte Hoffnung und wurde bedingt ansprechbar. Das Ergebnis unserer schon kriminalistischen Überlegungen war folgendes:

Sie schob sich abends, um ihren Mann nicht zu stören, einen Radiowecker mit Digitalanzeige und roten Leuchtziffern ganz bis an den Kopf, liegend somit an den Hals, um noch Radio zu hören. Schläft sie dann ein, befindet sich der Radiowecker morgens noch an der Stelle. Von diesem mußte die Strahlung ausgegangen sein.

Ich schildere diesen Fall also besonders aus dem Grunde, um all die kleinen, aber so verhängnisvollen Ursachen, die in einem Schlafzimmer vorhanden sein können, nicht zu übersehen.

Ich will das weitere kurz machen. Schon nach 14 Tagen war Gitte kaum wiederzuerkennen. (Natürlich war der Radiowecker auf dem Müll gelandet). Ihr Arzt erklärte meine Diagnose und Therapie für falsch und forderte die Einweisung in die Uniklinik zur Operation des Halswirbels.

Sie mußte dem folgen, wäre sie doch sonst nicht weiter krankgeschrieben worden, denn arbeitsfähig war sie doch noch nicht.

Sie hatte Glück. Die Klinik schickte sie wieder nach Hause. „Mit solchen Wirbeln laufen viele herum", sagte man.

Sie hat inzwischen wieder ihren neuen Arbeitsplatz angetreten.

Hypertonie in 18 Tagen geheilt

In den Fällen, in denen ein Patient nach der Beseitigung der geopathischen Belastung von erheblicher Besserung, ja Heilung spricht, wird bei Schlafstörungen oder Schmerzsymptomatik von Kritikern gern ein Placeboeffekt behauptet. Nach dem Motto: der Glaube versetzt Berge.

In vielen Fällen kann, wo ein meßbarer Parameter betroffen ist, die verblüffend schnelle Heilung bewiesen werden.

Aus einer Vielzahl von Fällen stelle ich Ihnen den Fall der Brunhilde H. aus F., geb. 21.1.1948, vor. Die folgende Abbildung zeigt eine Kopie aus der Original-Karteikarte der Patientin.

Die erste Untersuchung am 1.7.1989 ergab einen Bluthochdruck von 141:123 bei einem Puls von 82. Dies war der langjährige Bereich des Blutdrucks der Patientin, die entsprechend lange Betablocker erhielt. Ein diastolischer Blutdruckwert von 123 ist als höchst gefährlich anzusehen.

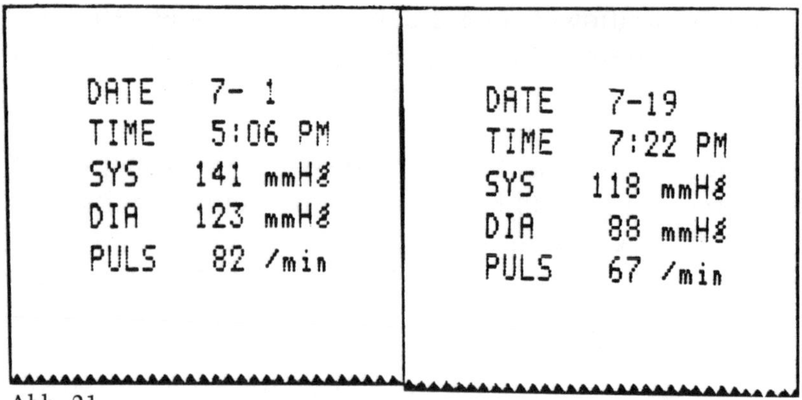
DATE 7- 1
TIME 5:06 PM
SYS 141 mmHg
DIA 123 mmHg
PULS 82 /min

DATE 7-19
TIME 7:22 PM
SYS 118 mmHg
DIA 88 mmHg
PULS 67 /min

Abb. 21
Computerausdruck der Blutdruckmessungen zum Fall: Hypertonie

Die Patientin erhielt eine Korkmatte zur Selbstverlegung und an Medikamenten: Polyxan grün, verordnet aufgrund der Verstrahlung. Phönohepan zur Unterstützung der Ausleitung. Strophaktiv zur prophylaktischen Herzstützung.

Die Patientin rief nach 4 Tagen an und berichtete über Beschwerden, die für den Heilungsverlauf typisch sind.

Am 19.7.1989 erfolgte die Nachuntersuchung, in diesem Fall nach extrem kurzer Zeit, weil die Patientin in Urlaub fahren mochte.

Diesmal ergaben sich folgende Werte: Blutdruck 118:88 bei einem Puls von 67. Da die Patientin aufgrund des früheren Hochdrucks selbst ein Blutdruckmeßgerät besitzt, hatte sie von sich aus bereits die Einnahme der Betablocker reduziert. Sie wird diese jetzt ausschleichend total absetzen.

Das Befinden der Patientin ist derzeit sehr gut.

Die Patientin ist mit 41 Jahren noch recht jung, andererseits kann ich Fälle aus der Geriatrie vorweisen, wo gleichfalls derart kurzfristige Blutdrucknormalisierungen auch bei über 80jährigen zu erzielen waren.

Weitere Parameter, die nachweisbar die Erfolge geopathischer Therapie beweisen, sind verschiedene Blutwerte, Leberwerte und Schilddrüsenwerte.

Selbst im EEG sind Heilungen von Epilepsie nachweisbar, die sonst schlichtweg bestritten werden.

Jetzt sind mir 2 Fälle von einem Kollegen gemeldet worden, bei denen im Röntgenbild nachweisbare Tumore nach wenigen Wochen verschwunden waren.

Es wurde lediglich die Korkmatte eingesetzt.

Weitere Fälle, geschildert von Kollegen

Frau Beate D. aus Osnabrück bat am 27.10.1988 um einen Termin für sich und Ihren Ehemann für einen Geotest und Beratung. Die Beschwerden der Frau D. waren Schlaflosigkeit und es stellte sich keine Schwangerschaft mehr ein. Sie hatte den Verdacht, daß möglicherweise Erdstrahlen dafür verantwortlich sind. Der Ehemann klagte über Schlaflosigkeit, Kopfschmerzen, Schmerzen im Bereich der Unterschenkel im unteren Drittel. Die Beschwerden wurden intensiver, nachdem sie in ihr jetziges Einfamilienhaus, ein Neubau, gezogen sind.

Das Haus wurde schon vorher von einem Rutengänger untersucht, es wurde ein Entstörungsgerät aus Metall aufgestellt. Herr D., selbst im Umgang mit der Wünschelrute etwas erfahren, stellte fest, daß noch Strahlung vorhanden sein muß, denn die körperlichen Beschwerden waren immer noch vorhanden. Ich fuhr dann selbst nach Osnabrück, um die Wohnung auszutesten.

Resultat: Mittels Tensor stellte ich fest, daß ein Reizstreifen von ca. 60 cm Breite in Längsrichtung des Bettes von Frau D. verlief. Ein anderer Reizstreifen von ca. 50 cm Breite verlief in diagonaler Richtung durch ihr Bett. Die beiden Reizstreifen kreuzten sich in dem Bereich Unterbauch/Oberbauch. Ein weiterer Streifen von ca. 10 cm Breite verlief am Kopfende über beide Betten.

Herr D. lag mit dem Kopf im Bereich des oberen Streifens, der diagonale Streifen verlief über den Bereich der Unterschenkel.

Zur Abschirmung der Betten empfahl ich die Anschaffung von Spezialkorkmatten. Betonen möchte ich noch, daß während meiner Testung mit dem Biotensor die geopathischen Störungen festgestellt wurden, obwohl sich das Entstörungsgerät aus Metall im Haus befand.

Zur Behandlung verordnete ich noch eine Tropfenmischung. Am 4.11.88 wurden die Korkmatten ausgelegt.

Nachfrage nach 5 Wochen ergaben bei Herrn D. guten Schlaf, keine Kopfschmerzen und die Schmerzen im Unterschenkel hatten sich erheblich gebessert. Bei Frau D. stellte sich besserer Schlaf ein. Eine Schwangerschaft ist leider noch nicht eingetroffen, die Ursache dafür muß eine andere sein. Dafür ist der Facharzt zuständig.

Frau Gerda S. kam am 1.12.1988 in meine Praxis und klagte über folgende Beschwerden: Schlaflosigkeit, Kopfschmerz, Nackenschmerz. Ihr Ehemann klagte ebenfalls über Kopfschmerzen und Durchschlafstörungen.

Eine Aufnahme mittels Kirliangerät gab einen Hinweis in Richtung geopathische Störung. Sicherheitshalber machte ich noch den Geotest mit dem Resultat Stärke 9.

Ich erklärte der Patientin, daß eine geopathische Belastung durch Erdstrahlungen eventuell für ihre Beschwerden verantwortlich sind. Sie sagten, das könnte stimmen, die Wohnung wurde schon von einem Rutengänger untersucht und das Bett wurde verstellt. Ich machte ihr den Vorschlag, die Räume selbst zu überprüfen und zwar mit dem Tensor.

Folgende Situation fand ich vor:
Ein 50 cm breiter Reizstreifen neben dem Bett des Mannes in der gesamten Längsrichtung, ein 40 cm breiter Streifen am Kopfende über beide Betten, ein 60 cm breiter Streifen, der diagonal durch den Raum verlief. In diesem Bereich stand ein Schrank mit Spiegelfläche über die ganze Vorderfront. An der Decke befand sich ein mehrarmiger Messingleuchter, welcher die Strahlung vom diagonalen Reizstreifen auf das Bett des Ehemannes reflektierte. Die Spiegelwand hatte keinen Einfluß auf die Betten. Ich empfahl die Entfernung des Leuchters und die Anschaffung von Spezialkorkmatten. Frau S. wurde noch mit Farbpunktur und Piezo-Impulsen behandelt.

Am 13.12.88 wurden die Korkmatten verlegt. Ab 15.12.88 für 4 Tage Beschwerdefreiheit, dann wieder leichte Beschwerden.

Am 12.1.89 erklärte mir Frau S., Schlaf ist gut, Kopf ist frei, ebenso Besserung im Nackenbereich. Auch das körperliche Allgemeinbefinden hat sich gebessert.

Auch dem Ehemann geht es besser, er kann wieder schlafen und die Kopfschmerzen haben sich erheblich gebessert.

Frau S. ist nicht das erste Mal bei mir in Behandlung. Ich habe aber jetzt die Erfahrung gemacht, daß die Behandlung viel besser anschlägt durch die Ausschaltung der geopathischen Belastung. In diesem Fall waren es unterirdische Wasserführungen.

Werner Dieckmann
Heilpraktiker
4714 Selm

Patient:	*S. aus A.*
Beschwerden:	Seit ca. 1980 erhöhte Leberwerte, mit häufig auftretenden grippalen Infekten.
Bisherige Maßnahmen:	Keine. Von der Hausärztin wurde dem Patienten erklärt, daß keine Behandlungsmöglichkeiten bestünden.
Diagnosen in unserer Praxis:	Erstellung eines HLB-Bradfort-Bluttests *Ergebnis:* — Abwehrsystem deutlich geschwächt — beginnende Hämolyse der Erythrozyten — Allergie — Präcanzerose *Maßnahmen:* Im Zeitraum von 3 Monaten wurde eine immunbiologische Behandlung durchgeführt, welche keine nennenswerte Veränderung erbrachte, im März erfolgte eine geopathologische Untersuchung.

Ergebnis:
Wasseraderkreuzung im Leberbereich.
Maßnahmen:
Aushändigung einer Korkmatte und nochmalige Immunbehandlung
Ergebnis in unserer Praxis:
HLB-Bradford-Bluttest brachte eine grundlegende Verbesserung. Eine Präcanzerose lag nicht mehr vor.
Hausarzt:
Leberwerte im Normbereich.

Dieses Ergebnis löste beim Hausarzt Verwunderung aus.

Patientin: *L. aus E.*

Beschwerden: Patientin klagt seit August 1987 über Schwindelgefühle mit Kollapsneigung. Dazu habe sie auf dem linken Ohr Geräusche.

Bisherige Maßnahmen:
1.) Untersuchung bei einem HNO-Arzt in Münster
Diagnose:
Menier'sche Erkrankung
2.) Neurobiologische Untersuchung mit EEG
Ergebnis: Kein Befund
3.) Mehrmonatige Behandlung beim Hausarzt

Diagnose:
Nervöses Leiden

4.) Wechsel des Hausarztes mit Bestätigung der
Diagnose:
Nervöses Leiden

5.) HNO-Klinik Münster (stationäre Untersuchung für drei Tage)
Diagnose:
Vermutlich Tumor im linken Ohr

6.) Überweisung in die neurologische Klinik mit nochmaligem EEG
Ergebnis: Kein Befund
Da in der Neurologie kein Befund erhoben werden konnte, wurde der Patientin eine psychiatrische Behandlung vorgeschlagen, welche aber abgelehnt wurde.

Diagnose in unserer Praxis:

— entzündlicher Prozeß im linken Ohr
— chronische Sinusitis
— psychisch sehr gestreßter Zustand mit Resignationstendenzen und Angstgefühlen.

Geopathie:
Wasseraderkreuzung im Kopfbereich

Maßnahmen:
Patientin wurde auf einen neutralen Platz verlegt.

Im Zeitraum vom 14.9.88–7.10.88 wurden 7 Behandlungen durchgeführt, welche eine völlige Beschwerdefreiheit erbrachten.
Der grundlegende Therapieerfolg trat nach der Verlegung auf einen anderen Platz ein.

Patientin:	*J. aus A.*
Beschwerden:	Patientin klagt seit Ende 1985 über schmerzhafte Verspannungen im Nacken- und Schulterbereich
Bisherige Maßnahmen:	Massagen und physikalische Maßnahmen.
Diagnosen in unserer Praxis:	HWS-Blockaden Schultergürtelverspannungen *Maßnahmen:* Chiropraktik Neuraltherapie seit 30.1.1986. *Behandlungsverlauf:* Bis März 1988 wurden ca. 20 Behandlungen durchgeführt, welche kein zufriedenstellendes Ergebnis brachten. Im März 1988 erfolgte eine geopathische Vermessung des Bettplatzes. *Ergebnis:* Wasseraderkreuzung im Schulterbereich

Der Patientin wurde daraufhin eine Korkmatte ausgehändigt. Nach einigen Tagen trat eine völlige Beschwerdefreiheit ein, welche bis zum heutigen Tage anhält.

Patientin: *T. aus E.*

Beschwerden: nächtliche Atembeschwerden Schmerzen im Oberbauch, Müdigkeit, Abgespanntheit

Bisherige Maßnahmen: Anfang Nov. 1986 Darmresektion wegen Tumorbefall. Ende Nov. 1986 Gallen-Operation. und Resektion eines Leberknotens. Von Februar 1988–November 1988 wurden fünf Serien Chemotherapie durchgeführt. Weitere Chemotherapien wurden von der Patientin abgelehnt, da Sie sich körperlich dieser Therapieform nicht mehr gewachsen fühlte.

Diagnose in unserer Praxis: *HLB-Bradford-Bluttest*
Ergebnis:
starke Magen-Darm-Nierenbelastung
Anämie
Abwehrsystem stark geschwächt

schwere hepatische Dysregulation
Hypoxämie
Neoplasmaphase

Maßnahmen:
Entgiftende und abwehrsteigernde Therapie mit Mucor rac D 5+Alogen D 2, Aspergillus Niger D 5+Alogen D 2, Penicium not D 5+Alogen D 2, Polyerga Injektionen

Am 14.3.88 wurde ein HLB-Bradford-Kontrolltest gemacht.
Ergebnis: Keine Krebsbelastung mehr. Die gesamte körperliche Situation zeigte sich wesentlich verbessert. Die Schmerzen waren nicht mehr vorhanden. An den nächtlichen Atembeschwerden hatte sich jedoch nichts geändert.

Im Juni 1988 erschien die Patientin wieder in der Praxis. Die Schmerzen im Oberbauch seien wieder da. Jetzt wurde ein Geopathietest durchgeführt.
Ergebnis:
Wasseraderkreuzung linksdrehend. Der Patientin wurde eine Korkmatte ausgehändigt. In den nächsten zwei

Wochen verschwanden die Beschwerden wieder. Jetzt besserten sich auch die Atembeschwerden.
Ein Anruf am 13.10.88 ergab noch völlige Beschwerdefreiheit.

H.J. Schlomberg
– Heilpraktiker –
Ahlen

Patientin: *B. in P.*

10.5. Vorstellung der Patientin

Jetzige Beschwerden: Staub – Pollenallergie
Verdauungsprobleme
Müdigkeit
Rückenschmerzen

Die Patientin war schon über längere Zeit in naturheilkundlicher Behandlung, fühlte sich aber nie richtig wohl.

Frühere Beschwerden: Netzhautablösung, Blasenentzündungen, Schilddrüsenunterfunktion, Kreislauflabilität, nervöse Herzbeschwerden.

Diagnoseverfahren: Anamnese, Untersuchung, Augendiagnose, Fußreflexonenpunkte, Geotest nach Kopschina

Diagnose:	Geopathie, lymphatische Konstitution mit mangelnder Entgiftung über Niere und Haut, Neurasthenie, Übersäuerung des Körpers, Bindegewebsschwäche
17.5. *Therapieplan:*	Entgiftung mit Elemitamen Entsäuerungstherapie Standortuntersuchung, Entstrahlung mit Polyxan Fußreflexzonenmassage Bachblütentherapie.

14.6. Die Standortuntersuchung ergab eine Wasserader im Schlafzimmer, unter dem Bett. Daraufhin wurden alle erforderlichen Abschirmmaßnahmen getätigt.

2.8. Beginn der medikamentösen Entstrahlung mit Polyxan

9.8. Die Patientin litt in den ersten Tagen der Entstrahlungstherapie an einem juckenden Ausschlag mit Pickeln, bes. am Oberbauch. Sie gab an, ebenfalls das Herz stärker wie gewohnt zu spüren.
(Zur gleichen Zeit nahm sie das Entsäuerungsmittel.)

16.8. Die Patientin fühlt sich wohl, spürt nicht mehr diese bleierne Müdigkeit, ist frisch und fit den ganzen Tag über. Die Verdauung klappt gut, Unverträglichkeit gegenüber manchen Nahrungsmitteln hat nachgelassen.

19.9. Abschluß der Therapie, Entsäurung wird noch einige Zeit weitergeführt.

Doris Brüggemann-Watzek
– Heilpraktikerin –
Paderborn

Bei den aufgeführten Patienten konnten nach Therapie der Geopathie und Sanierung des Schlafplatzes unter Einsatz der Korkmatte ihre langjährigen Erkrankungen erfolgreich behandelt werden.

weiblich 51 Jahre
Seit 5 Jahren chronische Gastritis, seit 2 Jahren HWS-Syndrom.
Behandlungsdauer 2 Monate.
Beschwerdefrei seit 2 Jahren.

weiblich 74 Jahre
Seit 20 Jahren Migräne, vor 10 Jahren Gehirntumor rechtsseitig entfernt.
Behandlungsdauer 3 Wochen.
Beschwerdefrei seit 4 Jahren.

weiblich 51 Jahre
Seit 3 Jahren arthritische Beschwerden in allen Gelenken, klinische Diagnose: Antrumgastritis, typische klimakterische Beschwerden, vegetative Dystonie, Trigeminusneuralgie.
Behandlungsdauer 6 Wochen.
Beschwerdefrei seit 1 Jahr.

männlich 58 Jahre
Seit 5 Jahren Prostatahypertrophie, chronische Bronchitis, HWS-Syndrom.

Behandlungsdauer 5 Monate.
Beschwerdefrei seit 2 Jahren.

weiblich 66 Jahre
Seit 4 Jahren Hyperthyreiose (T3, T4 erhöht), Schilddrüse optisch stark vergrößert, Operationstermin bereits festgelegt.
Behandlungsdauer 3 Monate.
Beschwerdefrei seit 1,5 Jahren.

männlich 30 Jahre
Seit 3 Jahren Hypertonie, Ischialgie, HWS-, LWS-Syndrom, zunehmend starke Schmerzen im gesamten Körper.
Arbeitsunfähig seit 9 Monaten. Einweisung zur stationären psychiatrischen Behandlung lag vor.
Behandlungsdauer 4 Monate. Danach voll arbeitsfähig.
Beschwerdefrei seit 2,5 Jahren.

männlich 3 Jahre
Seit 3 Wochen nach der Geburt Neurodermitis.
Nur Schlafplatzsanierung, nach 2 Wochen symptomfrei.
Beschwerdefrei seit 2 Jahren.

weiblich 57 Jahre
Seit 8 Jahren Hypertonie und Schlafstörungen, seit 4 Jahren Neurasthenie, optisch stark vergrößerte Schilddrüse (T3, T4 erhöht).
Behandlungsdauer 2 Monate (RR: 120/80, T3, T4 o.b.B.).
Beschwerdefrei seit 1,5 Jahren.

männlich 66 Jahre
Seit 2 Jahren HWS-Syndrom und Epicondylitis.
Operationstermin stand bereits fest.

Behandlungsdauer 6 Wochen.
Beschwerdefrei seit 3 Jahren.

weiblich 36 Jahre
Seit 6 Jahren Colitis ulzerosa, Rheuma. Klinisch nicht behandlungsfähig. BSG und Leberwerte stark erhöht.
Behandlungsdauer 12 Monate. BSG und Leberwerte normal.
Beschwerdefrei seit 3 Jahren mit problemloser Schwangerschaft und Geburt eines Sohnes von 7 Kilo.

weiblich 14 Jahre
Seit 8 Jahren allergisches Asthma. Klinische Diagnose: Allergie gegen Hausstaub, Milben, alle Haustiere, jegliche Art von Haaren, alle Pollen, alle Konservierungsstoffe, alle Fertiggerichte.
Behandlungsdauer 4 Monate.
Beschwerdefrei seit 2 Jahren.

weiblich 25 Jahre
Seit 10 Jahren Multiple Sklerose.
Behandlungsdauer 1 Monat.
Beschwerdefrei seit 1,5 Jahren.

männlich 25 Jahre
Seit 3 Jahren Multiple Sklerose.
Behandlungsdauer 1 Monat.
Beschwerdefrei seit 7 Monaten.

männlich 41 Jahre
Seit 5 Jahren stark rezidivierende Herpes labialis, Herpes genitalis, Immunschwäche.
Behandlungsdauer 2 Monate.
Beschwerdefrei seit 6 Monaten.

weiblich 51 Jahre
Seit 12 Jahren Entzündung der Gallenwege und Gallenblase, Gastritis.
Behandlungsdauer 1 Monat.
Beschwerdefrei seit 8 Monaten.

Ursula Daun
Heilpraktikerin und Geopathologin
3501 Ahnatal-Heckershausen

Weitere Fälle?

Dieses Kapitel ließe sich beliebig fortsetzen, doch würde ich den Leser womöglich überstrapazieren. Geht es mir doch, das schwöre ich bei allen Heiligen, nicht um eine billige Selbstdarstellung oder um eine Umgehung des Werbeverbotes für Heilberufe. Außerdem verläuft jeder weitere Fall immer wieder anders und Rückschlüsse, im Sinne eines medizinischen Rates, sollten Sie aus diesen Fällen für sich nicht ziehen.
Nur eines sollte klar werden – die bestialische Wirkung der Strahlen!
Es ist nicht überheblich, wenn ich sage: *Die gesamte innere Medizin muß neu geschrieben werden!*

Die vielen Bezeichnungen, die es für die verschiedensten Erkrankungen einschließlich des Krebses gibt, sind nur die Bezeichnung der Symptomatik. Die größte Krankheitsursache, die es wirklich gibt, ist die geopathische Belastung!
Mit Schlafstörungen beginnt es – mit Krebs endet es!
Krebs?! Ich sehe, wie die vielen anderen Autoren vor mir, meine Aufgabe darin, endlich mit der Menschheitsgeißel „Krebs" Schluß zu machen. Ich bin nicht ausgezogen, Krebs zu behandeln, was immer damit

gemeint und möglich ist. Doch – auch ich werde ständig in meiner Praxis mit Krebs konfrontiert. Zumindest kann ich durch die Standortuntersuchung erst einmal für einen ungestörten Schlafplatz sorgen. Denn wie viele sogenannte „Metastasen" sind nichts anderes als Neuerkrankungen auf dem gestörten Platz?

Ist dann der Patient willens, sehr sehr viel in seinem Leben zu ändern, angefangen bei der Ernährung; kommt dazu noch vernünftiger Einsatz naturheilkundlicher Präparate, dann gibt es durchaus eine Chance für den Betroffenen. Es muß aber doch erst gar nicht so weit kommen!

Stellen Sie sich doch einmal vor, irgendwo gäbe es eine Klinik mit einer hervorragenden Unfallchirurgie und Intensivstation. Vor der Klinik eine stark befahrene Bundesstraße. Auf der Straße einige Verbandsfunktionäre, die einen Passanten nach dem anderen vor die Autos schmeißen.

Das Gefühl, das in der Klinik der Notarzt bei solchem Nonsens hätte, beschleicht mich beim Besuch meiner krebskranken Patienten. So albern der obige Vergleich ist, so trifft er doch den Nagel auf den Kopf. Seit über 60 Jahren schreiben sich integre Leute die Finger wund, reden sich bei Vorträgen die Lunge aus dem Hals und werden zum Dank mitleidig belächelt.

Deutschlands oberste „Krebs-Dame" starb an eben solchem. Unzählige Briefe von Eingeweihten stießen bei ihr auf Ablehnung. Ich unterstelle ihr dabei völlige Aufrichtigkeit im Gegensatz zur „Krebsmafia". Wie soll es da Lieschen Müller oder meine Tante begreifen? (Für Feministinnen ersatzweise: Karl-Heinz-Egon Müller oder mein Onkel).

Es ist zum .....!

Störzonen und ihr Einfluß auf Erkrankungen

Abgeschlagenheit – Abmagerung – Anämie – Angina Pectoris – Appetitlosigkeit – Arbeitsunfähigkeit – Asthma – Atemnot – Augenleiden – Basedow – Bauchödem – Bauchweh – Benommenheit – Bettnässen – Blasenkrebs – Blasenleiden – Blinddarmentzündung – Blutdruck, hoher – Blutungen – Bronchitis – Brustkrebs – Brutalität – Cushing-Syndrom – Darmkrebs – Darmleiden – Depressionen – Diabetes – Drüsenbeschwerden – Drüsenkrebs – Entwicklungsstörungen – Entzündungen – Epilepsie – Erblindung – Erbrechen – Erkältungen – Erregbarkeit – Erschöpfung – Erstickungsgefühl – Fehlgeburten – Fieber – Flechten – Frauenkrankheiten – Frösteln – Frühgeburten – Fußerkrankungen – Furunkel – Gallenleiden – Gallensteine – Gefäßsystem – Gehirnblutung – Gehirnkrämpfe – Gehirntumor – Geisteskrankheiten – Gelenkschmerzen – Gereiztheit – Gicht – Gleichgewichtsstörungen – Hämorrhoidalbluten – Halsentzündung – Herzinfarkt – Herzleiden – Herzschlag – Hexenschuß – Hodenkrebs – Hüftgelenkentzündung – Husten – HWS-Syndrom – Hysterie – Irrsinn – Ischias – Kehlkopfkrebs – Keuchhusten – Kinderlosigkeit – Knocheneiterung – Kopfschmerzen – Krämpfe – Krebs – Kreislaufkollaps – Kreislaufstörungen – Kreuzschmerzen – Kribbeln – Krippentod – Kropf – Lähmungen – Leberleiden – Leukämie – Lungenkrebs – Lungenleiden – LWS-Syndrom – Magengeschwür – Magenkrebs – Magenleiden – Mandelentzündung – Manie – Mastitis – Mattigkeit – Migräne – Milzbrand – Mittelohrerkrankung – Monatsblutung zu lang – Mondsüchtigkeit – Morbus Bechterew – Müdigkeit – Multiple Sklerose – Nasenblutungen – Nervenleiden – Nervenzucken – Nervosität – Neuralgie – Neurasthenie – Neurodermitis – Niedergeschlagenheit – Nierenleiden – Nierensteine – Ohnmacht – Ohrenlaufen – Ohrenleiden – Parkinsonsche Schüttellähmung – Periodenstörungen – Phlebitis – Polyarthritis – Prostata-Krebs – Psychische Veränderungen – Quälsucht – Rheuma – Rückenschmerzen – Schulversagen – Schwermut – Seelische Veränderungen – Selbstmord – Sorgenkinder – Speiseröhrenkrebs – Schilddrüsenstörungen – Schlaflosigkeit – Schlafwandeln – Schmerzen – Schwachsinn – Schwerhörigkeit – Schwindelanfälle – Steinleiden – Sterilität – Streitsucht – Taubheit – Teilnahmslosigkeit – Thrombose – Totaloperation – Träume, schwere – Tuberkulose – Unfruchtbarkeit – Unruhe – Unterleibskrebs – Unterleibsleiden – Vegetative Dystonie – Venenentzündungen – Verdauungsstörungen – Verhaltensstörungen – Wahnsinn – Zerschlagenheit – Zuckerkrankheit.

Die vorgenannt aufgeführten Erkrankungen treten entweder unter dem Einfluß geopathischer Störzonen auf oder werden in Gegenwart der Strahlung erst einen dramatischen Verlauf nehmen.

Die Strahlung erreicht *jede* Körperzelle und beeinflußt daher den Verlauf so vieler verschiedenartiger Erkrankungen.

Konstitution und Disposition und Lebensumstände bereiten das Terrain, auf dem die Strahlung ihr *bestialisches* Werk ausübt.

Eine Vielzahl dieser Krankheitsbilder konnte der Verfasser selbst als strahlenbedingt entlarven. Andere Angaben stammen von seriösen Autoren.

Symptomatik bei Verdacht auf geopathogene Belastung

Allgemeines: Mattigkeit wie von schwüler Luft
Zerschlagenheits-Schmerzen in den Gelenken (klin. Rheuma)

Tagesschläfrigkeit, Leistungsabfall
Brennen und Stechen in den Gliedern und Gelenken
Brennen wandert durch alle Körperteile nach verschiedenen Richtungen
Zucken durch den Körper, wie von Schreck oder Stromstoß
Zittern
Alte Wunden brechen auf und bluten wieder
Bei Wetterwechsel Schmerzen in früher verletzten Körperteilen
Unruhe, aber auch Trägheit
klin. Therapieresistenz
vegetative Dystonie
degenerative Erkrankungen
allgemeine Abwehrschwäche mit rezidivierenden Erkältungen
wiederkehrende Entzündungen (Abszesse, Furunkel usw.)
Wechsel der Symptomatik
Krebs
Störungen des Hormongleichgewichts
Multiple Sklerose

Gemüt:
Zerstreutheit
Wankelmut
Überreiztheit
Unaufmerksamkeit
Neigung zu Zorn und Ärger
Verdrießlichkeit
Unentschlossenheit mit nachfolgender schneller Ausführung des Entschlusses
Ängstlichkeit
Schreckhaftigkeit
leichtes Verschreiben

Konzentrationsschwäche (Schulschwierigkeiten)
sagt und tut etwas anderes als er sagen und tun will
Selbstvorwürfe

Kopf:
Kopfschmerzen nach Anstrengung des Gedächtnisses
Kopfschmerzen nach Ärger
Kopfschmerzen morgens nach dem Erwachen, vergeht nach dem Aufstehen
reißender Schmerz an kleinen, wechselnden Stellen

Schwindel:
Schwindel mit Sausen im Kopf

Augen:
Augenerkrankungen verschiedenster Art
Jucken der Augenlider mit Trockenheitsgefühl des Auges
Feuerfunken vor den Augen
Zucken der Augenlider

Ohren:
Ohren-Sausen
vermindertes Gehör
Empfindung, als sei das äußere Ohr heiß
Jucken und Brennen im Gehörgang

Nase:
Geruchs-Täuschungen, als röche man Mist oder Moder
Nasenbluten nach Kopfschmerz

Mund, Zähne:
Speichelfluß
Zahnschmerz, Kälte oder Wärme, mit geschwollenem oder entzündetem Zahnfleisch

Zahnschmerz, in verschiedenen Richtungen ausstrahlend
metallischer Geschmack
Speisen schmecken verändert
Tabak schmeckt nicht
Mundgeruch

Brust:
Brustbeklemmung
Herzrhythmusstörungen

Rücken:
Knacken der Halswirbel bei Bewegung

Atmung, Husten:
trockener, krampfartiger Husten, nachts nach Schweißausbruch

Magen; Abdomen:
Heißhunger, aber schnell satt
Magendruck mit Aufstoßen
Völle im Oberbauch mit Blähungen
Stiche, krampfartiges Zusammenziehen, Kollern im ganzen Bauchraum

Stuhl:
Durchfall oder Verstopfung

Urin:
unwillkürlicher Harnabgang
häufiges, reichliches Wasserlassen

Sex.:
Erregung, aber Verlust der Libido
Schwinden des Wollust-Gefühls im Augenblick der höchsten Erregung
Sterilität

Menses:

zu früh, zu lang, zu stark, zu schwach, unterdrückt

Extremitäten:

Fersenschmerz
Schmerz in Hühneraugen
Schmerz an Zehennagel, wie eingewachsen
Gefühl, als seien die Sehnen der Kniekehle zu kurz
Krämpfe wie Epilepsie, mit Bewußtlosigkeit
Schweregefühl der Extremitäten

Haut:

unreine Haut mit kleinen Geschwüren, die bei Berührung stark schmerzen
Hautjucken
entzündliche und trophische Störungen an der Haut und an den Gelenken sowie epitheliale Wachstumsanomalien (Schuppenflechte!)

Frost und Hitze:

Gesichtsschweiß ohne Hitze
Kältegefühl über den ganzen Körper, auch im warmen Zimmer
Hitzegefühl über den ganzen Körper bei kalten Händen oder Füßen
Frostigkeit
Gefühl, als ob ein Luftzug über den Körper bzw. einzelne Körperteile striche

Schlaf:

Schlaf unruhig mit Reden, Singen und Schnarchen
Durchschlafstörungen mit schwerem Schlaf gegen Morgen
Liegt auf dem Rücken, eine Hand unter dem Kopf
lebhafte Träume
Zucken des Körpers vor und kurz nach dem Einschlafen

Nach dem Erwachen Kopfschmerz
Trockene Hitze mit Neigung zur Entblößung, ohne Durst
Tagesschläfrigkeit
Nachtschweiße

Labor:

Geopathisch langjährig beeinflußte Patienten zeigen oft folgende Abweichungen von normalen Laborwerten:

1.) Geopathisch abladende Standorteffekte: Hyper- oder hypochrome Anämieformen a-1-Globuline über 6 Relativprozent
γ-Globuline unter 7 Relativprozent
Erhöhte ASL-titer
Positive Rheumafaktoren
Positives CRP (C-reaktives Protein)
Beschleunigte B.S.G.

2.) Geopathisch aufladende Standorteffekte:
Polyzythämische Tendenzen
Leukozytotische Tendenzen
γ-Globuline erhöht (über 25 Relativprozent)
Beschleunigte B.S.G.

Die Diagnose der Geopathie

Dieses Buch will den interessierten Laien ebenso ansprechen wie den medizinisch Tätigen.

Unter den Heilberufen – Ärzten wie Heilpraktikern – wird es Personen mit hoher Sensitivität, wie auch mit geringer oder keiner geben. Hilfe beim Betroffen sein sollte dagegen jeder Patient erwarten können. Daher muß dieses Kapitel „Diagnose" mehrere Aufgaben erfüllen.

Der Laie oder Betroffene sollte Wege finden, wie Hilfe zu erhalten ist. Keineswegs will dieses Buch ein Heer an medizinischen Laien dazu ermuntern, in ihrer Umgebung fröhlich drauflos zu therapieren. Dann hätte dieses Buch seinen Zweck verfehlt. Ich warne alle Nichtberufenen ausdrücklich davor, voreilig und leichtfertig Diagnosen zu stellen oder gar die später zu nennenden Medikamente selbst zu beschaffen und anzuwenden. Wenngleich dieses Buch nur Präparate der Homöopathie oder Phythologie benennen wird, sind diese keineswegs so harmlos oder gar unwirksam, wie es Schulmediziner meinen. So sind Hochpotenzen der Homöopathie oder gar Nosoden höchst scharfe Waffen! Während der Entstrahlungstherapie wird die körpereigene Abwehr, die oft jahrelang darniedergelegen hatte, wieder in Gang gesetzt. Das heißt auch, daß bei diesem Reinigungsprozeß der Zellen so viele gespeicherte Giftstoffe frei werden können, daß der Körper förmlich überschwemmt wird und es zu höchst gefährlichen akuten Symptomen kommt.

Der Laie sollte durch dieses Buch angeregt werden, sich der Hilfe der geeigneten Helfer zu versichern und nicht mehr den Aussagen schlecht informierter Ärzte trauen – mehr nicht! Stümper an der Rute haben in der Vergangenheit genug angerichtet. Wir wollen keine zweite Personengruppe heranzüchten, die mit Halbwissen Schaden anrichtet.

Der nicht sensitive Behandler sollte aus den vielen zu nennenden diagnostischen Möglichkeiten die Methode finden, mit der er oder sie den betroffenen Patienten dem Geopathologen zuführt.

Der Geopathologe oder die Geopathologin benötigen höchste Sensitivität. Der Indikator Mensch ist so unübertrefflich in den Möglichkeiten, daß darauf keinesfalls verzichtet werden kann.

Es dürfte dann zum Berufsethos gehören, daß der Geopathologe Partner der anderen Kollegen, fairer Partner, ist und nicht sich zum Kritiker oder Konkurrenten aufschwingt.

Die nahe Zukunft wird beweisen, daß wir tausende Geopathologen benötigen; noch gibt es erst einige Hundert. Voraussetzung ist jedoch zwingend die Zugehörigkeit zu einem Heilberuf, also präzis Arzt oder Heilpraktiker.

Anfangs werden die Heilpraktiker, die sich mit der Aufnahme von Erfahrungsgut weniger schwer tun, noch das Gros stellen. Später werden die Ärzte überwiegen, zumindest müßte es so sein – oder bin ich zu optimistisch?

Soll es denn immer so bleiben, daß auf Krankenschein allenfalls Krankheit zu erhalten ist – heißt dieser doch auch so – und für Gesundheit muß man zahlen?

Mentaler Geotest (Personentest) mit der Einhandrute

Die wichtigste Tätigkeit des Geopathologen oder der Geopathologin (liebe Kollegin, auch wenn ich Sie nicht immer direkt anspreche, sind Sie dennoch gemeint) wird die genaue Körpertestung auf Verstrahlung sein.

Hier erzielen Sie einmal die überzeugendsten Erfolge und leisten die wichtigste diagnostische Arbeit. Selbst der schärfste Kritiker verstummt, hat dieser einmal zugesehen. Prinzipiell braucht Ihnen der Patient keine Beschwerden zu nennen. Sie finden diese auch so heraus.

Nehmen wir an, Sie haben den Punkt größter Strahlenbelastung am Rücken festgestellt und drücken nun genau auf diesen Punkt; Sie werden das Vertrauen des

Patienten gefunden haben, „denn wie konnten Sie denn wissen, daß es mir hier weh tut?"

Oder Sie stellen fest: Das linke Ohr ist verstrahlt, das rechte ist frei und der Patient bestätigt: „Stimmt, links höre ich kaum noch was."

Die Beispiele wären beliebig fortzusetzen.

Trotzdem seien Sie mit Äußerungen zurückhaltend, der Patient bestätigt auch so Ihre Untersuchung.

Beachten Sie folgendes:

Beim Vorliegen einer Geopathie müssen nicht alle verstrahlten Areale Beschwerden machen, aber fast alle Beschwerden befinden sich im verstrahlten Gebiet.

Bei Kopfschmerzen ist in der Regel der Hinterkopf verstrahlt, aber nicht jeder verstrahlte Hinterkopf verursacht Kopfschmerzen.

Falls bei Damen eine Brust oder der Unterleib im Gegensatz zu anderen Körperteilen keine Verstrahlung anzeigt, heißt das nicht unbedingt, daß hier keine Schädigung vorliegt, es kann auch die Brust durch Operation entfernt sein oder es liegt eine Totaloperation vor.

Ist auch nur ein Eierstock verblieben, kann trotz Totaloperation noch Verstrahlung festgestellt werden.

Sie werden sich einige Testbogen entwerfen, in dem Sie alle durch Sie angewandten Methoden festhalten. Die Abbildung zeigt meinen Testbogen. In die Figuren tragen Sie die mental ermittelten Werte ein.

Auch diesen Vorgang führen in meinen Seminaren alle Teilnehmer unabhängig voneinander durch. Der Vergleich der Ergebnisse ist stets überzeugend. Partiell entstehen die geringsten Differenzen. Im allgemeinen trifft die Störzone am Schlafplatz des Patienten nicht den ganzen Körper, so daß sich ein bestimmtes Belastungsmuster ergibt. Z.B. nehmen wir an, daß nur ein mittlerer Bereich des Körpers getroffen wird, sagen

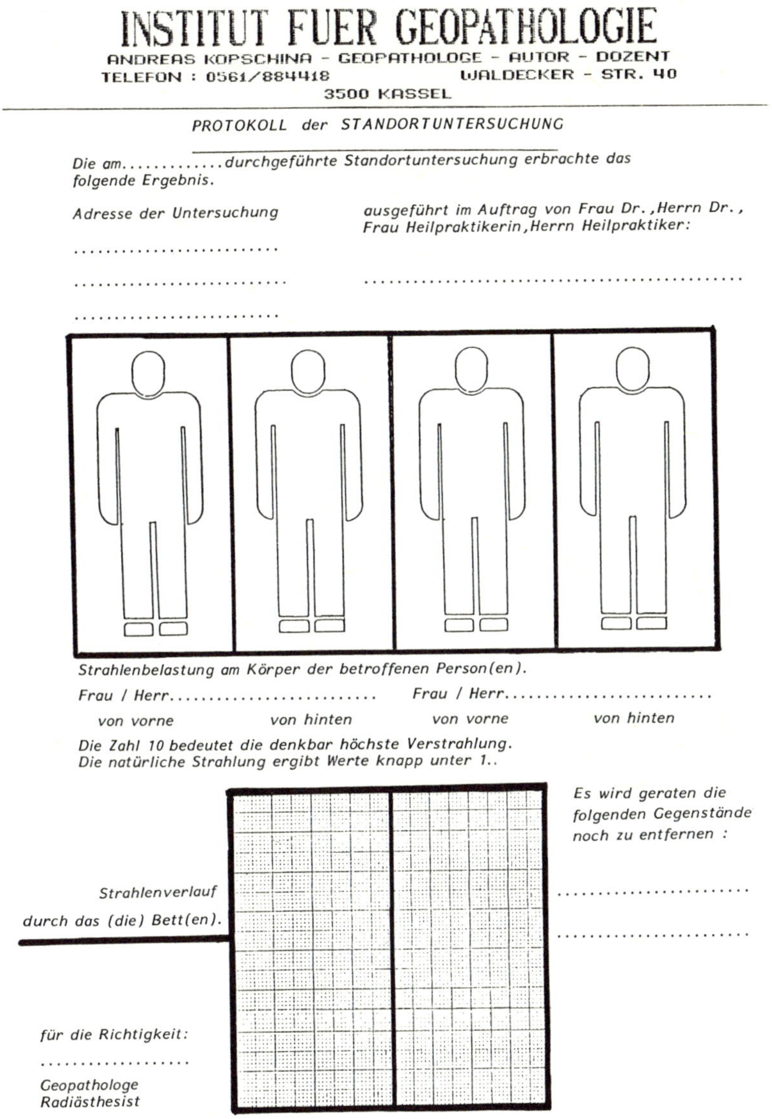

INSTITUT FUER GEOPATHOLOGIE

ANDREAS KOPSCHINA - GEOPATHOLOGE - AUTOR - DOZENT
TELEFON : 0561/884418 WALDECKER - STR. 40
3500 KASSEL

PROTOKOLL der STANDORTUNTERSUCHUNG

Die am............durchgeführte Standortuntersuchung erbrachte das folgende Ergebnis.

Adresse der Untersuchung

....

....

....

ausgeführt im Auftrag von Frau Dr.,Herrn Dr., Frau Heilpraktikerin,Herrn Heilpraktiker:

....

Strahlenbelastung am Körper der betroffenen Person(en).

Frau / Herr......................... Frau / Herr.........................

von vorne von hinten von vorne von hinten

Die Zahl 10 bedeutet die denkbar höchste Verstrahlung.
Die natürliche Strahlung ergibt Werte knapp unter 1..

Strahlenverlauf durch das (die) Bett(en).

Es wird geraten die folgenden Gegenstände noch zu entfernen :

....

....

für die Richtigkeit:

....

Geopathologe
Radiästhesist

Abb. 22
Diagnosebogen

wir ab der Schilddrüse bis zum Magen. Dann werden alle Vergleichspersonen zu diesem Ergebnis kommen.

Die ermittelte Stärke der Belastung wird von Untersucher zu Untersucher immer etwas abweichen, aber nicht um mehr als 1–2 Punkte auf der gedachten 10er Skala.

Da die geopathogene Belastung stets unabhängig von partieller Verteilung und Stärke zu beseitigen ist, sind Fehldiagnosen bei sorgfältig eingewiesenen und mit ausreichender Sensitivität ausgestatteten Behandlern ausgeschlossen.

Der Test am Körper des Patienten in der Praxis ist Grundvoraussetzung für eine Beherrschung der Geopathologie. Alle später am Standort des Patienten zu ergreifenden Maßnahmen, sei es durch Sie oder eine andere Person oder gar durch den Patienten selbst, werden kontrollierbar.

Immer muß nach angemessener Zeit die Verstrahlungsfreiheit am Patienten nachgewiesen werden.

Sie beginnen mit Ihrer Untersuchung am Kopf, zuerst oberhalb der Haare. Wenn die Rute senkrecht, also mit Ja schwenkt, zählen Sie weiter, bis die Rute umschlägt. Schlägt diese bei 8 auf Nein um, heißt das – eine Verstrahlung von 7 liegt vor; diese 7 tragen Sie ein.

Jetzt gehen Sie weiter, wobei sich bei mir folgendes zweckmäßige Schema ergab:

Nase – Augen – Zähne – Ohren
Schilddrüse – Brüste – Magen – Leber – Milz – Genitalien
Schultergelenke – Ellenbogengelenke – Handgelenke
Kniegelenke – Fußgelenke
dann:
Wirbelsäule

Um Mißverständnissen vorzubeugen: Sie haben jetzt die Areale der genannten Organe usw. getestet, das heißt aber nicht, daß damit eine organbezogene Diagnose vorläge.

Z.B. finden Sie starke Belastung im Bereich Magen, dann können aber ebensogut die Därme oder die Bauchspeicheldrüse belastet sein.

Sie fanden hohe Belastung im Bereich Genitalien, dann kann dies genausogut die Blase treffen.

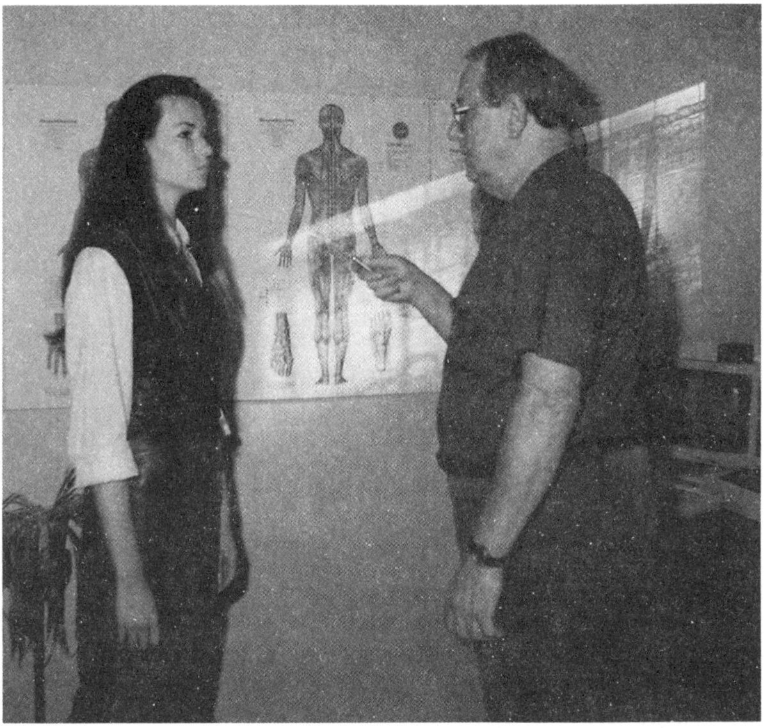

Abb. 23
Personentest mit der Einhandrute

Geopathie ist eine eigenständige Krankheit im Range einer Fokalerkrankung und wird mit eigener Methodik behandelt. Die belasteten Organbezirke werden zur Kenntnis genommen und sind hilfreich bei der Einschätzung des Therapieverlaufs. Die festgestellte Strahlenbelastung eines Organbezirkes ist aber keinesfalls Anlaß alleine zu therapeutischen Maßnahmen, bezogen auf dieses Organ.

Sie haben jetzt ein Strahlenverteilungsmuster des ganzen Körpers. Spätestens jetzt vergleichen Sie die vom Patienten angegebene Symptomatik mit Ihren Ermittlungen.

Immer, wenn Beschwerden mit einer hohen Belastung des Gebietes einhergehen, haben Sie eine hohe Heilungschance, denn die Ursache Geopathie beseitigen Sie ja kausal. Sie werden jetzt chronische Prozesse recht kurzfristig zur Ausheilung bringen.

Gibt der Patient Beschwerden an Stellen an, die Sie noch nicht als belastet fanden, kontrollieren Sie nochmals. Es gibt kleinste Strahleninseln aufgrund partieller Reflexe.

Findet der Ort der Beschwerden keine Übereinstimmung mit dem Belastungsmuster, müssen Sie akzeptieren, daß es auch andere Krankheitsursachen gibt, was Sie nicht daran hindert, die geopathische Belastung zu beseitigen. Selbst dann kann noch ein Erfolg eintreten durch die wiederhergestellte körpereigene Abwehr oder ganz allgemein durch Hebung des Gesundheitszustandes.

Mentaler Meridiantest

Der mentale Meridiantest korreliert immer (!) mit dem Körpertest.

Keine Körperbelastung ohne gestörte Meridiane –
Kein gestörter Meridian ohne Körperbelastung!

Die Körpertestung ergab ein Belastungsmuster des Körpers. Die Testung der Meridiane, wobei jeder Finger insgesamt überprüft wird, denn es findet keine diagnostische Zuordnung statt, sagt etwas aus über die Störungen besonders der innersekretorischen Drüsen. Es ergibt sich eine rein quantitative Beurteilung.

Der Patient legt beide Hände mit gespreizten Fingern auf den Tisch, möglichst Ihnen gegenüber. Sie können jetzt das Pendel oder die Einhandrute einsetzen.

Beim Einsatz des Pendels pendeln Sie über jedem Finger einschließlich Daumen. (Beim Einsatz der Rute halten Sie diese in der gewohnten Hand und berühren mit dem Zeigefinger Ihrer freien Hand den jeweiligen Finger des Patienten). Sie lassen das Pendel mit waagerechter Schwingung beginnen, was in Ihrem Programm heißen soll: Nein – an diesem Finger und somit seinen Meridianen liegt keine Störung vor, es entströmt normale Energie.

Schlägt das Pendel auf Ja, also senkrecht schwingend, somit der Form der Finger folgend, heißt das: Die Energieabstrahlung dieses Fingers ist gestört.

Sie können zwar die Störung jetzt zuordnen, das ist aber unerheblich, wichtig ist die Anzahl der gestörten Finger, das Ergebnis tragen Sie in den Beobachtungsbericht ein.

Leichte geopathische Belastung liegt vor bei 1 gestörtem Finger.

Mittlere Belastung liegt vor bei 2 gestörten Fingern.

Ab 3 gestörten Fingern liegt erhebliche geopathische Belastung vor.

Im Verlaufe der Therapie wird die Anzahl der gestörten Finger laufend abnehmen, dabei kann die Belastung auch zu bisher nicht betroffenen Fingern umspringen. Nach Beseitigung der Geopathie müssen alle Finger und somit alle Meridiane ungestört sein.

Anschließend prüfen Sie jetzt die Vita (Lebenskraft) des Patienten. Das Ergebnis ist für Sie sehr wichtig, sagt es Ihnen doch einiges darüber aus, wie der Therapieverlauf sein kann und ob Sie mit erheblichen Heilkrisen, auch psychischer Natur, rechnen müssen.

Sie halten das Pendel oder die Einhandrute über eine Hand des Patienten und setzen voraus, daß 100 = 100% die denkbar höchste Vita, also volle Gesundheit bedeutet.

Sie fragen sich, während Sie das Pendel über der Hand halten: Hat der Patient Vita 50?

Sagt das Pendel Ja, zählen Sie weiter 60 – 70 – 80 – 90. 100 dürften nie zu erreichen sein! Schlägt das Pendel um, sagen wir bei 60, so liegt die Vita unter 60. Sie sagen erneut 50, das Pendel geht wieder auf Ja, jetzt zählen Sie 51 – 52 – 53 – 54 – 55 –. Jetzt geht das Pendel auf Nein, damit ist die Vita = 54%.

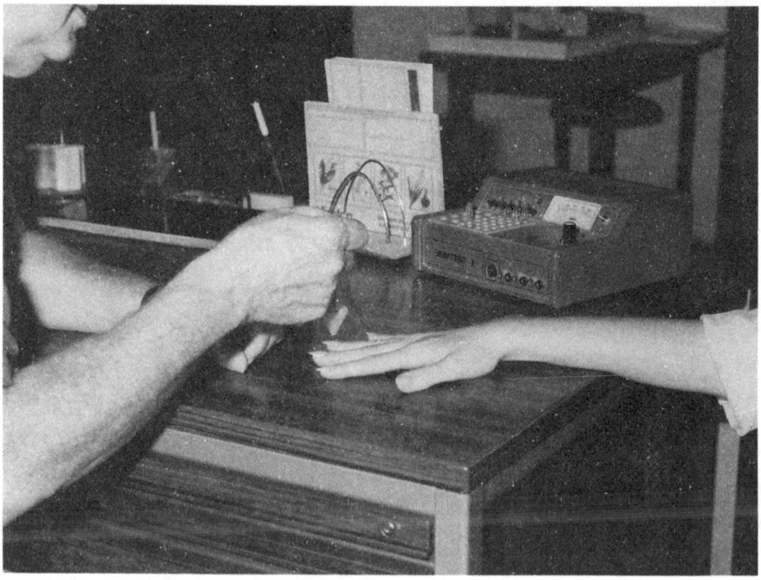

Abb. 24
Mentaler Meridiantest

Beginnt das Pendel 50 mit Nein, zählen Sie abwärts: 40 – 30 – 20 – 10, nach dem Umschlagen auf Ja zählen Sie dann nach oben, z.B. 20 – 21 – 22 – 23 – 24 – 25, jetzt erscheint Nein, also ist die Vita = 24%.

Stark verstrahlte Patienten erbringen eine Vita zwischen 10 und 60.

Bei dieser Gelegenheit befreien Sie gleich den oder die Patientin von schädlichem Schmuck. Halsketten ohne Kunststoffzwischenglied stellen einen Kurzschluß dar und schwächen.

Das gleiche gilt für metallene Uhrenarmbänder, diese sind durch Leder zu ersetzen. Mancher Billig-Modeschmuck hat eine schädigende Strahlung, das gilt oft für Ohrringe, auch Diademe sind zu testen.

Sie können nach Entfernen der in Frage kommenden Gegenstände stets das Ergebnis sofort mit der Feststellung der Vita kontrollieren. So erreichen Sie unter Umständen, daß ein Patient mit anfangs Vita bei 20 wenigstens auf Vita etwa 40 kommt, was dem Betreffenden und Ihnen die Therapie wesentlich erleichtert.

Mentaler Vortest

Mit der folgenden Maßnahme ist vorerst der Einsatz Ihrer mentalen Fähigkeit ausgeschöpft, danach folgen konventionelle Untersuchungsmethoden. Erst wieder bei der Medikamententestung setzen Sie Pendel bzw. Einhandrute ein.

Ich verwende den Vortestsatz von Vega.

Der Patient legt seine linke Hand zu Ihnen, über der Sie pendeln. Mit dem Zeigefinger der rechten Hand geht der Patient alle Ampullen durch, indem er etwa gut eine Sekunde auf der Ampulle verweilt. Ampullen, die anschlagen, kündigen sich meist schon eine Ampulle vorher, durch eine gewisse Unruhe des Pendels, an.

(Lassen Sie den Patienten einen Gummihandschuh anziehen, damit nicht krankhafter Schweiß die Ampullen erreicht.)

Sie lassen das Pendel Nein schwingen und beobachten den Umschlag auf Ja. Diese Ampulle beziehen Sie in Ihre Diagnostik ein. So finden Sie bereits starke toxische Belastungen oder Präkanzerosen oder Zahnherde bzw. Amalgamschäden usw. Auf jeden Fall erhalten Sie wichtige Hinweise auf die Begleittherapie zur Standardtherapie der Geopathie.

Da dieser Satz auch alle Geopathieampullen enthält, bestätigt sich hier erneut Ihre Diagnose, falls Sie nicht bereits diese Geopathieampullen zum Test verwendet hatten.

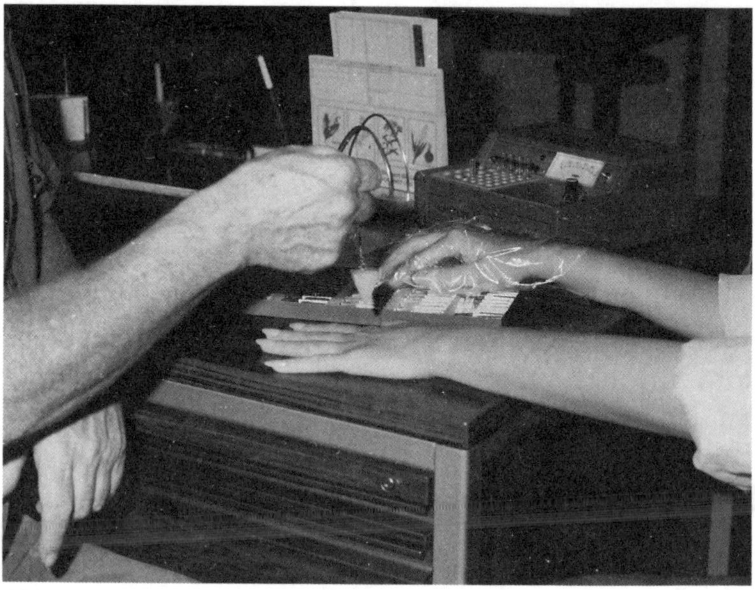

Abb. 25
Mentaler Vortest

Außerdem enthält dieser Testsatz Ampullen zur Feststellung der vegetativen Reaktionslage des Patienten.

Es sind die Ampullen: Leinöl und Zucker.

Schlägt Leinöl an, befindet sich der Patient im *Yin* oder auch vagotoner Reaktionslage, das heißt in einem persönlichen Tief.

Schlägt Zucker an, befindet sich der Patient im *Yang* oder auch in sympathikotoner Reaktionslage, das heißt im persönlichen Hoch.

Selten schlägt keine der Ampullen an. In diesem Fall wäre der Patient in ausgeglichener Reaktionslage = Harmonie.

Yin oder *Yang* ist für die Therapie wichtig, entscheidet sich doch so unter Umständen die Mittelwahl.

Die letzte Ampulle dieses Testsatzes ist schwarze Tusche als Löschampulle. Dabei muß das Pendel zum Stillstand kommen, wodurch Sie sich kontrollieren können.

Sie verfügen also bei diesem Testsatz über Möglichkeiten, sich selbst zu überprüfen.

Bei Geopathie muß die Ampulle Silicea anschlagen.

Tusche muß löschen.

Schlägt eine der Präkanzerose-Ampullen an, so sollten Sie sehr zurückhaltend sein. Angst hat der Patient ohnehin genug, und jede geopathische Belastung ist ja letztlich eine Präkanzerose.

Testampullen für die sogenannten Vorteste der VEGATEST-Methode

Nur für Testzwecke, keine Injektionen

— Feststellung der menschlichen Polarität:

Yin	Leinöl
Yang	Zuckerwasser (gesättigt)

— Geopathogene Belastungen:	
allgemeine geopathogene Belastung	Silicea D 60
	Eisenfeilspäne
Yin (abbauendes Kraftfeld):	Achatsplitter oder Achatsand
Yang (aufbauende Kraft)	Calcium carbonic, Hahnemanni D1
Globalgitternetz	Kupferfeilspäne
radioaktive Strahlung	Glob. d1000
elektromagnetische Störfelder	Phosphorus D60
— Hinweis für praemalignöse Tendenzen:	Psorinum D24
— Hinweis für maligne Erkrankungen:	Carcinominum D60 und D24
	Myeloische Leukämie D60 und D24
	Lymphatische Leukämie D60 und D24
	Melanom-Metastasen D60 und D24
	Lymphosarkominum D60 und D24
	Fibrosarkominum D60 und D24
	Lymphogranulomatose D60 und D24
	Plasmocytom D60 und D24

— Hinweis für benigne Tumore:	Conium D30
— Hinweis für signifikante Herde:	Thuja D30 und D200
— Hinweis für Mineralienmangel:	Cuprum D200
— Hinweis für zystische Prozesse:	Rhus. Tox. D30
— Hinweis für psychische Belastungen:	Epiphysis D4
— Hinweis für relevante vegetative Störungen:	Thalamus D4
— Hinweis für depressive Tendenzen:	Mandragora e radice D30
— Hinweis für endogene Depressionen:	Mandragora e radice D60
— Hinweis für Störungen im Säure-Basen-Haushalt:	
sauer	Lithium carbonicum D30
alkalisch	Acidum oxalicum D30
— Hinweis für Quecksilberintoxikation: (z.B. Mundströme bei verschiedenen Metallen im Mund)	Mercurius solub. D30

— Hinweis für autoaggressive Entzündungsprozesse (z.B. P.C.P.-Sklerodermie etc.):	Allergie-Injektopas (O.P. Pascoe)
— Hinweis für Nosoden-indikation:	Zincum metallicum D12
— Selektion der Schlüssel-nosode:	Zincum metallicum D60
— Testung auf Rezept-Verträglichkeit:	Manganum D30
— Testung auf Rezept-Effektivität:	Ferrum metallicum D12
— Testampulle für einfache Organ-belastung:	Zincum metallicum D400
— Testampulle für starke Organbelastung:	Zincum metallicum D60
— Testampulle für die totale Löschung der Schwingungen:	schwarze Tusche

Prima Vista Diagnose

Der Behandler, der sich einige Zeit mit geopathisch belasteten Patienten befaßt hat, entwickelt einen gewissen Spürsinn für diese Erkrankung. Gibt es doch einige fast untrügliche Zeichen in deren Erscheinung.

Am auffälligsten sind die trüben, glanzlosen Augen. Ein weiteres Merkmal ist das meist schüttere Haar, dann fahle Blässe, erschöpfte Gesichtszüge, depressiver Ausdruck. Das sind die Patienten, die von abladender Strahlung getroffen werden, diese sind das Gros der Erkrankten. Hinfällige, erschöpfte, ewig müde Menschen.

Einige werden von aufladenden Kräften gestört – etwas, wovon schon die alten Baumeister wußten, als sie die Kanzeln auf solche Punkte der „Beredsamkeit" stellten (Kathedrale von Chartres, Stephansdom in Wien). Was hier zu kurzfristigen Belebungen führt, ist Nacht für Nacht höchst schädlich. Patienten dieser Gruppe stehen morgens um 3.00 Uhr auf und mähen um 4.00 Uhr den Rasen. Ihre Gesichtsfarbe ist hochrot und täuscht Gesundheit vor. Sie marschieren fast sicher dem Herzinfarkt entgegen oder sind Empfänger von Herzschrittmachern. Es sind energetisch überaktive, von rastlosem Tätigkeitsdrang erfüllte Menschen. Deren Schlafbedürfnis ist gering.

Generell stehen bei den Patienten Schlafprobleme (Aufwachen morgens gegen 3.00 Uhr) und morgendliche Gliederschmerzen oder Kopfschmerzen im Vordergrund. Meist berichten die Patienten davon, daß sie sich im Laufe des Tages langsam erholen.

Viele berichten dann davon, daß sie ständig erkältet seien, Nasen-Nebenhöhlenentzündungen sind vielfach chronisch. Oft ist die Bindehaut entzündet.

Beginnt der Patient seine Beschwerden zu schildern, so entschuldigt meist er oder sie sich erst, denn „es findet ja doch niemand was, und langsam glaube ich wirklich, daß ich spinne – mein Mann sagt das auch – und beim Psychiater war ich auch schon, aber dessen Tabletten haben gar nicht geholfen. Mein Hausarzt sagt, es sei „Vegetative Dystonie" und mit der müsse ich leben.

Meine Halswirbel wurden auch schon geröntgt, aber zur Operation habe ich mich noch nicht entschließen können, die soll ja gefährlich sein, lieber behalte ich meine Schmerzen."

Irisdiagnose der Geopathie

Pendel- und Biotensor-Diagnose ergaben eine geopathische Verstrahlung des Patienten. Jetzt gilt es, einer skeptischen Menschheit möglichst noch einen Beweis auf andere Weise zu liefern.

Dazu ist mir persönlich eine Entdeckung geglückt, die ich hier meines Wissens erstmalig veröffentliche.

Die Irisdiagnose kann niemand mehr ob ihrer Zuverlässigkeit bezweifeln. Das Auge, hier besonders die Iris, ist Spiegelbild der Konstitution, der Disposition und des durchlaufenen gesundheitlichen Schicksals. Weniger eignet sich diese Methode zur Diagnostik akuter Erkrankungen. Doch weist sie auch bei akuten Krankheiten den Diagnostiker auf Schwachpunkte hin.

Entscheidend ist, daß die Iris nichts ‚vergißt'. Da sind die entfernten Mandeln ebenso wie der entfernte Wurmfortsatz (volkstümlich Blinddarm) registriert. Jeden Knochenbruch, ja selbst entfernte Zähne stellt der Meister der Irisdiagnose fest.

Zur Diagnose einer vorhandenen Geopathie dagegen ist kein Meister erforderlich. Auf diesen Umstand oder dieses typische Zeichen aufmerksam gemacht, genügte eine Fotolupe mit 8-facher Vergrößerung zur Diagnose.

Beachten Sie die Abbildungen einer Iris. Auf den Abbildungen erkennt man ganz deutlich die zirkulären (kreisrunden) Streifen. Bei der Betrachtung eines Patientenauges mit einem guten Irismikroskop sieht man diese Ringe (Krampfringe) viel deutlicher.

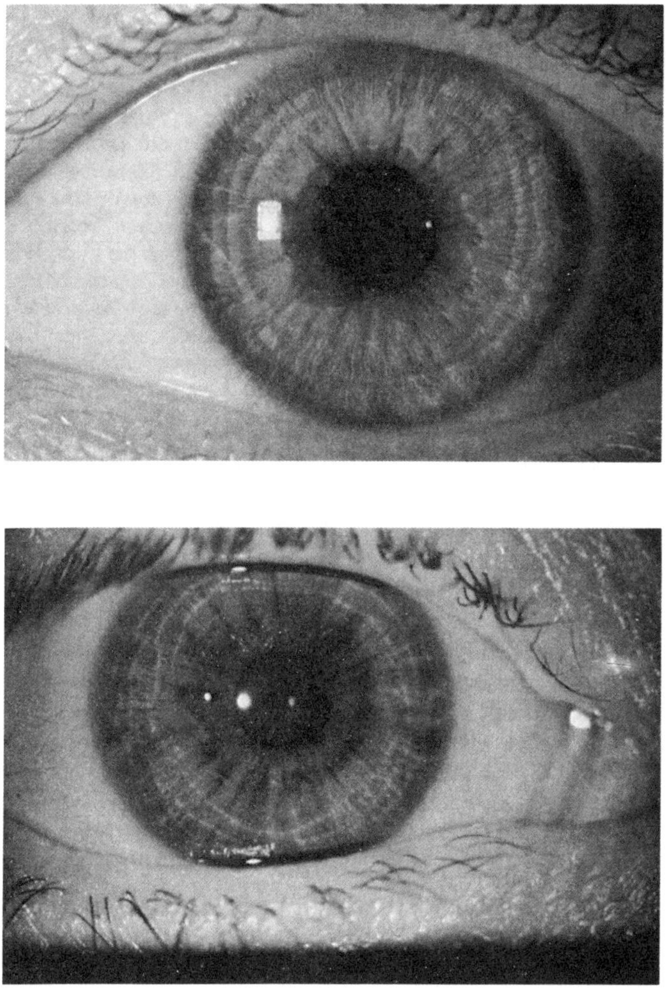

Abb. 26 a+b
„Krampfringe" in der Iris, Beweis geopathischer Belastung

Vor einiger Zeit wurde ich auf den Zusammenhang der Krampfringe mit der Geopathie aufmerksam; seither habe ich bei fast jedem Patienten mit einer Geopathie diese Krampfringe gefunden.

Man muß damit rechnen, daß es keine Regel ohne Ausnahme gibt. Solange wir andererseits krampfhaft nach einer einfachen Methode der Vorsorgeuntersuchung suchen, ist dies die bisher sicherste und einfachste Methode. Ein hochwertiges Irismikroskop besitzt zwar nur der entsprechend ausgerüstete Heilpraktiker, jedoch kostet eine einfache 8-fache Lupe mit eingebauter Leuchte im Fotohandel nur wenige Mark und sollte jedem praktizierenden Arzt zur Verfügung stehen. So könnte er bereits einen Großteil seiner von einer Geopathie betroffenen Patienten einer geeigneten Behandlung zuführen.

Bei fortgeschrittener Erkrankung, also schweren organischen Befunden, tritt oft entweder eine allgemeine Verfärbung der Iris in dunkle Brauntöne oder eine partielle Entfärbung besonders am Außenrand ein. In diesen Fällen wird der in Irisdiagnostik Unerfahrene die dann nur schwer erkennbaren Krampfringe nicht mehr feststellen. Diese schweren Krankheitsbilder reichen jedoch aus, einen Patienten generell dem Geopathologen zuzuführen.

In einem „terminologischen Index" zur Irisdiagnostik wird unter dem Stichwort „Krampfringe" angegeben: umstrittene Bedeutung! Es gibt jedoch täglich neue Beweise, daß diese Krampfringe die Folge geopathischer Belastung sind.

Eines gilt allerdings für diese Zeichen genauso wie für alle anderen Iriszeichen: Diese werden nie gelöscht. Das Auge vergißt nichts. Sollte also nach einem länger zurückliegenden Umzug die Verstrahlung von alleine abgeklungen sein, so zeigen die nach wie vor vorhandenen Krampfringe auch eine zurückliegende geopathische Belastung an. Meist erinnert sich der Patient dann daran, daß er an dem in Frage kommenden Wohnort häufig krank war, zumindest schlechter schlief.

Hieraus ersieht man auch, daß es unverantwortlich wäre, aus nur einem diagnostischen Hinweis voreilige Schlüsse zu ziehen.

Soeben lese ich einen Vortrag von Dr. Aschoff, gehalten am 19. Oktober 1954 in Bad Kreuznach, in dem dieser wie folgt ausführt:

„Eine Verbindung mit der Irisdiagnose glaube ich in den Krampfringen gefunden zu haben. Diese sind in der gesamten Literatur beschrieben, aber nicht erklärt worden. In vielen Fällen wurden sie mit Krämpfen, Asthma usw. in Verbindung gebracht, jedoch wurde auf der anderen Seite festgestellt, daß man dieselben vielfach sieht, ohne einen Anhaltspunkt für ihre Entstehung gefunden zu haben.

Im letzten Jahr bin ich zu der Überzeugung gelangt, daß diese Krampfringe auf die Einwirkung von geopathischen Reizzonen zurückzuführen sind. Diese Auffassung teilt mit mir Dr. Hey, der offenbar schon früher den Zusammenhang unabhängig von mir gefunden hat und Angerer, Passau, der diesen Zusammenhang in seinem Werk erwähnt hat."

Die Biofunktionsdiagnostik

Die Biofunktionsdiagnostik ist erst einige Jahre alt. Bei dieser Methode wird das bioenergetische Potential des Menschen gemessen. Gebunden an die Namen der Entdecker oder der die entsprechenden Geräte produzierenden Industrie entstanden verschiedene Bezeichnungen für diese Methode.

Letztendlich gehen die meisten Methoden auf die Elektroakupunktur nach R. Voll zurück.

Am Anfang stand die Akupunktur. Durch das Einstechen einer Nadel in ganz bestimmte Körperpunkte konnten erstaunliche Heilerfolge erzielt werden. Diese uralte Methode war von den Chinesen zu uns gekommen. Zuerst belächelt, wie alles Neue, ist sie heute auch in der Schulmedizin bekannt.

Der Gedanke zu überprüfen, was es nun mit den uns überlieferten Akupunktur-Punkten auf sich hat, kam sehr bald. Es stellte sich heraus, daß diese Punkte einen wesentlich geringeren Widerstand zueinander haben, als es dem einfachen Hautwiderstand entsprechen würde. Somit fanden die von den Chinesen behaupteten Meridiane ihren meßtechnischen Beweis. Vermutlich wirken sie als Regulationsströme im Mesenchym, dem alles umhüllenden unspezifischen Bindegewebe.

Die Möglichkeiten dieser Methode gehen weit über die Diagnose der Geopathie hinaus. Gestattet doch die Biofunktionsdiagnostik die Diagnose aller Erkrankungen und die Austestung der erforderlichen Medikamente. Den Rahmen dieses Buches, das sich an Laien und an Fachleute wendet, würde eine genaue Darstellung der Methode sprengen. Der interessierte Fachmann möge die einschlägige Industrie um Informationsmaterial bitten.

Der Patient hält in einer Hand eine Elektrode. Der Untersucher tastet nun an der anderen Hand bestimmte Punkte nahe der Fingernagelbetten ab oder auch am Fuß.

Einen bestimmten Auflagedruck zeigt eine Anzeigelampe an. Bei der Messung der nur millimetergroßen Meßpunkte geben Abweichungen der Skalenanzeige bestimmte diagnostische Hinweise. Das Gerät verfügt außerdem über eine sogenannte Medikamentenwabe. In diese kann der Tester verschiedene Präparatampullen einsetzen. Das Ansteigen oder Absinken der Meßwerte läßt nun genaue diagnostische und therapeutische Hinweise erkennen.

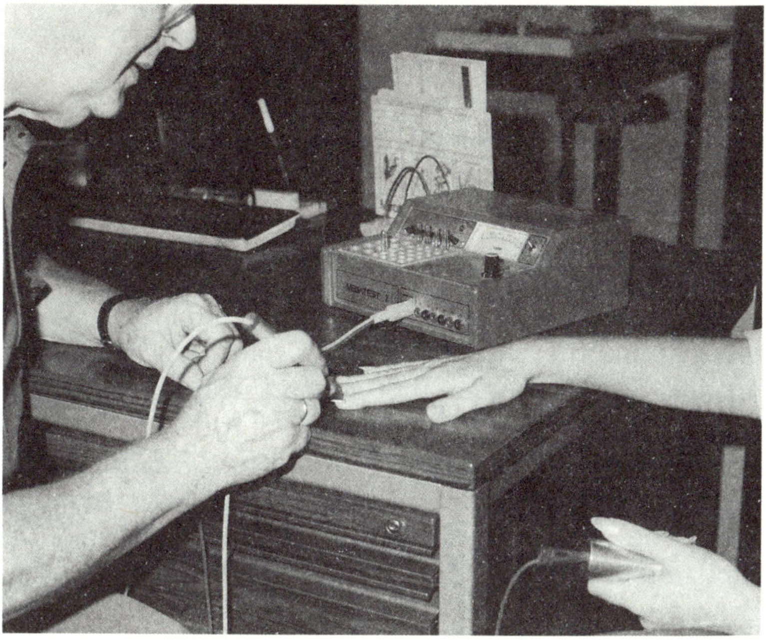

Abb. 27
Die Biofunktionsdiagnostik

Mit dieser Methode lassen sich Geopathien völlig zweifelsfrei feststellen. Auch ergibt sich die genaue Art der Verstrahlung. Will ein Arzt oder Heilpraktiker, der nicht über die Sensitivität für Rute und Pendel verfügt, sich der Therapie der Geopathie widmen, so hat er mit der Biofunktionsdiagnostik das Mittel der Wahl.

Die Testampullen sprechen wie folgt an:

Silicea	= Allgemeine Strahlenbelastung
Achat	= *Yin* Strahlung – Wasserläufe/ Verwerfungen

Calcium carbonicum D1	= *Yang* Strahlung – Kohle/Salzlager
Kupferfeilspäne	= Globalnetzgitter (Doppelkreuzungen und -zonen)
Radium bromatum D1000	= Radioaktive Strahlung

„Wenn man die Ampulle Silicea D60 in die Wabe bringt und einen Rückgang des Zeigers hat, so bedeutet dies das Vorliegen einer geopathischen Belastung. Abbauende Kraftfelder (*Yin*) können mit Leinsamenöl und aufbauende Kraftfelder (*Yang*) mit Calcium Carbonicum D1 bestimmt werden. Der Zeiger wird dabei im Sinne der Grundmessung auf niedere Werte zurückgehen. Silicea D60 ist ein Globalhinweis für jegliche geopathische Belastung. Man kann die geopathische Belastung weiter spezifizieren mit z.B. Radium Bromatum D1000 für eine radioaktive zusätzliche Beeinflussung. Neuerdings ist es auch möglich, atmosphärische Belastungen in Form von sogenannten Gitternetzdoppelzonen mit Cuprum D800 zu bestimmen. Aufgrund der neuesten Erfahrungen scheinen nur diese sogenannten Gitternetzdoppelzonen* als pathogener Faktor infrage zu kommen. Weiterhin kann man elektromagnetische Störfelder von elektromagnetischen Geräten, Maschinen etc. mit Phosphorus D60 feststellen. Wenn eine dieser Belastungen vorliegt, sollten keine Nosoden benutzt werden und auch keine operativen Eingriffe zur Beseitigung von Herden erfolgen. Die Verordnung von Drainage-Mitteln, z.B. Similiaplexe und Beseitigung der belastenden Faktoren ist zunächst ausreichend. Nach 4 Wochen sollte man die Tests wiederholen.

* Eine Beobachtung, die ich nur bestätigen kann. (Der Autor)

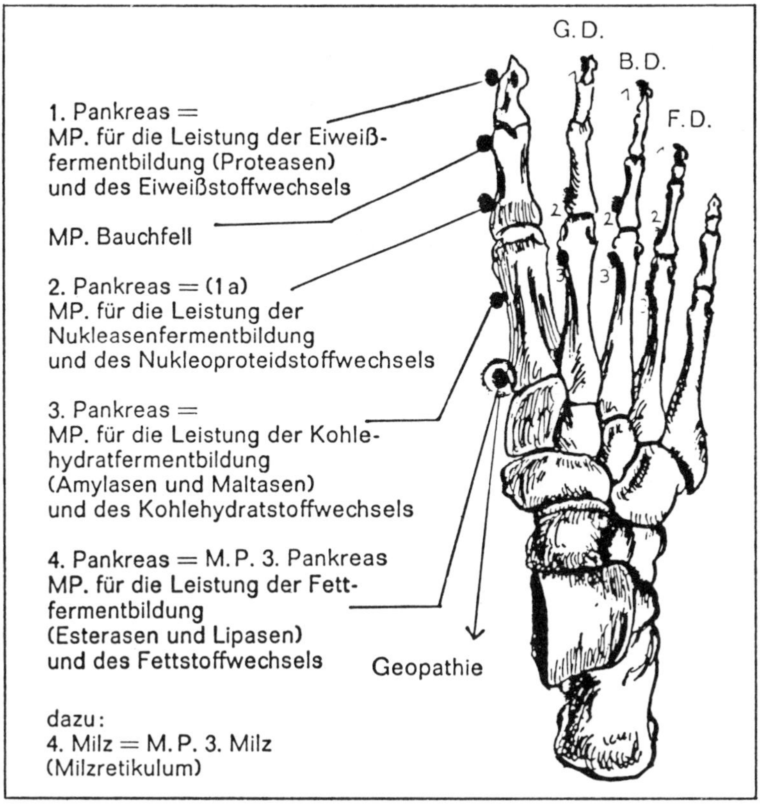

Abb. 28
Meßpunkt zur Feststellung geopathischer Belastung.

Thuja D30 oder Causticum D60 sind ein Globalhinweis für einen *Herd*. Wenn dieser Test positiv ist, kann man diese Substanzen als Filter benutzen, um die beherdeten Organe festzustellen. Es ist auch möglich, den dominanten Herd mit Causticum D400 und den nächstdominanten Herd mit Causticum D200 zu ermitteln. Causticum ist empfindlicher als Thuja, welches jedoch für Anfänger noch weiter Verwendung finden kann. Wenn bei dem Filtertest der Zeiger wieder auf den eingestellten Wert von z.B. 100 Skaleneinheiten zurückschwingt, so hat man das beherdete Organ gefunden."

(aus Vega-Mitteilungen)

Zur BFD führt Dr. Dr. Schimmel aus:

„Wir fanden, daß Akupunkturpunkt – Pankreas 4 = 3. Meßpunkt Pankreas nach Voll – bei geopathischen Belastungen immer bei Anwendung von Testsubstanzen im Sinne eines Resonanzeffektes anspricht. Nach Mitteilung eines auf diesem Gebiet erfahrenen Praktikers (P.G. Rademacher, Teningen) kann der gleiche Effekt auch am 4. Milzpunkt = 3. Meßpunkt Milz beobachtet werden.

Das Resonanzphänomen ist an diesen Punkten besonders stark ausgeprägt. Zeigerrückgänge von 85 auf 0 sind keine Seltenheit. Insgesamt diagnostizierten wir in einem Zeitraum von 2 Jahren 620 Patienten mit geopathischen Belastungen. Soweit dies möglich war, wurden unsere Hinweise von Rutengängern nachträglich überprüft und abgesehen von 2 Versagern immer bestätigt. In einem Fall handelte es sich um eine Patientin, welcher für diagnostisch-therapeutische Zwecke Radiojod kurz vorher zugeführt wurde, im anderen Falle trat der Irrtum bei einem leitenden Angestellten eines Atomkraftwerkes auf, welchem vor 5 Jahren bei einem Unfall langlebige radioaktive Substanzen einverleibt wurden. Es ist daher von großer Bedeutung, die Anamnese bei vermutlich geopathisch belasteten Patienten genau abzuklären und auch dafür Sorge zu tragen, daß radioaktive Gegenstände (z.B. Uhren mit Radiumziffern) vor dem Test abgelegt werden. Auch bestätigte sich an unserem Krankengut unsere Vermutung über die Verteilung des Strahlungscharakters bei geopathischen Beeinflussungen:

Ca. 80% *Yin*-Strahlungen (abladend)
Ca. 20% *Yang*-Strahlungen (aufladend)

Demzufolge teilte sich unser Patientengut auf:

Patienten mit geopathisch bedingter *Yin*-Strahlung	496 = 80%
Patienten mit geopathisch bedingter *Yang*-Strahlung	124 = 20%
Gesamt	620 = 100%

Wegen des häufigen Vorkommens von zusätzlich geopathisch bedingten radioaktiven Belastungen im Raume Baden-Baden wurde unser Patientengut nochmals in 2 Gruppen aufgeteilt:

Baden-Baden und Umgebung	170 = 27,4%
Andere	450 = 72,6%
	620 = 100 %

Von den Patienten im Raume Baden-Baden hatten 68 = 40% radioaktive Belastungen. Von den übrigen Patienten nur 36 = 8%. Bekanntlich haben die Thermalwässer von Baden-Baden eine radioaktive Strahlung. Außerdem wurde im Schwarzwald in der Nähe von Baden-Baden Uran gefunden. Wir vermuten, daß das durchschnittliche Vorkommen von geopathisch bedingten radioaktiven Belastungen bei ca. 8% liegt. – Dies um so mehr, als unser restliches Patientengut (450) aus der gesamten Bundesrepublik ohne besondere örtliche Schwerpunkte kam."

Erfahrungen mit Geopathien und der Vegatest Methode

(Entnommen den Vega Mitteilungen), (gekürzt)

„Zunächst möchte ich einige grundsätzliche Dinge zum Thema Geopathie sagen, die mir sehr am Herzen liegen. Hier handelt es sich um meine persönlichen Erfahrungen, die ich aufgrund des *Vegatest*-Verfahrens durch viele, immer wieder durchgeführte und kontrollierte Messungen erhalten habe. Diese Ergebnisse sollten Sie nachprüfen und entweder bestätigen oder widerlegen ..., denn obgleich das Rutengehen sicherlich eine alte Kunst ist, stehen wir erst am Anfang und jeder von uns sollte durch äußerste Genauigkeit und immer erneute Überprüfung seiner Ergebnisse bereit sein, neue Meßmethoden und Erkenntnisse zu sich selbst vordringen zu lassen, ohne bewährte alte Methoden zu vergessen.

Denn alles fließet – ist im Fluß. Wahrheiten von gestern werden zum Unsinn des Morgen.

Wir haben gelernt, daß man mit Silicea D60 bestimmen kann, ob ein Mensch geopathisch gestört ist oder nicht.

Im *Vegatest*-Verfahren geht das so vor sich, daß man das Gerät auf 100 Skaleneinheiten (SE) einstellt und Silicea in die Wabe eingibt. Geht der Zeiger danach nicht mehr auf 100 SE, dann ist der Betreffende geopathisch gestört. Je weiter der Zeiger zurückbleibt, um so stärker ist die Störung.

Die Rutengänger testen in dieser Weise, daß sie einem Menschen, von dem sie annehmen, daß er gestört ist, Silicea D60 in die Hand geben. Danach darf die Rute nicht mehr ausschlagen.

Durch viele Messungen habe ich jedoch festgestellt, daß der Test mit Eisenfeilspänen empfindlicher und umfassender ist.

Hier handelt es sich einfach um die umgekehrte Frage, nämlich: liegt der Patient frei?

Im *Vegatest*-Verfahren genau der gleiche Vorgang: Zeigerstand auf 100 SE-Eisenfeilspäne in die Wabe – geht der Zeiger nicht mehr auf 100 SE – Patient ist frei!

Logischerweise müßte es beim Rutengänger so aussehen: Patient bekommt Eisenfeilspäne – die Rute spricht nicht mehr an – Patient frei!

Ich habe anfangs beide Messungen gemacht, zur Kontrolle, denn logischerweise dürfen bei gleichen Patienten nicht beide Tests positiv ausgehen, nämlich so

1.) Silicea ja
2.) Eisenfeilspäne ja

oder auch nicht so;
beide Tests negativ, nämlich:

1.) Silicea nein
2.) Eisenfeilspäne nein.

Trotzdem tritt öfter der Fall ein, daß wir eine widersprüchliche Aussage bekommen. Praktisch sieht das so aus im *Vegatest*-Verfahren:

Wir geben Silicea D60 in die Wabe, der Patient spricht nicht an, d.h. Zeiger bleibt auf 100 SE.

Das würde eigentlich bedeuten, Patient liegt frei.

Jetzt aber geben wir zur Gegenkontrolle Eisenfeilspäne in die Wabe und jetzt müßte der Patient, da er auf Silicea nicht anspricht, auf Eisenfeilspäne ansprechen. Was ja bedeutet, daß er freiliegt.

Nun passiert aber manchmal folgendes.

Der Patient spricht, obgleich er auf Silicea nicht angesprochen hat, nicht auf Eisenfeilspäne an.

Nun sind wir natürlich verwirrt. Wir zweifeln an unserer Fähigkeit oder an der Zuverlässigkeit unserer Testsubstanzen.

Des Rätsels Lösung ist aber sehr einfach. Der *Patient hat* einen gestörten Bettplatz, aber ist durch irgendwelche „mildernden Umstände" gut kompensiert. Mehrere Faktoren spielen dabei eine Rolle. Drei davon liegen in der Person des Patienten selbst.

1) *Die Konstitution,* (das ist die Summe der ererbten Faktoren) die Voraussetzung ist für seine

2) *Disposition*, seine erworbene und ererbte Neigung zu bestimmten Krankheiten, Vorlieben, Verhaltensweisen.
3) *Die Exposition*, das sind die Dinge, denen wir uns ständig aussetzen bzw. denen wir ausgesetzt werden.

Das bedeutet, daß wir unsere mehr oder weniger guten Systeme haben, mit denen wir den Faktor Geopathie sehr wohl umwandeln und kompensieren können.

Je schlechter die Konstitution,
je stärker die Disposition,
je massiver die Exposition,
desto schlechter können wir, kann unser System kompensieren. Das betrifft unser gesamtes System – Körper, Seele, Geist – das, was nun einmal unsere Persönlichkeit ausmacht.

Es gibt auch die Möglichkeit, daß der Patient Medikamente einnimmt, die den Faktor Geopathie ein bißchen kompensieren, z.B. die Mistel, Silicea, Tranquilizer, Schlafmittel* usw. Fast jedes Medikament kann unsere Aussage verfälschen – besonders auch homöopathische Medikamente. Fragen Sie immer, ob Ihre Testpersonen Medikamente einnehmen und bitten Sie sie, diese drei Tage mindestens vorher abzusetzen (natürlich keine Schilddrüsen-, Herz- und Insulinmittel, d.h. niemals lebensnotwendige Medikamente absetzen lassen).

Aber besonders homöopathische Medikamente korrigieren den Faktor Geopathie, werden aber oft vom Patienten nicht abgesetzt, da sie nicht als Medikamente angesehen werden. Dazu zählen auch Dinge aus dem Reformhaus, z.B. Brennessel, Silicea-Pflanzen, die auf geopathisch gestörten Plätzen gedeihen, helfen oft Schädigungen zu beseitigen, die durch

* Alkohol (Der Autor).

Geopathie entstanden sind. Außerdem ist die Sensibilität der Menschen recht verschieden. Wenn Sie am Patienten messen, müssen Sie wissen, daß Sie nur *das* messen, was der Patient sozusagen nicht in der Lage ist, abzubauen. Am genauesten ist die Messung sicherlich morgens, wenn der Patient gerade aus seinem gestörten Bett kommt.

Wenn Sie einen gut kompensierten Patienten haben, der noch außerdem vernünftig lebt, keinen zu ungesunden Arbeitsplatz hat, der ihn zu ständigem Sitzen zwingt, der noch dazu durch einen geschickten Therapeuten gut eingestellt ist, so werden Sie kaum feststellen, daß der Test über Silicea allein aussagekräftig ist.

Der Test über Eisenfeilspäne ist präziser.

Wenn Sie also festgestellt haben:

Der Patient *ist* gestört, obgleich er nicht auf Silicea anspricht, dann ist also die Frage, ob man ihn umlegen muß. Die Antwort lautet eindeutig: Ja!

Nach meinen Messungen braucht er nur nicht umgelegt werden, wenn er im *Vegatest*-Verfahren auf Eisenfeilspäne anspricht. Nach allem, was ich bis jetzt weiß, ist er dann frei oder so gut kompensiert, daß er die Geopathie, auf der er liegt, gut verkraftet.

Das heißt aber nicht, daß das ein Leben lang so bleiben muß.

Auch dieser Mensch kann in Situationen kommen, die seine natürlichen Widerstandskräfte schwächen und seine Kompensation zusammenbrechen lassen, so daß er viel weniger an sogenannter Strahlung verkraften kann.

Am wenigsten können Krebskranke kompensieren. Sie nehmen alles auf und können am schlechtesten wieder abgeben, d.h. fast überhaupt nicht mehr kompensieren.

Ich habe sehr oft gesehen, daß man bei Patienten, die anfangs zu uns kamen, relativ hohe Störungen des

Schlafplatzes feststellen konnte. Nach einiger Zeit gezielter Therapie waren diese fast nicht mehr nachzuweisen und dieser Zustand hielt auch dann an, wenn sie drei Monate nicht therapiert wurden.

Aber oft war auch die Störung wieder meßbar bei allgemeiner, höherer, atmosphärischer Belastung, bei Hochwasser usw. oder bei persönlicher Belastung, Streß, Grippe, seelischer Belastung, Depressionen usw.

Sie sehen also, das gleiche Individuum kann ganz unterschiedlich reagieren, bei gleichem Schlafplatz, bei geänderter Disposition und Exposition.

Noch etwas liegt mir sehr am Herzen. Ich weiß, daß Sie alle, die sich mit diesen Problemen befassen, sich unheimlich abmühen, mit viel Verantwortungsgefühl und unter größtem persönlichen Einsatz, versuchen zu helfen.

Aus diesem Grunde tut es mir immer wieder sehr leid, wenn die Patienten nicht bestätigen können, daß es ihnen so gravierend besser geht nach Sanierung des Schlafplatzes.

Wenn ein Mensch schon sehr krank geworden ist auf einem schlechten Bettplatz, wenn er schon lange dort gelegen hat, wenn er schon nicht mehr so ganz jung ist, und wenn er schon viele Medikamente geschluckt hat, werden Sie kaum eine durchgreifende Veränderung oder gar Heilung erwarten können. Dieser Mensch muß eine Therapie bei einem Naturheilarzt oder Homöopathen haben, am besten eine Nosodentherapie! Wenn Gifte erst einmal an die Zelle gebunden sind, kann man diese nicht lösen, indem man nur den Bettplatz wechselt. Dies geht höchstens noch bei relativ jungen und nicht zu sehr geschädigten Menschen!

Der sanierte Bettplatz ist nur eine Voraussetzung, um eine Therapie überhaupt erst einmal sinnvoll zu machen.

In vielen Fällen hat der Patient doch trotz der Sanierung des Bettplatzes gar nicht mehr die Kraft, die durch Jahre entstandene Krankheit abzuschütteln, d.h. es sollte eine homöopathische Behandlung anschließend gemacht werden, und zwar von mindestens sechs Monaten Dauer.

Man sollte den Leuten sagen, daß Krankheit, die jahrzehntelang an ihren Kräften gezehrt hat, nicht allein durch Wechsel des Bettplatzes oder durch ein paar Nadeln ins Ohr oder sonstwohin oder eine Spritze oder zweimaliges Handauflegen geheilt werden kann, sondern, daß die Wiedererlangung der Gesundheit oft ein mühsamer Weg sowohl für den Patienten als auch für den Therapeuten ist. Der Weg der kleinen Schritte – sozusagen. Aber es lohnt sich, ihn zu gehen, denn *nach* der Sanierung des Bettplatzes und einer gezielten homöopathischen Therapie gibt es fast immer, wenn nicht in jedem Fall, Heilung, zumindest tiefgreifende Besserung. Wenn Sie das dem Patienten unbedingt klar machen, sparen Sie sich und ihm sehr viele Enttäuschungen und Frustrationen.

Konstitution – Disposition – Exposition: Gesundheit ist ein labiles Gleichgewicht, es gibt keinen gesunden Menschen, nur mehr oder weniger gut kompensierte!!

Sogenannte gesunde Menschen sind nur gut kompensiert, d.h. solange der Körper imstande ist, mit den ihm zur Verfügung stehenden Systemen seine körpereigene Energie zu erhalten und immer noch neue hinzuzugewinnen, hat der Mensch kaum Krankheitssymptome.

Selbst frische Wunden tun nicht weh, wenn kein Stau vorhanden ist. Auflösung von Stau bedeutet Auflösung von Schmerz, Wiederherstellung des Kompensationsvermögens, Wiedererlangen der sogenannten Gesundheit.

Ändern Sie die Geopathie, die Lebensgewohnheiten, das Essen, eventuell den Arbeitsplatz, den Partner usw. Und vor allem, geben Sie nicht gleich auf, wenn es nicht sofort auf Anhieb gelingt. Wir alle müssen erst wieder anfangen, zu lernen, umzudenken – und auch hier gilt:
Der Weg der kleinen Schritte!

Ingeborg Mai
Heilpraktikerin
Friedrich-Naumann-Straße 71
3400 Göttingen

Abb. 29
Eine Patientin bei der Rundummessung. Die Patientin steht auf je einer Fußelektrode. In jeder Hand hält Sie eine weitere Elektrode und ein Kontaktband ist um die Stirn geschlungen.

Bei dieser Messung werden Asymmetrien ebenso wie energetische Blockaden sicher entlarvt. Am Ende einer jeden Therapie müssen sich normale Werte einstellen.

Bei der Diagnose der Geopathien leistet diese Methode hervorragende Dienste.

Ein Patient, der verstrahlt ist, erbringt bei dieser Messung fast nie normale Werte, sondern stets typische Abweichungen. ▶

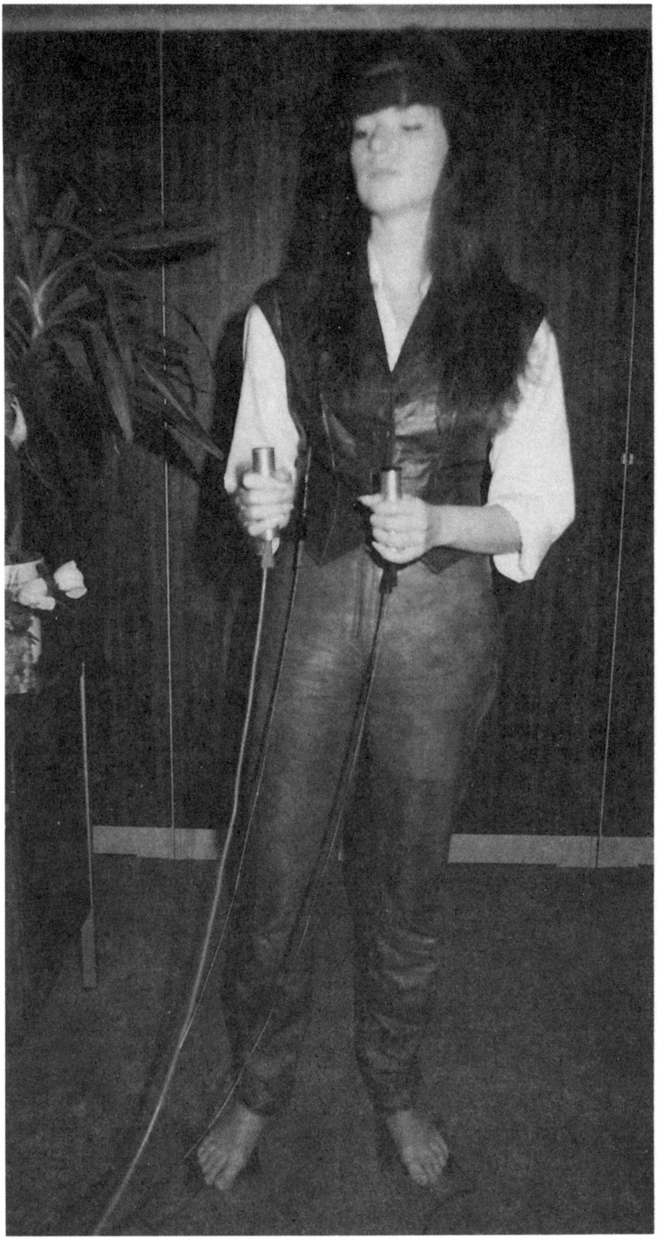

▶ Abb. 29

Die Rundummessung

Bei dieser Methode wird der Patient an mehrere großflächige Elektroden angeschlossen. Die große Kontaktfläche gewährleistet, daß mindestens einer oder mehrere Akupunkturpunkte erfaßt werden. Der Patient steht mit jedem Fuß auf einer Elektrode, er hält in jeder Hand eine und um die Stirn wird ein Kontaktband gelegt.

Liegt nun eine energetische Blockade durch lang anhaltenden Erdstrahleneinfluß vor, so sind folgende signifikante Abweichungen der Meßwerte festzustellen.

Normalerweise liegen alle Meßwerte zwischen den Extremitäten bei dem von mir verwendeten Gerät zwischen den Skalenwerten 80 und 90. Die Werte zwischen den Füßen und den Händen liegen auch bei geopathischer Belastung oft noch weitgehend in diesem Bereich, allenfalls bei 70 und mehr.

Die Werte zwischen Stirn und Händen dagegen weichen bei Geopathien erheblich ab. Hier ergeben sich Skalenwerte zwischen 10 und 60! Das bedeutet einen erheblich höheren Innenwiderstand und führt zu dramatischen Fehlsteuerungen der Schilddrüse oder der Hypophyse. Diese schon an sich zu niedrigen Werte sind oft links und rechts asymmetrisch oder sinken während der Messung weiter um 10 oder mehr Skalenwerte ab. Im Laufe der Therapie der Geopathie kann dann ein ständiges Wiederansteigen dieser Werte festgestellt werden, parallel zu den absinkenden Strahlenwerten der Biotensor-Messung.

Werte zwischen 80 und 90 sind als normal zu bezeichnen. (Siehe Abb. 30) Hier in diesem Beispiel fallen auf: Der Wert unter 2 = 34 und der Wert unter 6 = 42. Diese Werte sind signifikant zu niedrig und typisch für energetische Blockaden bei Geopathien.

Der nach unten zeigende Pfeil soll anzeigen, daß während der Messung der Wert noch laufend absank, was als besondere Regulationsschwäche gedeutet werden kann.

Taste 1 = T1	Hand li = B4 – Hand re = B5	—	+
Taste 2 = T2	Stirn li = B2 – Hand li = B4	+	—
Taste 3 = T3	Hand li = B4 – Fuß li = B6	—	+
Taste 4 = T4	Fuß li = B6 – Fuß re = B7	+	—
Taste 5 = T5	Hand re = B5 – Fuß re = B7	+	—
Taste 6 = T6	Stirn re = B3 – Hand re = B5	—	+
Taste 7 = T7	Hand li = B4 – Hand re = B5	—	+

1 91	4 86	7 91	path. rot
2 34↓	5 88	Geo 8	
3 85	6 42↓	Vita 60%	

VEGATEST
Abb. 30
Vegatest
Diagramm zur Rundummessung

Die oben festgestellte Kombination der Abweichungen weist meist auf eine erhebliche Mitbeteilung der Schilddrüse hin. GEO 8 bedeutet, daß der Patient mit 80% der denkbar höchsten Verstrahlung belastet war. Vita 60% stellt die derzeitige Lebenskraft des Patienten dar. (Beides mental ermittelt).

Der Dr. Aschoff Bluttest
nach Originalunterlagen von Dr. Aschoff zusammengestellt

„Der Tag wird noch kommen,
wenn man einen Tropfen Blut nimmt und mit seiner Hilfe den Zustand eines jeden Körpers diagnostizieren kann.
Blut ist das Kriterium,
durch das fast alle Krankheitszustände,
die im Organismus bestehen, aufgedeckt werden können."

Edgar Cayce
† 1945

„Zu dieser Untersuchung wird das Blut genau so abgenommen, wie wir es für die Blutuntersuchungen nach von Brehmer gewohnt sind. Das Blutpräparat wird auf einem Apparat getestet, den ich zuvor kurz beschreiben muß:

Der Apparat ist ein elektro-magnetischer Schwingkreis, der von Herrn Kepper kontruiert wurde. Er besteht aus zwei Magnetkernspulen und einem Kondensator mit bestimmter Schaltung. Die Seite mit der Spule bezeichnen wir als magnetische Seite, die Kondensatorenseite als elektrische Seite des Gerätes.

Treffen auf einen derartigen Schwingkreis elektromagnetische Impulse, so gerät er selbst in Schwingungen, bleiben die Impulse bestehen, so ist auch die von dem Schwingkreis ausgehende Schwingung eine fortdauernde. Hören die Impulse auf, so kommt auch der Schwingkreis zur Ruhe.

Legt man auf einen solchen Schwingkreis, der strahlungsfrei aufgestellt ist, ein Blutpräparat, so lassen sich über dem Schwingkreis fortlaufende Rutenausschläge erzielen, wodurch offenbar wird, daß das

Blutpräparat Impulse aussendet, die den Schwingkreis erregen. Die von dem Schwingkreis ausgehenden Wellen können dem Bau des Schwingkreises entsprechend nur elektro-magnetischer Natur sein. Die Rutenausschläge über dem Schwingkreis werden also durch elektro-magnetische Schwingungen ausgelöst. Wir beobachteten nun an Hand von tausenden von Untersuchungen, daß es beim Blut zwei Möglichkeiten gibt, in der das Blut den Schwingkreis erregen kann. Entweder erregt das Blut den Schwingkreis, wenn man es auf die Spulen- oder magnetische Seite legt, oder im anderen Fall, wenn man es auf die elektrische oder Kondensatorenseite des Gehäuses legt. Demgemäß bezeichnen wir das Blut entweder als elektrisch oder magnetisch.

Dabei stellten wir folgende Zusammenhänge fest:

Die Träger von elektrisch schwingendem Blut lebten ausnahmslos auf geopathischen Reizstreifen. Weiter stellten wir fest, daß in jedem elektrischen Blut mehr oder minder stark Stäbchen der Siphonospora vorhanden waren. In weiteren Versuchen, bei denen wir bei den Trägern von elektrischem Blut die geopathischen Reizstreifen ausschalteten, konnten wir sehen, daß, nach der Beseitigung der geopathischen Reize, das vorher elektrische Blut magnetisch wurde und vielfach der Befall mit Siphonospora auffallend zurück ging. Wir vermuten daher eine Abhängigkeit des Siphonospora-Befalles von geopathischen Reizstreifen.

Das elektrische oder magnetische Verhalten des Blutes ist deshalb nach unserer Auffassung ein Kriterium dafür, ob Reizstreifeneinwirkung und im Zusammenhang damit auch Dyskrasie vorliegt oder nicht.

Es ist deshalb auch nach unserer Auffassung die Blutuntersuchung nach von Brehmer unerläßlich zur Krebsfrühdiagnose, die Untersuchung auf den elektromagnetischen Zustand unerläßlich zur Feststellung, ob augenblicklich Einfluß von geopathischen Reizstreifen besteht.

Die durch das Blutpräparat hervorgerufene Schwingung des Schwingkreises kann vorläufig nur durch die Schwingung der Wünschelrute dargestellt werden, jedoch sind wir bei der Arbeit und hoffen, die auftretende Schwingung physikalisch sichtbar machen zu können. Bei der weiteren Arbeit stellte es sich heraus, daß die von dem Blut induzierte Schwingung umso größer war, je stärker der krankhafte Befund war. Mit der Besserung der Krankheit nimmt auch die induzierte Schwingung des Blutes ab. Da wir festgestellt haben, daß die Schwingung am eingetrockneten Blut genau so wie am frischen Präparat nachweisbar ist, habe ich sämtliche Blutpräparate aufbewahrt. Ich habe auf diese Weise eine Blutkartei meiner Patienten angelegt, die die jeweilige krankhafte Schwingung zum Zeitpunkt der Blutabnahme zeigt. Vergleichend können wir dann bei neuentnommenem Blut eine Besserung oder Verschlechterung feststellen."

Später konnte dann Dr. Aschoff statt der Rute ein Meßgerät einsetzen. Er führt dazu wie folgt aus*:

„Wie in meinen Vorträgen von 1954–56 mitgeteilt, konnten wir bereits damals die Schwingung von Blut und Medikamenten auf einem elektromagnetischen Schwingkreis demonstrieren und auf diese Weise zur Diagnosestellung, zur richtigen Mittelwahl und zur Therapiekontrolle einsetzen.

Damals war zu dieser Demonstration ein Rutengänger sozusagen als Anzeigeinstrument erforderlich.

* Nach wie vor ist allerdings der „Mensch" als Indikator erforderlich. (Der Autor)

1975 hatten Morell und Rasche in Baden-Baden mitgeteilt, daß sie die Schwingung von Medikamenten mit einem Sender drahtlos auf den Patienten übertragen und die Einwirkung derselben auf den Patienten vermittels Elektroakupunkturmessung nachweisen können.

Das veranlaßte mich, im August 1976 mit dem von uns 1953 benutzten Schwingkeis, der physikalisch gesehen auch ein Sender war, die damals gemachten Versuche ohne Rutengänger nachzuvollziehen.

Dabei machten wir die überraschende Feststellung, daß jeder Mensch empfindlich und in Sekundenschnelle – wie ein Rutengänger – auf die Übertragung der elektromagnetischen Schwingung des Blutes, der Medikamente, und die Einwirkung von Reizzonen reagiert, zwar nicht mit einem Rutenausschlag, aber dafür physikalisch meßbar durch Erhöhung der Widerstandswerte an chinesischen Akupunkturpunkten.

Aufgrund dieser Feststellung konnten wir die damaligen Ergebnisse mit Hilfe einer Widerstandsmessung an wenigen Akupunkturpunkten, nämlich 10, vollständig bestätigen.

Ich benutzte zu diesen Messungen einen Ohmtester, dessen Tastelektrode elektrisch kontrolliert auf Druckkonstanz gebracht werden kann. Nach meinen Beobachtungen ist dieser Ohm-Tester zur Feststellung der geschilderten Art besser geeignet als die Mehrzahl der auf dem Markt befindlichen Elektroakupunkturgeräte.

Es scheint mir überhaupt notwendig zu sein, unsere diagnostischen Geräte und Verfahren möglichst zu vereinfachen und zu verbilligen.

Die Einwirkung der elektromagnetischen Schwingungen des Blutes auf eine Person wird dadurch erkennbar, daß wenige Sekunden nach Auflage eines Blutpräparates auf den Schwingkreis bei einer Versuchsperson die vorher normalen Meßwerte an 10 Akupunkturpunkten aus dem Bereich von 30–50 Kilo-Ohm auf erhöhte Werte, teilweise bis 500 Kilo-Ohm ansteigen. Diese Person kann in vielen Fällen der Patient selber sein.

Die Einwirkung des Blutes auf eine Versuchsperson – nach Auflage des Blutes auf den Schwingkreis – läßt sich nicht nur in dem betreffenden Raum, sondern durch mehrere Räume, selbst bei geschlossenen Türen, feststellen. Auch nach Verkleidung einer Tür durch Alufolie war die Einwirkung noch meßbar.

Die geschilderte Einwirkung des Blutes erfolgte jedoch, wie 1954 mitgeteilt und 1976 erneut bestätigt, nur von einer Seite des Schwingkreises aus. Erfolgt nach Auflegen des Blutes auf die Spulen-Seite des Schwingkreises keine Änderung der Widerstandswerte bei der Versuchsperson, so muß das Blut auf die Kondensator-Seite gelegt werden.

Auf einer der beiden Seiten erfolgt in jedem Fall eine Änderung. Erfolgt sie, so muß das Blut auf dieser Seite zur Messung belassen werden. Diese Seite gibt uns aber gleichzeitig schon einen Hinweis darauf, ob Reizzoneneinwirkung vorliegt oder nicht."

Bio-Elektronik nach der Methode Vincent

Bei der bio-elektronischen Diagnostik handelt es sich um ein Spezialverfahren zur *Früherkennung der Tendenzprozesse* von Krankheiten. Das Diagnose-System baut auf die Erkenntnisse des franz. Forschers Louis Claude Vincent auf, der zuerst erkannte, daß drei Meßwerte – pH – rH2 – r – repräsentativen Charakter für das *Terrain eines Organismus* haben.

Anhand von neun Meßergebnissen, d.h. Dreifach-Messungen von Blut, Speichel und Urin läßt sich erkennen, ob wir es mit einem gesunden oder kranken Organismus zu tun haben. Die Bio-Elektronik nach Vincent ist somit eine echte diagnostische Methode zur Erkennung aller Abweichungen von der idealen Gesundheit und zur *Verlaufskontrolle angewandter Therapien,* im biologischen wie im physikalischen Sinne.

Bei entsprechender Einarbeitung wird der Therapeut sichere Hinweise auf vorliegende Geopathien erhalten.

Das Verfahren ergibt weiter eindeutige Hinweise auf eine Präcancerose, was generell die Überweisung des Patienten zum Geopathologen veranlassen sollte.

Vergleichsuntersuchungen der bioelektronischen Messungen, welche seit über 20 Jahren von Prof. Vincent, den Ärzten Bosson, Mangez, Sevaux, De Tymowsky, Bader, Lecussan, Picard aus Moulins und Martial in Frankreich sowie von mehreren medizinischen Laboratorien in Paris, Valence, Tournon, Toulon, Toulouse sowie von Dr. Lefèvre in Brüssel, Dr. Crétallaz (Direktor des Forschungsinstituts für angewandte Biologie in Genf) sowie aus der Bundesrepublik die Ärzte Morell, Prinz, Teichmann und andere mehr sowie noch eine Reihe von Ärzten aus anderen Ländern, Untersuchungen, welche an Blut, Speichel und Urin gesunder und krebskranker Personen durchgeführt worden sind, führten zu folgenden Feststellungen:

1. Bei jungen erwachsenen Menschen im Zustand absoluter Gesundheit liegen die pH- und rH_2-Werte für Blut und Harn sehr dicht beieinander. Der Harn scheidet die Blutschlacken, den Überschuß an Säuren aus den Nahrungsmitteln sowie den Überschuß an mineralischen oder organischen Elektrolyten aus, da-

mit die physikalischen und chemischen Werte des Blutes beständig bleiben (pH: 7 bis 7,2, rH_2: 21 bis 23, r: 190 bis 220). Der spezifische Widerstand des Harns ist sehr gering (25 bis 30 Ohm), was zeigt, daß die verschiedenen überschüssigen Elektrolyten fast vollständig durch die Nieren ausgeschieden werden.

2. Wenn eine Entwicklung zum Krebs hin stattfindet*, tritt allmählich eine sehr auffallende Abweichung zwischen den Blut- und Harnfaktoren ein. Diese Veränderungen zeigen, daß bei zunehmender Azidität und steigendem Reduktionsvermögen sowie ständig zunehmendem spezifischen elektrischen Widerstand des Harns aufgrund der mangelhaften Elektrolytenausscheidung durch den Harn, das Blut im Gegenteil zunehmend alkalischer und oxidierter wird und sein spezifischer elektrischer Widerstand aufgrund der Überlastung durch Elektrolyten ständig abnimmt.

3. Ein solcher Vorgang entspricht einer Nierendysfunktion, d.h. einer Verringerung des Filtrationsvermögens der Niere. Diese kann die normale Ausscheidung der Blutschlacken und Blutelektrolyten nicht mehr gewährleisten, und es tritt eine Umkehrung der Elektroosmosevorgänge in der Niere ein. Es bildet sich ein Überschuß an Elektrolyten im Blut, welcher zur Verringerung des spezifischen elektrischen Widerstandes führt, und folglich, wie wir schon gesehen haben, zu einer Erhöhung des osmotischen Drucks in den Geweben. Hier setzen, wie wir noch sehen werden, allmählich die anormalen Mitosen ein, welche einer Polaritätsumkehrung zwischen Kern und Zytoplasma entsprechen.

* Nach unserem Verständnis gleichbedeutend mit geopathischer Belastung.

4. Die Verwendung von Speichel spielt eine wichtige Rolle sowohl bei der Frühdiagnose von Krebs, wie in den verschiedenen Stadien seiner Entwicklung.

Herrn Professor Zambrini aus Mailand kommt der Verdienst zu, als erster an die Verwendung des Speichels gedacht zu haben (von 1930 bis ungefähr 1950), wobei er sich jedoch auf die Messung seines pH-Wertes beschränkte. Es war ihm dabei gelungen, mit einem gewissen Erfolg einen Tuberkulosezustand von einem Krebszustand zu unterscheiden, dabei war ersterer sauer und letzterer alkalisch. Tausende von Messungen wurden durchgeführt, ein Werk darüber veröffentlicht und schließlich ein Briefwechsel mit Professor Vincent geführt. Diese Annäherungsmethode berücksichtigte aber nicht genug Faktoren und enthielt zahlreiche Mängel und Fehler, die leicht durch die Bioelektronik erklärt werden können.

Hingegen hat die Technik der Bioelektronik, die für die Messung der drei Faktoren im Speichel angewendet wurde, genaue und zugleich treffsichere Ergebnisse für die verschiedenen pathologischen Zustände ergeben.

Bei den Karzinomen ist die Entwicklung des Speichels teilweise vergleichbar mit der des Harns und verläuft teilweise in entgegengesetzter Richtung. Während bei gesunden Personen der Speichel
— einen geringeren pH-Wert (6,5 statt 7,1) als das Blut;
— den gleichen rH_2-Wert (22) wie das Blut;
— einen geringeren spezifischen elektrischen Widerstand als das Blut (r: 140 statt 210, d.h. ein Drittel weniger) hat, hat der Speichel der Krebskranken
— einen pH-Wert, der zunehmend alkalischer wird, und bei dem des Blutes liegt, bei irreversiblen Fällen sogar wesentlich darüber;
— einen rH_2-Wert, der mit fortschreitender Vergiftung des Terrains zunehmend oxidierter wird (bis zu 6 oder 8 rH_2-Einheiten in Extremfällen);

— einen zunehmend höheren spezifischen elektrischen Widerstand, der um $^7/_{10}$ höher liegen kann als der des Speichels einer Person im perfekten Gesundheitszustand, und folglich einen doppelt so hohen Wert erreichen kann, als der, welcher im Blut bei irreversiblem Krebs gemessen wurde.

Im Endeffekt sieht es so aus, als würde der Speichel, der von den Speicheldrüsen ausgeschieden und ständig in das Verdauungssystem abgesondert wird:
— zunehmend alkalischer und oxidierter, was einem günstigen iono-elektronischen Gleichgewicht des Verdauungssystems entgegenwirkt, welches nur in einem saueren und reduktionsfähigen Milieu vernünftig arbeiten kann;
— zunehmend weniger Elektrolyte enthalten (d.h., daß eine unzureichende Elektrolytausscheidung stattfindet, was für die Assimilation im Darm und den gesamten Haushalt schädlich ist), so daß dessen (des Speichels) spezifischer elektrischer Widerstand folglich nur zunehmen kann, während der des Blutes abnimmt.

Man kann daraus schließen, daß bei Krebs:
— einerseits eine Nierendysfunktion vorliegt (Anomalie der bioelektronischen Werte des Harns, die sich zunehmend in entgegengesetzter Richtung zu denen einer gesunden Person verändern);
— andererseits aber auch eine Dysfunktion der Speicheldrüsen mit folgenden Anomalien vorhanden ist:
a) die pH- und rH_2-Werte des Speichels nehmen in der gleichen Richtung wie die des Blutes zu und liegen im Extremfall sogar darüber;
b) der spezifische elektrische Widerstand des Speichels (wie der des Harns) entwickelt sich in entgegengesetzter Richtung zu dem des Blutes, d.h. daß die Werte mit der Krebsprogression ständig zunehmen.

Für die ärztliche Praxis ergeben sich aus diesen

Feststellungen für die Krebsvorsorge höchst interessante Aspekte, denn es wird nun möglich sein, eine zeitsparende und billige Methode für Reihenuntersuchungen anzuwenden, indem einfache Messungen mit Hilfe des Bioelektronimeter Vincent auf Speichel ($2\ cm^3$) und Harnproben ($5\ cm^3$) vorgenommen werden. Da diese Messungen harmlos sind – was bei häufigen Blutentnahmen nicht der Fall wäre – können sie täglich zur gleichen Stunde wiederholt werden, und somit kann eine fast lückenlose Kontrolle des biologischen Zustandes erreicht werden.

Es ist jedoch unerläßlich, während der ersten Untersuchung des Patienten neben Speichel und Harn auch die Blutwerte zu messen. Speichel- und Harnwerte reichen dann aus, um die Entwicklung des „Terrains" und die Auswirkung der verordneten Therapie zu überwachen. Während einer langwierigen Krankheit wird man sich damit begnügen, je nach Schweregrad der Krankheit oder Auftreten von Krisen, die Blutwerte alle 8 bis 14 Tage zu messen, während die Werte für Speichel und Harn täglich gemessen und in ein Diagramm eingetragen werden.

Wenn bei der Reihenuntersuchung eine Person gestörte Werte für Harn und Speichel aufweist, müssen natürlich sofort die Blutfaktoren gemessen werden, denn sie allein bieten die Möglichkeit, sich ein endgültiges Urteil zu bilden. Übrigens ist dieses Verfahren sehr sicher, wenn man die mathematische Berechnungsmethode von Professor Vincent zur „energetischen Quantifizierung" anwendet. Die Grundsätze dieser Methode, die zu einer echten „Biometrie des Menschen" des biologischen Terrains führt, wurde im November 1971 anläßlich des Internationalen Akupunkturkongresses in Baden-Baden vorgetragen.

Diese Methode ist für den Praktiker – wegen der großen Möglichkeit, die sie bietet – ein unübertroffe-

BIO-ELEKTRONIK nach der Methode **VINCENT**

Prinzip: 9 Meßergebnisse durch 3-fach-Messung der Substanzen:

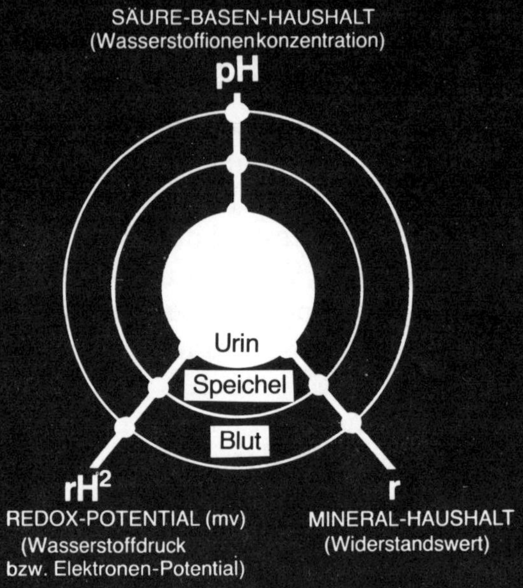

Beispiel einer Veränderung der Meßwerte bei voller Gesundheit/Präkanzerose/ Krebs manifest

		pH			rH^2			r	
Blut	7,1	7,5	7,78	22	26	28,6	210	160	131
Speichel	6,5	7,15	7,4	22	27,8	30,3	140	210	268
Urin	6,8	5,5	4,4	24	24	18,1	30	70	143

Signifikanz bei Krebs:
r bei Blut immer kleiner (210 → 131) = zuviel Mineralstoffe im Blut
r bei Urin immer größer (30 → 143) = zu geringe Ausscheidung an Mineralstoffen.

Abb. 31
Bio-Elektronik nach der Methode Vincent

nes Arbeitsinstrument. Es ist nicht unsere Aufgabe, diese Methode hier näher zu beschreiben. Sie wird aber noch in Form einer gedruckten Berechnungsanleitung veröffentlicht werden, mit deren Hilfe es möglich sein wird, mit absoluter Sicherheit eine mathematische Einstufung des „Terrains" vorzunehmen, das durch die neun gemessenen Faktoren definiert wird (3 Faktoren für das Blut, 3 für den Speichel und 3 für den Harn). Letzten Endes wird diese Methode den Ärzten eine globale und endgültige Interpretation des Terrains bieten, da sie sich auf Zahlen stützt und so nicht subjektiv ist. Sie fußt auf der Berechnung der verschiedenen konstituierenden elektro-magnetischen Elemente (Potential, Intensität, positive Energie) der bioelektronisch untersuchten menschlichen Maschine.

Eine Gleichung der Energiebeziehungen der verschiedenen Substanzen $\frac{\text{Blut}-\text{Speichel}}{\text{Harn}}$ zeigt mit sehr großer Deutlichkeit die enormen Verzerrungen oder Anomalien, die beim Krebs beobachtet werden. Das Ergebnis dieser Gleichung variiert nämlich von:

— 0,435 für den perfekten Gesundheitszustand, frei von geopathischer Belastung

— bis zu 4,17 zu Beginn eines reversiblen Karzinoms (d.h. 9,6mal mehr)

— und 19,3 zu Beginn eines irreversiblen Karzinoms (d.h. 44,3mal mehr).

Bislang war im Kampf gegen den Krebs keine Technik in der Lage, eine wissenschaftliche Erklärung für so auffällige Veränderungen der „positiven" (anti-vitalen) Energie zu geben. Das Übermaß an positiver Energie – das auf eine regelrechte „elektrische Verschmutzung" unterschiedlichen Ursprungs zurückzuführen ist*, die sich allmählich verbreitet hat, ist für die Aus-

* Folge der geopathogenen Zonen (teilweise entnommen aus: Theorie und Praxis der Bio-Elektronik „Vincent" – von Lucien Roujon).

lösung der anarchischen Zellproliferation verantwortlich und charakteristisch. Deshalb ist es auch nicht erstaunlich, daß bei lebenden Wesen das Terrain ebenso stark gestört sein kann – nämlich verwest und verfault – wie bei Leichen. Hat man denn nicht schon von Krebskranken im Terminalstadium gesagt, sie seien nur noch wandelnde Leichname?

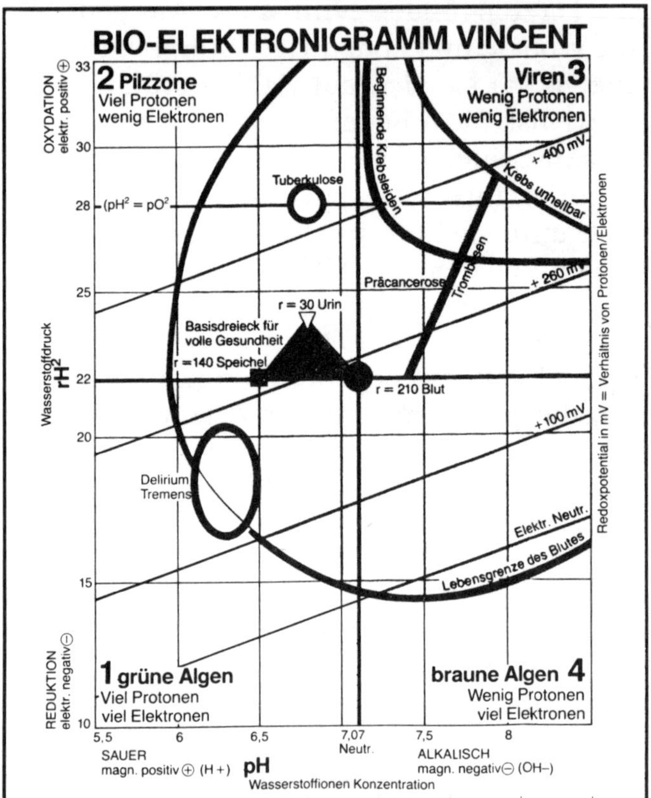

Normwerte	pH	rH²	Ohm r	mV	mA
BLUT	7,1	22	210	236	1,12
SPEICHEL	6,5	22	140	270	1,93
URIN	6,8	24	30	312	10,40

Abb. 32
Bio-Elektronigramm Vincent

Das Terrain bestimmt Tendenzprozesse von Krankheiten und Substanzen

1 Sauer-reduziert
Grüne Algen
Delirium tremens
Zirrhose
Asphyxie
Diabetes (sauer)
Hypertension
Zyanose
Krämpfe
Röteln
Lepra

2 Sauer-oxydiert
Pilze
Lichen
Polio
Tuberkulose
Scharlach
Masern
Pertussis
Gelenkrheuma
Mongolismus
Antibiotika

3 Alkalisch-oxydiert
Geopathie
Viren
Krebs
Thrombosen
Herz-Kreislauf-Krankheiten
Neurosen
Diphterie
Arteriitis
Arthritis (alk.)
Maul- u. Klauenseuche
Tollwut
Wahnsinn
Diabetes (alk.)
Epilepsie
Kretinismus
Multiple Sklerose
Paradontose
Insektizide
Impfstoffe
Pasteurisieren
Chlor, Fluor, Ozon
Pille

4 Alkalisch-reduziert
Braune Algen
Pathogene Keime
Pest
Fleckfieber
Syphilis
Cholera
Pneumonie
Pleuritis
Typhus
Schwachsinn
Karies

Das Georhythmogramm (GRG)
nach Dr. Hartmann

„Mit dieser biophysikalischen Meßmethode wird der elektrische Widerstand (Polarisationswiderstand) von Hand zu Hand einer Testperson über mindestens 20 Minuten gemessen. Dazu drückt die Testperson alle 30 Sekunden zwei runde Handelelektroden kurz und kräftig. In den Pausen werden die Elektroden losgelassen.

Die Kontroll-Person zeichnet die gemessenen Widerstandswerte in ein Diagramm und gibt die 30-Sek.-Zeitanweisung.

Das Widerstands-Meßgerät enthält eine 1,5-V-Batterie. Es fließt ein kleiner Gleichstrom von ca. 100 μA durch den Körper der Test-Person. Erfahrungsgemäß liegt der Widerstandsbereich bei 3–150 kOhm. Die Neutralwerte schwanken um 10 kOhm. Die runden Handelelektroden sind beide aus Messing.

Der Körper des Menschen setzt dem geringen Gleichstrom einen Polarisationswiderstand entgegen. Dieser Widerstand ist Ausdruck der Erregung des vegetativen Nervensystems. Er ist Ausdruck des Gewebszustandes und der Gewebsflüssigkeit. Er ist eine individuelle Aussage über den inneren Zustand des Körpers (Typ und Konstitution) und die äußeren Einwirkungen. Zu den äußeren Einwirkungen zählen z.B.: Der Standort, das Wetter, elektrische Geräte in der Nähe, Baumaterialien und sogar in der Nähe stehende Menschen.

Die Schwankungen des GRG stellen das Wogen zwischen der Vagus-Reaktion (Widerstandserhöhung) und der Sympathicus-Reaktion (Widerstandsverringerung) dar. Die Meßzeit sollte mindestens 20 Minuten dauern. Erst nach ca. 10 Minuten stellen sich die für den gewählten Platz richtigen Werte ein.

Kleine Widerstandswerte sind Ausdruck von Gesundheit, Wohlbefinden und störungsfreiem Milieu. Bei Störungen des Milieus, z.B. aus dem Untergrund, zeigt das GRG abrupte Sprünge, die bis zum 10fachen der normalen Schwankungen variieren können.

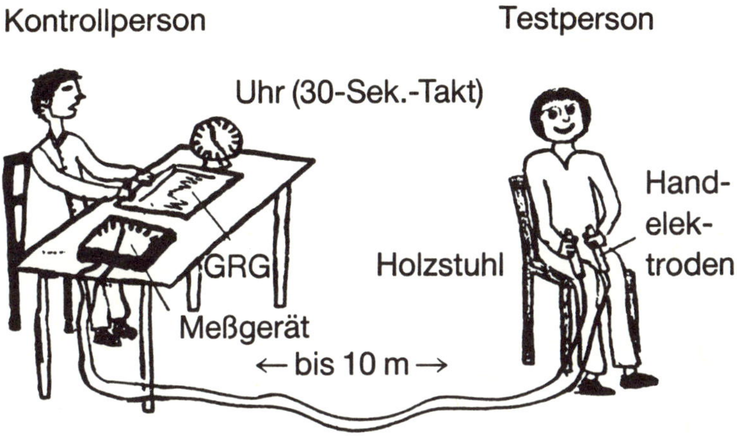

Abb. 33
Testanordnung zum Georhythmogramm

Voraussetzungen für eine aussagekräftige Messung:

Die Testperson sollte möglichst ruhig und ausgeglichen sein und sich wenig bewegen. Nicht sofort nach einer Autofahrt mit der Messung beginnen.

Die Testperson muß auf einem Holzstuhl, an einem vorher bestimmten Platz, sitzen.

Die Testperson darf keine Kunststoff-Kleidungsstücke tragen. Auch die Schuhe dürfen nicht aus Kunststoff sein.

Die Testperson darf nicht unter Medikamenten-Wirkung stehen.

Die Kontrollperson darf nicht auf einer Reizzone sitzen.

Alle weiteren Personen müssen die nähere Umgebung verlassen.

Was kann man mit dem Georhythmogramm nachweisen?

Das GRG ermöglicht den Nachweis, daß jeder Ort der Erde den Körper in eine ortsspezifische Reaktionslage bringt.

Wir können damit die Existenz von Reizzonen beweisen.

Sitzt die Testperson auf einer geopathogenen Reizzone, so reagiert sie (das gilt für jeden Menschen) nach spätestens 10 Minuten mit einer Widerstandserhöhung (vagotone Reaktion) und einer verstärkten Widerstands-Schwankung. Die Schwankungen sind der ständige Versuch einer Gegenregulation des Körpers, der sich gegen die Einwirkungen der Reizzone zur Wehr setzt. Sitzt die Testperson in einer neutralen Zone, so sind beide Nervensysteme (Parasympathikus und Sympathikus) nach einiger Zeit entspannt. Es stellen sich niedere Widerstands-Werte und geringere Schwankungen ein.

Man kann mit dem GRG alle Dinge, die den Menschen beeinflussen können, untersuchen, zum Beispiel:

Die Wirkungen von Baustoffen.

Der Einfluß anderer Personen.

Die Wirksamkeit der sogenannten „Abschirmgeräte".

Die Wirkung von Medikamenten.

Die Auswirkung von Nahrung.

Die Wasserqualität, indem man Wasserproben unter den Stuhl der Testperson stellt.

Jede therapeutische Maßnahme kann mit dem GRG geprüft werden: Sie muß den Körperwiderstand erniedrigen.

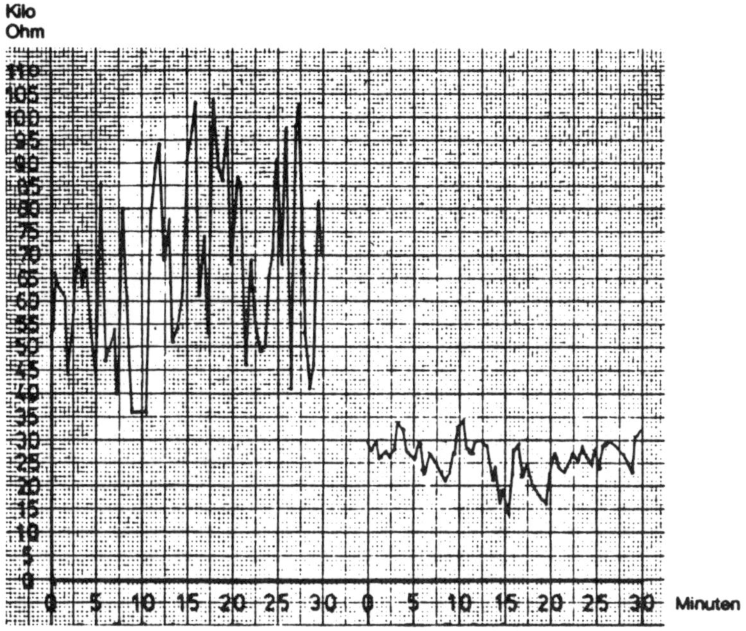

Abb. 34
Links: Patient auf geopathisch belastetem Terrain.
Rechts: Patient auf unbelastetem Terrain.

Das GRG bestätigt somit, daß der menschliche Körper alles in seinem Milieu (exogen) wie im Körper selbst (endogen) registriert, selbst in unwahrscheinlich kleinen chemischen, mechanischen und elektromagnetischen Dosen."

Verfasser:
Dipl.-Ing. Helmuth Koch
Schwarzwaldstraße 32
7801 Ehrenkirchen

Diagnose mit dem Bicom-Gerät*

„Hierzu eignet sich das *Bicom-Gerät* in Verbindung mit dem sog. Drehungs- und Spintester, der auf eine Idee von L. Mersmann zurückgeht. Er wurde inzwischen weiterentwickelt und ist in Abb. 36 und 37 gezeigt.

* Sinngemäß gilt dieser Abschnitt auch für Mora-Geräte.

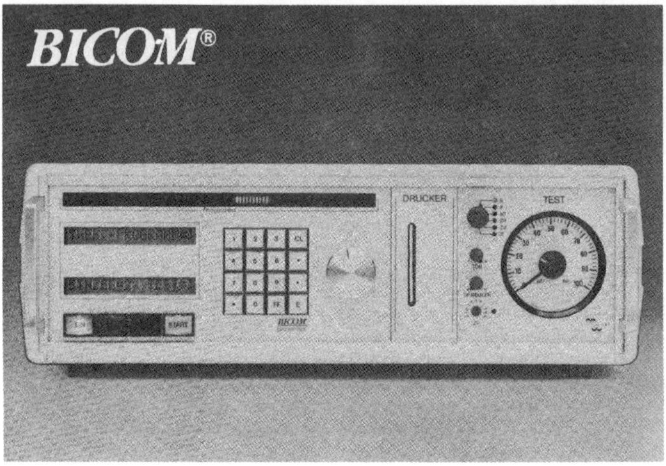

Abb. 35
Das Bicomgerät

Alles, was man zum Test braucht, ist ein Tropfen Kapillar- oder Venenblut vom Patienten. Die Blutprobe (aufgesaugt auf einem Filterpapier, das nur mit einer Pinzette berührt werden darf) wird in den Messingbecher (oben in der Mitte von Abb. 36) gegeben. Wie jede Substanz bei Zimmertemperatur, sind die Moleküle und Atome im Molekülverband sowie die sog. π-Elektronen in Bewegung und senden daher (polarisierte) elektromagnetische Wellen aus. Diese werden vom Messingbecher, der als Flächenantenne wirkt, aufgefangen. Der Becher ist mit zwei Metallkegeln elektrisch leitend verbunden, die in je eine links- bzw. rechts-gewendelte Kegelspirale berührungslos eintauchen. Diese Spiralen wirken als Breitband-Antenne (sog. Bosch-Antennen) und fangen nur diejenigen Komponenten der Wellen auf, die den gleichen „biologischen Spin" haben, wie er dem Wickelsinn der Spiralen entspricht. Der „biologische Spin" ist äquivalent der optischen Drehrichtung des zu testenden Substrates. Gesundes Blut hat einen rechtsdrehenden Spin im Sinne der optischen Definition. Geopathisch belastetes Blut zeigt linksdrehenden Spin, d.h. die linksgewendelte Spirale spricht darauf an. (Bei totaler Linksdrehung spricht nur die linksgewendelte Spirale an). Der Anschluß A (Abb. 37) wird nun über ein Kabel und eine Handelektrode mit dem Patienten verbunden. Der Spintester enthält (unten in der Mitte von Abb. 37) eine Reflektionsschaltung, die eine Umkehr des Spins bewirkt (Isolierstoffe drehen bei Reflektion die Phase des elektrischen Vektors um 180°).

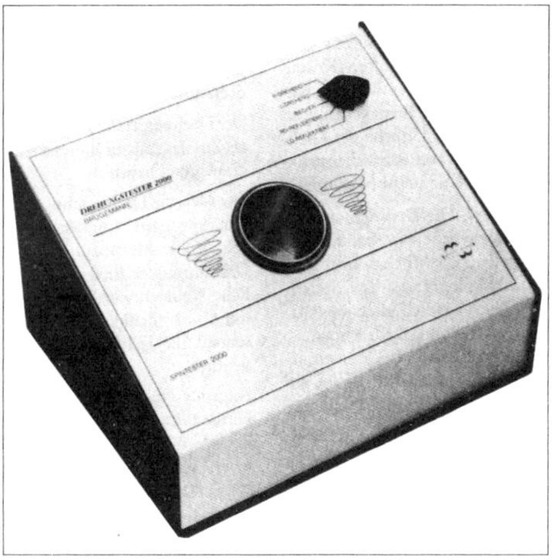

Abb. 36
Drehungstester 2000

Ist das Blut des Patienten geopathisch belastet, d.h. weist es einen mehr oder weniger großen Anteil von Linksspin auf, so hat das invertierte (umgekehrte) Signal dieses Blutes einen Rechtsspin und wirkt sich *positiv* über die Handelektrode auf den Patienten aus. Eine vorher mittels EAP usw. getestete Störung wird daher mehr oder weniger gut kompensiert (je nach sonstiger Belastung, z.B. Amalgam), d.h. aufgehoben. Hierzu drei Beispiele:

1. Die Terminalpunkte einiger Meridiane zeigten vor dem Anschluß des Patienten an den auf Invertierung geschalteten Spintester von der Norm abweichende Werte. Gibt man nun den Blutstropfen des Patienten in den Becher, schaltet auf linksdrehend invertiert (Li) und gibt dem Patienten die in A (Abb. 37) angeschlossene Handelektrode in die Hand, so mißt man an der anderen Hand (oder am Fuß) jetzt mehr oder weniger normale Werte, sofern der Patient geopathisch belastet ist.

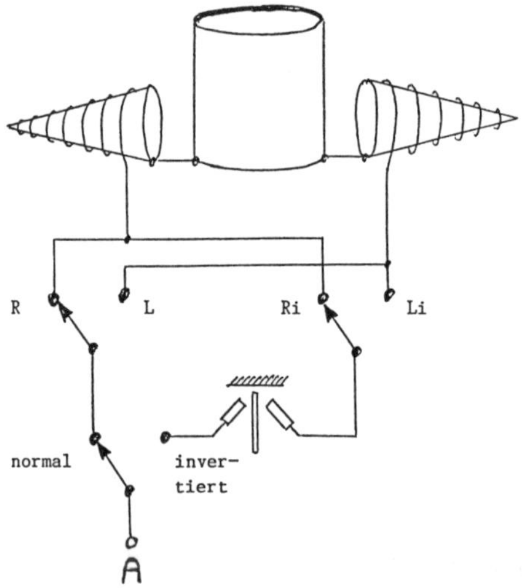

Abb. 37
Symbolschaltung des Drehungstesters

2. Eine mit BFD/SEG festgestellte Blockade (oder mehrere Blockaden) löst sich mehr oder weniger auf, wenn das gleiche Vorgehen, wie unter 1. beschrieben, durchgeführt wird.
3. Im Falle der BK* testet man *vor* Berührung des Patienten mit der an A des Spintesters angeschlossenen Handelektrode zunächst einige Organe durch, die der Patient mit der freien Hand berührt (vergl. John Diamond: Der Körper lügt nicht und: Die heilende Kraft der Emotionen, Verlag für angewandte Kinesiologie, Freiburg i.Br.). Man merkt sich die Organe, bei denen er schwach testet. Nimmt er jetzt, wie oben unter 1. beschrieben, die Handelektrode in die freie Hand und berührt nacheinander die belasteten Organe (auf der Haut oder durch die Kleidung) so testet er jetzt stärker, wenn er geopathisch belastet ist.

Gleichgültig, welchen Test man verwendet: ein geopathisch belasteter Patient reagiert positiv auf das Li-Signal seines Blutes im Spintester.

Die in Abb. 37 gezeichneten Umschalter befinden sich auf einer Achse, so daß schnell von R auf L und auf Ri sowie Li umgeschaltet werden kann. Bei gesundem, rechtsdrehendem Blut würden sich in der Einstellung Ri die Testwerte des Patienten verschlechtern, da er ja invertiertes, also linksdrehend gemachtes Blut angeboten bekommt.

In den übrigen drei Schalterstellungen würde sich kaum etwas ändern. Bei linksdrehendem Blut verbessern sich die Testwerte in der Schalterstellung Li, wie oben beschrieben. In der Schalterstellung L würden sich die Testwerte weiter verschlechtern, wenn das Signal des Spintesters verstärkt wird. Dies kann mit dem *Bicom-Gerät* geschehen, wobei man A (Abb. 37)

* Siehe hierzu: Die behaviorale Kinesiologie, Seite 264 ff.

des Spintesters an den Eingang des *Bicom-Gerätes* (Abb. 35) anschließt und die Handelektrode des Patienten an den Ausgang.

Dabei wird das *Bicom-Gerät* auf „alle Frequenzen" geschaltet. Wird der Spintester auf Li geschaltet, so kann mit der Verstärkung des *Bicom-Gerätes* eine Therapie erfolgen, die solange anhält, bis der Patient wieder in den Bereich seiner geopathischen Belastung kommt. Das *Bicom-Gerät* kann auch für Forschungszwecke verwendet werden, da es gestattet, den Frequenzbereich herauszufinden, in dem die geopathische Störung liegt. Dies betrifft die physiologisch wirksamen Modulations-Frequenzen, nicht jedoch die Träger-Frequenzen, die z.T. im Mikrowellenbereich liegen können, oder noch darüber. Das *Bicom-Gerät* soll hier nur kurz erklärt werden: Das *Bicom-Gerät* ist ein Verstärker, der wahlweise selektiv (d.h. auf schmale Frequenzbereiche) oder breitbandig (0–150 kHz) geschaltet werden kann. Wahlweise kann das Signal elektronisch invertiert werden (analog zur Reflexschaltung im Spintester), und die Verstärkung kann in weiten Grenzen verändert werden (inklusive Abschwächung).

Weitere Einzelheiten sind hier nicht von Belang.

Verstärkt man die Signale, die der Spintester abgibt, so ist die Wirkung auf den Patienten noch deutlicher. Außerdem lassen sich mit dem durchstimmbaren Schmalbandfilter von *Bicom* verschiedene geopathische Belastungen voneinander unterscheiden. Hier kann noch viel Forschungsarbeit geleistet werden. Schließlich kann die Belastung des Patienten – solange er noch keinen Standortwechsel durchführen konnte – vorübergehend therapiert werden.

Mit Hilfe spektroskopischer Verfahren (wie beim *Bicom-Gerät*, das ja ein durchstimmbares Filter hat) lassen sich geopathische Belastungen auch objektiv, d.h. am gestörten Platz ohne Versuchsperson, feststellen.

Dazu werden Wasserproben aus der gleichen Quelle (z.B. *Volvic-Wasser*) und zur gleichen Zeit (vorzugsweise nachts) einige Stunden lang auf und um die als geopathisch gestört vermutete Stelle postiert. Dabei verändert sich das geopathisch belastete Wasser gegenüber den umliegenden Referenzstellen meßbar.

Ähnliche Veränderungen treten natürlich auch im Körperwasser des Menschen auf, der sich regelmäßig länger auf geopathisch gestörten Plätzen aufhält. Hieran sieht man, wie wichtig Diagnose und Therapie auf diesem Gebiet sind.

Weitere Anwendungsgebiete der beschriebenen Geräte sind:

1. Feststellung der Drehrichtung von Trinkwasser, Lebensmittel und Körpersäften, wobei Trinkwasser, Lebensmittel, Vitamine, Blut und Speichel rechtsdrehend sein sollen, biologische Abfallprodukte wie Stuhl und Urin hingegend linksdrehend.

   Linksdrehend sind auch Gifte, die meisten chemischen Medikamente und Ca-Gewebe.

   (Bei homöopathischen Medikamenten sowie Nosoden hängt die Drehrichtung von der Potenz ab, d.h. davon, was mit diesen Stoffen erreicht werden soll. Bei linksdrehendem Blut des Patienten sind z.B. linksdrehende Medikamente angebracht, da nur sie exakt in Resonanz mit dem Patienten kommen können).
2. Diagnose und Therapie von Allergien, insbesondere auch Nahrungsmittel-Allergien.
3. Frühdiagnose von Ca und anderen schweren, langsam beginnenden Erkrankungen.
4. Therapie aller Erkrankungen, die letztlich auf einer Entgleistung bioenergetischer Parameter beruhen."

Dr. rer. nat. Wolfgang Ludwig
Diplomphysiker
Silcherstraße 21
7240 Horb

Diagnose aus der Kirlian-Fotografie – E-T-D

Die *Energetische-Terminalpunkt-Diagnose* ist eine Methode, die
— energetische diagnostische Hinweise
— therapeutische Maßnahmen
— und exakte Therapiekontrollen
aufzeigt.

Die *E-T-D* basiert auf den Erkenntnissen des russischen Ehepaares Kirlian und der Fotografie der Terminalpunkte, d.h. der Anfangs- und Endpunkte der klassischen Akupunktur.

Die *E-T-D*, von *HP Peter Mandel* entwickelt, wurde in seinem „*Institut für wissenschaftlich energetische Fotografie und Diagnostik*" als einzige Forschungsstätte in der BRD

- mit über 250.000 Aufnahmen visuell-dokumentarisch festgehalten.
- Die Informationsfähigkeit aller am Leben beteiligten Systeme werden dadurch im Energiefluß nachgewiesen.
- Ursachen von Krankheitssymptomen werden aus einem E-T-D-Bild herausgelesen.
- Alle Unregelmäßigkeiten im körperlichen Geschehen lassen sich in einem Abstrahlungsbild sichtbar machen.
  Diese sind von eminenter prophylaktischer Bedeutung.
- Jede therapeutische Manipulation läßt sich in einem Abstrahlungsbild positiv oder negativ nachweisen.

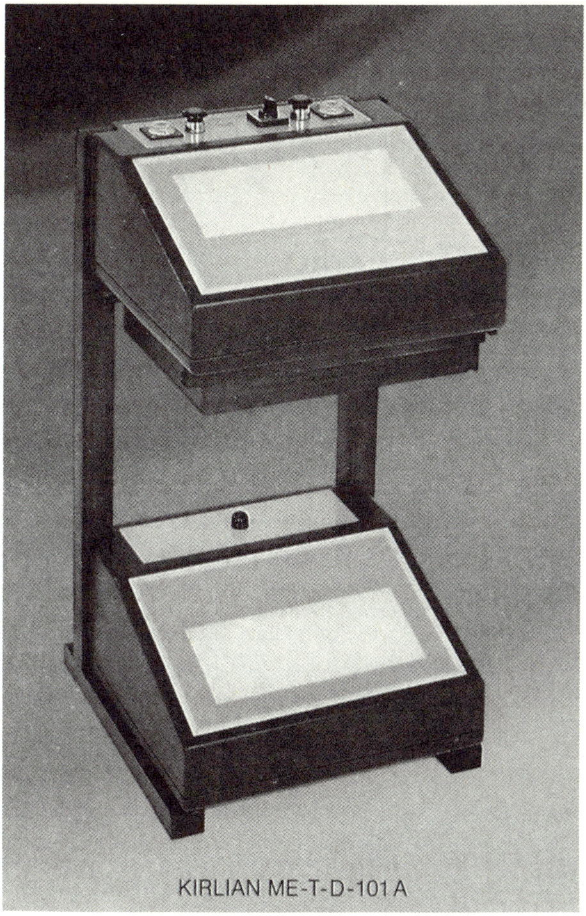

Abb. 38
Aufnahmegerät für Kirlianphotographie

Die *klassischen Meridianaufzeichnungen* und die durch Dr. Voll entwickelte Bioelektronische Funktionsdiagnostik sind Ausgangspunkte für diagnostische Überlegungen. Für die Interpretation einer Abstrahlung bedient man sich aller Terminalpunkte an Händen und Füßen.

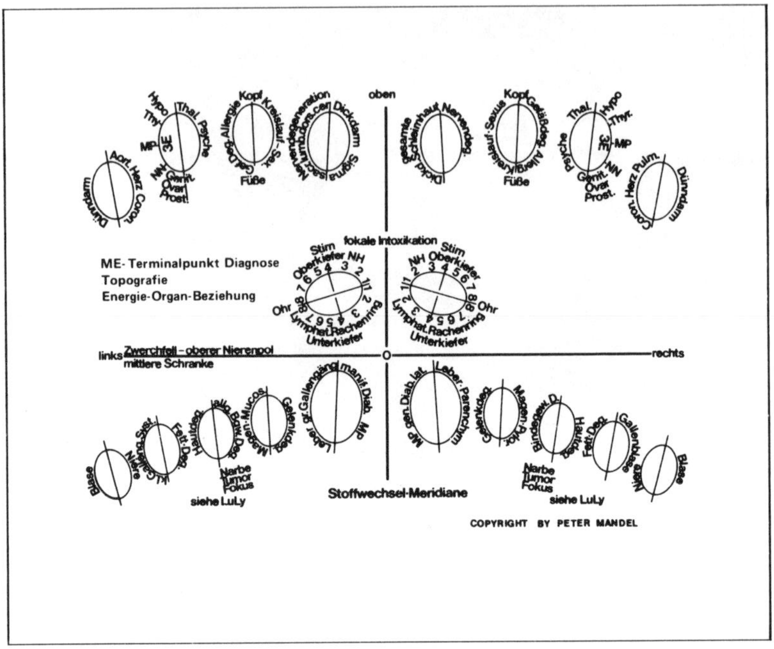

Abb. 39
Die Terminalpunkte

Die „Energetische-Terminalpunkt-Diagnose" basiert auf folgenden Grundlagen:

1. Das Herstellen von Fotografien mit dem *Vega Kirliangerät* ME-T-D 101 A, das auf den Erkenntnissen des Ehepaares Kirlian basiert.
2. Die Fotografie der Terminalpunkte, d.h. der Anfangs- und Endpunkte der klassischen Akupunktur und der durch Dr. Voll bezeichneten Terminalpunkte der Bio Elektronischen Funktionsdiagnostik (siehe Topographie).
3. Veränderungen, die an diesen Abstrahlungen regelmäßig wiederkehren, statistisch zu erfassen, mit

den Erkrankungen der Menschen in Zusammenhang zu bringen und daraus diagnostische Hinweise zu erhalten.

Voraussetzung für das Verständnis der „Energetischen-Terminalpunkt-Diagnose" ist die Kenntnis des klassischen Meridiansystems und die Indikationsstellung dieser Linien.

Für das Interpretieren eines E-T-D-Bildes bedarf es jedoch vor allen Dingen der Phänomenologie der Bio-Lumineszenzen in einer Gesamtabstrahlung. Erst die Verbindung aller Felder und negativen Zeichen miteinander und das Abwägen gegeneinander wird den diagnostisch-therapeutischen Hinweis bringen.

These der E-T-D:

1. Die Informationsfähigkeit aller am Leben beteiligten Systeme kann man im Energiefluß nachweisen.
2. Das durch den Kirlianeffekt sichtbar gemachte Unsichtbare enthält alle das Leben betreffenden positiven und negativen Informationen.
3. Die gefundenen und bezeichneten Phänomene geben im Zusammenhang mit dem feststehenden Wissen der Meridianinformation und -indikation diagnostische und therapeutische Hinweise.
4. Das Übertragen – des in einem Energetischen-Terminalpunkt-Bild gefundenen Hinweises – auf die Symptomatik eines Patienten hat das Ziel, durch Therapie die Harmonie der polaren Kräfte oben und unten – rechts und links zu erreichen, um sie in einem Kontrollbild dokumentarisch festzuhalten.
5. Da sich jegliche Unregelmäßigkeiten im körperlichen Geschehen in einem Abstrahlungsbild sicht-

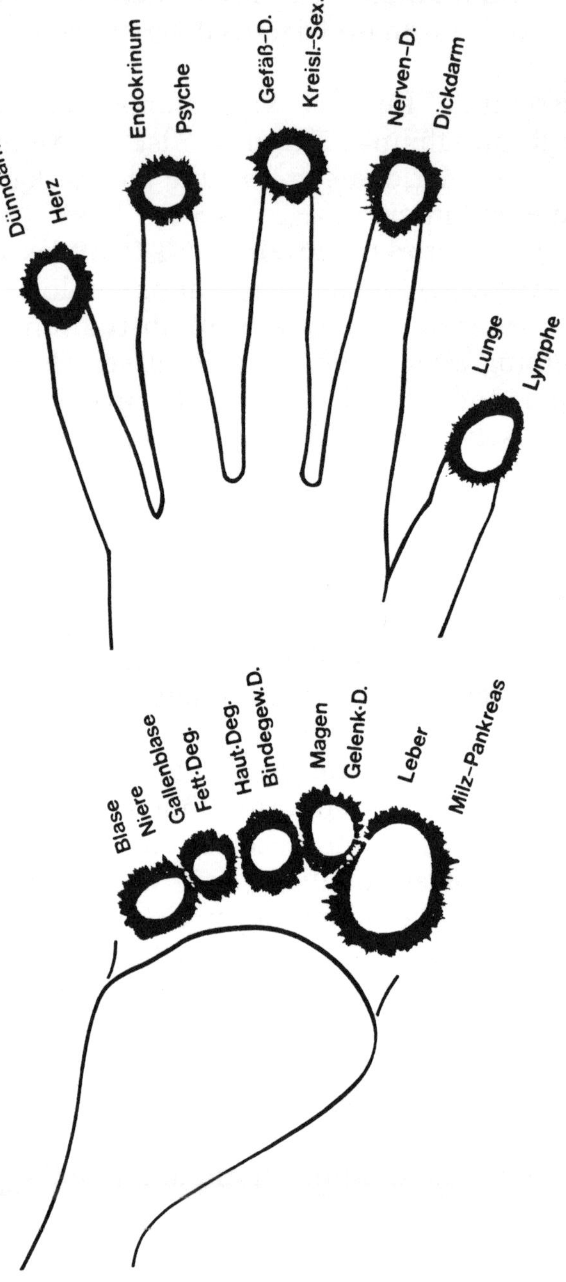

Dünndarm
Herz
Endokrinum
Psyche
Gefäß-D.
Kreisl.-Sex.
Nerven-D.
Dickdarm
Lunge
Lymphe
Blase
Niere
Gallenblase
Fett·Deg.
Haut·Deg.
Bindegew.D.
Magen
Gelenk·D.
Leber
Milz-Pankreas

Abb. 40

bar machen läßt, hat diese Methode auch prophylaktische Bedeutung.

6. Jegliche therapeutische Manipulation läßt sich in einem Abstrahlungsbild positiv oder negativ nachweisen.
7. Die „Energetische-Terminalpunkt-Diagnose" nimmt Schwarzweißaufnahmen sowohl zum Ausgangspunkt diagnostisch-therapeutischer Überlegungen als auch für die zu findenden Phänomene und Hinweise (Diese sind bei einer Schwarzweißaufnahme meist auch besser zu erkennen, abgesehen von den finanziellen und zeitlichen Problemen, die eine Farbaufnahme der Gesamtabstrahlung mit sich bringen würde.)

Die beiden Aufnahmen (Abb. 41) wurden mir von Frau Heilpraktikerin Luise Grimm, 8904 Friedberg zur Verfügung gestellt.

Die obere Aufnahme entstand am 26.4.88.

Aus dem Bild ergab sich geopathische Belastung.

Es wurde eine Korkmatte verlegt.

Die untere Aufnahme entstand am 7.9.88.

Ohne auf Einzelheiten einzugehen, ist die signifikante Normalisierung im Bereich der Fußabdrücke eindrucksvoll.

◀ Abb. 40
Abstrahlungsbild schematisch

Fotografiert werden die Fingerkuppen und die Fußzehen im Hochfrequenzfeld:
Hinweis: Neu an dieser Nomenklatur ist die Bezeichnung des Abstrahlungspunktes „Psyche", der empirisch gefunden und an der medialen Seite des Ringfingers liegt.

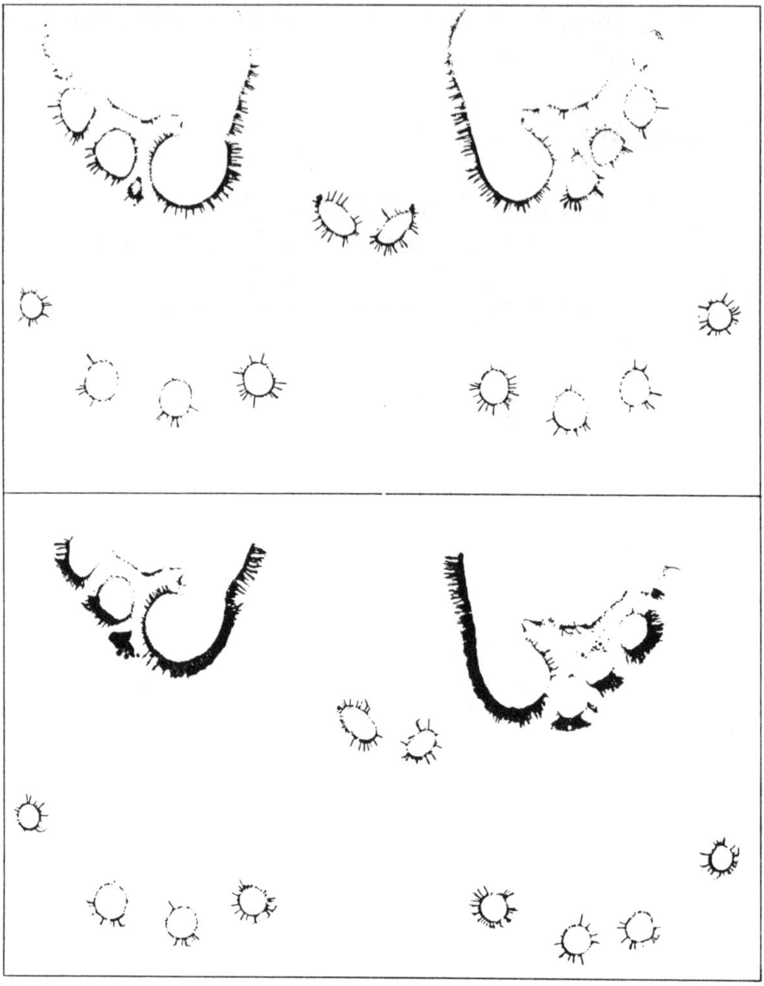

Abb. 41
Kirlianphotographie

Strahlungstypen der „Energetischen-Terminalpunkt-Diagnose"

Das energetische Profil eines Menschen gewährt Einblick in die tiefen Zusammenhänge des Lebens und der damit verbundenen körperlichen Repräsentanz. Gerade diese Zusammenhänge sind es, die den Menschen in seinem Gesamtbild zeigen. Eine Erkrankung, gleich welcher Genese, erfaßt immer den ganzen Menschen, seelisch, geistig und körperlich. Man muß davon ausgehen, daß das energetische Gesamtprofil die Information aller Lebensvorgänge in sich trägt, deshalb ist es logisch und legitim, sich dieser Informationen zu bedienen.

Die „Energetische-Terminalpunkt-Diagnose" zeigt unter Berücksichtigung der aufgestellten Regeln den pulsierenden energetischen Körper. Die festgehaltenen Phänomene stellen einen sichtbar gemachten Ausschnitt der Pulsation dar. Serienaufnahmen derselben Versuchsperson haben gezeigt, daß die sichtbar gemachten energetischen Felder in ihrer Konsistenz wechseln, d.h. der visuelle Eindruck des Strahlenbildes ändert sich. Dies muß so sein, denn die E-T-D zeigt zunächst nur einen kleinen Ausschnitt des pulsierenden Feldes. Die Veränderungen der Strahlung auf dem erstellten Foto bewegen sich jedoch nur in der dem Individuum zugeschriebenen Typenform.

Die wichtigeren diagnostischen Hinweise liefert die Phänomenologie. Diese bleibt jedoch bestehen, und zwar so lange, bis das krankmachende Agens – die Fehlinformation – gelöscht oder normalisiert ist.

Alle Strahlungsbesonderheiten, die in einem E-T-D-Bild auftreten, werden in drei Strahlungstypen zusammengefaßt.

1. Die hormonell-endokrine Dysregulation

2. die toxische Strahlungsqualität

3. die degenerative Strahlungsqualität.

Die behaviorale Kinesiologie

Bitten Sie einen Freund oder ein Mitglied Ihrer Familie, sich als Testperson zur Verfügung zu stellen und führen Sie folgenden Test durch:

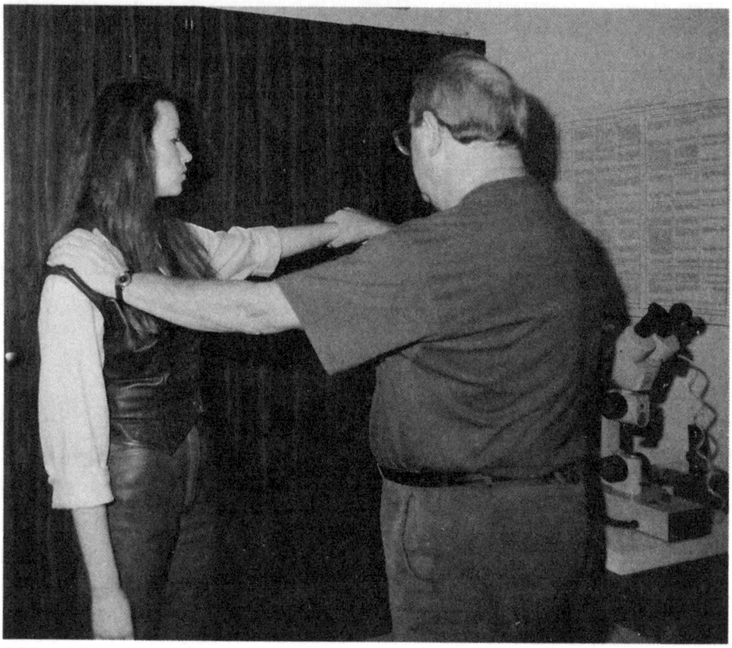

Abb. 42
Die behaviorale Kinesiologie

1. Die Testperson steht aufrecht, der rechte Arm hängt entspannt an der Seite herunter, der linke Arm wird mit gestrecktem Ellbogen parallel zum Boden gehalten (siehe Abbildung).
2. Stellen Sie sich vor die Testperson und legen Sie Ihre linke Hand zur Stabilisierung auf die rechte Schulter der Testperson. Legen Sie die rechte Hand auf den ausgestreckten linken Arm, genau oberhalb des Handgelenks.

3. Sagen Sie der Testperson, daß Sie versuchen werden, den Arm herunterzudrücken, während sie mit aller Kraft Widerstand leisten soll.
4. Drücken Sie den Arm ziemlich rasch und fest, jedoch nicht ruckartig, herunter. Es kommt darauf an, gerade so fest zu drücken, um das Sperren des Armes der Testperson feststellen zu können, nicht so stark, daß der Muskel ermüdet. Es kommt nicht darauf an, wer stärker ist, sondern ob der Muskel innerhalb der ersten 5 cm des Testradiums das Schultergelenk gegen den Druck verschließen kann. Es ist dann etwa ähnlich einem Scharnier, das einrastet. Der Druck beim Testen darf nur ca. 3 Sekunden lang ausgeübt werden. Bei längerem Drücken wird jeder Muskel müde und Sie bekommen ein falsches Testergebnis.

Konnte die Testperson dem Druck widerstehen? Fast immer ist dies der Fall; der Arm bleibt ausgestreckt.

Führen Sie dann den Test noch einmal durch, während die Testperson eine der folgenden Tätigkeiten ausübt:

— Sie ißt etwas raffinierten Zucker.
— Sie hört Pop-Musik wie z.B. die Hits „Stayin' Alive" von den Bee Gees oder „Southern Nights" von Glen Campell.
— Sie legt ein Stück Plastik auf den Kopf (eine Plastikeinkaufstüte reicht vollkommen).
— Sie blickt in fluoreszierendes Licht.
— Sie denkt an eine unangenehme Situation.

Das Ergebnis des Tests wird Sie überraschen. Nur selten gelingt es der Testperson, dem Druck zu widerstehen; der Arm läßt sich fast immer ganz herunterdrücken.

Wie ist das möglich? Obwohl der Testende den gleichen Druck ausübte wie zuvor, ist der Arm plötzlich schwach geworden. Es ist eine Entweder-Oder-

Situation: Entweder der Arm gibt nach oder er gibt nicht nach.

Was ist eigentlich passiert? Irgendwie haben der raffinierte Zucker oder die Musik oder die anderen Einflüsse den Armmuskel zeitweilig geschwächt. Derselbe Effekt würde bei jedem anderen Körpermuskel auftreten. (Wir verwenden diesen speziellen Muskel, den Deltamuskel, da er leicht zu testen ist.) Offensichtlich war die Energieversorgung im Körper während des Tests gestört.

Versuche mit dem Kinesiometer, einem Gerät zur Messung der Muskelkraft, ergeben, daß ein starker Muskel einem Druck von bis zu 40 Pfund widerstehen kann, während die Grenze eines schwachen Muskels bei 15 Pfund liegt. Es ist aber nicht bei jedem Test ein Druck von 40 Pfund notwendig, da wir ein Gefühl dafür entwickeln, ob der Muskel stark genug ist, um das Gelenk zu „sperren". Wenn wir das „Sperren" im Muskel nicht feststellen können, ist er schwach, und dieser Unterschied ist sowohl vom Testenden als auch von der Testperson sofort festzustellen.

Die Frage ist nicht, wer stärker ist, sondern ob der Muskel das Schultergelenk gegen den Druck „verschließen" kann.

Zu beachten: Lachen Sie nicht, während Sie einen BK-Test durchführen oder selbst getestet werden.

Wenn der Muskel nicht irgendwie geschädigt ist, wird er stark sein.

Dr. John Diamond führt die Wirkung auf die jeweilige Stärke des Thymus zurück.

Sie können jetzt der Testperson in die freie Hand die zu testenden Präparate geben, z.B. die Polyxane, aber auch Testampullen aus der BFD.

Immer wird der Muskel durch Schwächung oder Stärkung die körperliche Ablehnung oder Zustimmung zeigen.

Die behaviorale Kinesiologie ist *die* Testmethode, die ohne Gerät, also auch ohne Rute und Pendel anzuwenden ist, um das Vorliegen geopathischer Belastung zu testen. (Mehr darüber in: „Der Körper lügt nicht", Dr. John Diamond.)

Lassen Sie die Testperson an ihr Bett denken. Beim Vorliegen der Geopathie wird der Muskel *schwach* testen.

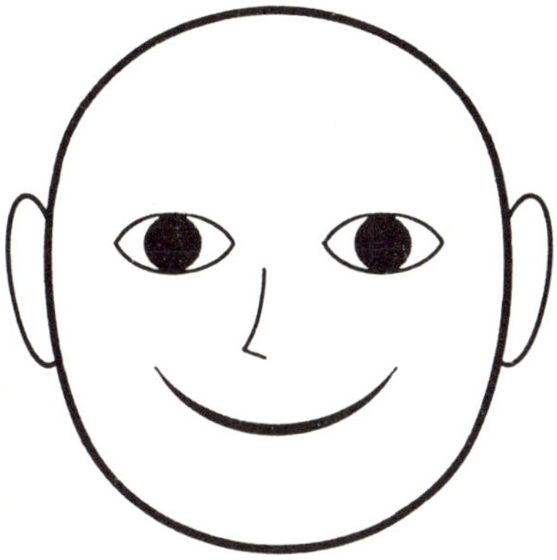

Abb. 43: Es gibt eine weitere Möglichkeit, den Körper zu täuschen. Hier ist die einfache Darstellung eines lächelndes Gesichts.

Lassen Sie jemanden, dessen Thymus schwach ist, auf das Gesicht schauen, während Sie weitertesten. Er wird stark.

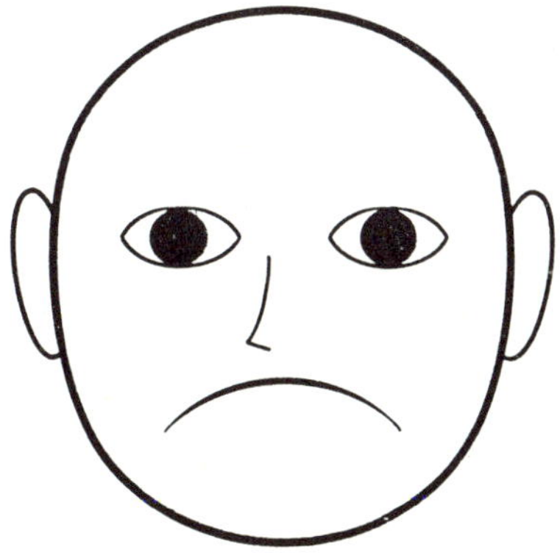

Abb. 44: Lassen Sie nun jemanden, dessen Thymus stark ist, auf die Abbildung des traurigen Gesichts schauen. Sein Thymus wird beim Testen schwach sein

Weitere Diagnosen

Dieses Buch versteht sich als praktisches Handbuch zur Durchführung der Geopathologie. Daher enthält es keine Anleitungen zu anderen medizinischen diagnostischen und therapeutischen Möglichkeiten. Deren Kenntnis wird vom lesenden Behandler erwartet. Der dieses Buch lesende medizinische Laie soll, wie an anderer Stelle bereits ausgeführt, erfahren, daß es bei chronischen Krankheiten in vielen Fällen Hilfe geben kann – und wo diese gewährt werden kann. Außerdem wird hiermit der Betroffene mit bisher ungewohnten Methoden vertraut gemacht. Im übrigen sollte es einmal selbstverständlich werden, daß jeder über seinen Körper und dessen „Reparatur" = Therapie mindestens so viel versteht, wie von der Wartung des Autos.

Dennoch sind einige Anmerkungen unentbehrlich.

Der Geopathologe muß, will er optimal die „Erdstrahlenkrankheit" therapieren, einiges über die Konstitution und Disposition des Patienten wissen. Ein Status über das augenblickliche Beschwerdebild ist ebenso erforderlich, wie Wissen um die Medikamente, die der Patient derzeit einnimmt. Das sind meist nicht wenige. Da sie aus Unkenntnis der wahren Krankheitsursachen – oft von mehreren Behandlern nebeneinander – rein symptomatisch verordnet wurden, bleiben diese Arzneimittel nicht nur wirkungslos (im Sinne von Heilung), sondern sind in der Regel mit starken Nebenwirkungen belastet.

Der Untersucher wird daher die Skala seiner gewohnten Mittel ausschöpfen. Das fängt beim Blutdruckmessen an und endet möglicherweise bei der auch hier sehr hilfreichen Irisdiagnose.

Dabei wird der vom Kollegen hinzugezogene Geopathologe dessen Anamnese übernehmen und sich auf die Therapie der Geopathie beschränken. Hinweise zur Begleittherapie sollten dann an den gesamtverantwortlichen Kollegen gegeben werden.

Gibt es Diagnoseversager?

Ist es möglich, bei der Untersuchung von Patienten eine vorhandene Geopathie zu übersehen? Die Antwort muß lauten: Ja, in seltenen Fällen.

Voraussetzung für das Gelingen der Untersuchungen ist, daß sich das Blut des Patienten in sogenannter Linksdrehung befindet. Der Begriff stammt aus Untersuchungen mit dem Polarisationsmikroskop. Im übrigen handelt es sich um eine Erscheinung, die nicht nur vom Blut, sondern auch bei anderen Flüssigkeiten, wie Milch oder Wasser, bekannt ist. Beim Patienten ist die „Linksdrehung" Folge der geopathischen Verstrahlung. Nach Sanierung der Schlafstätte und entsprechender Therapie dreht das Blut wieder „Rechts". Das Blut Krebskranker dreht immer „Links"!

Diese erhalten vielfach Viscum album = Mistelpräparate, wodurch eine „Rechtsdrehung" erzielt werden kann. Bei diesen Krebskranken kann möglicherweise dadurch der Befund geopathischer Belastung erschwert werden.

Außer Mistel führen auch Barbiturate, Psychopharmaka und Alkohol zur „Rechtsdrehung" und können das Erkennen einer Geopathie verhindern.

Im Zweifelsfall kann dann nicht auf eine Untersuchung des Standortes verzichtet werden, die Klärung bringt.

Einen Sonderfall möchte ich noch schildern.

Ein Ehepaar war zwar erkrankt (sie: Schilddrüsenoperation – er: Prostatitis), doch ergab die körperliche Untersuchung keine Verstrahlung, obwohl beide Betten von stärkster Strahlung getroffen wurden.

Dieses Ehepaar ernährte sich ungewöhnlich konsequent biologisch. Aus selbstgemahlenem Korn wurde ein salzloses Brot gebacken, dazu kam totaler Fleischverzicht und Verzehr nur biologischer pflanzlicher Produkte. Als Fett diente nur Butter. (Es ist inzwischen erwiesen, daß die Verteufelung der Butter zu Unrecht erfolgte, Butter ist schließlich das Produkt eines lebenden Tieres und kein Leichenfett, wie das von Schlachttieren.)

Als Wasser diente ausschließlich Volvic, von dem ein ungewöhnlich großer Vorrat vorhanden war. Ich hege den Verdacht, daß selbst mit Volvic aufgewaschen wurde. Das Wasser ist „rechtsdrehend".

Bei diesem Ehepaar wäre ohne die Standortuntersuchung die Geopathie unentdeckt geblieben. Im übrigen war der Gesundheitszustand, gemessen an Stärke und Dauer der Einwirkung der geopathischen Belastung, ausgesprochen gut.

Ein weiterer Hinweis auf die Wichtigkeit in der Krebstherapie: 1. Der Standortsanierung, 2. konsequent biologischer Ernährung, 3. des Einsatzes von Mistelpräparaten, bis zum Erreichen der „Rechtsdrehung".

In diesem Zusammenhang muß ich darauf hinweisen, daß auch der Naturheilkundler jede Krebstherapie erst dann einsetzen wird, wenn möglichst der Krebsherd operativ entfernt wurde.

Zur Infrastruktur einer Therapiekette

Zur Bekämpfung von Krankheiten, gegen die es vorher kein Mittel gab, mußten nach und nach Therapieketten entwickelt werden. Dies gelang in der Geschichte der Medizin bei vielen Krankheiten, die dadurch ihren tödlichen Schrecken verloren: Gegen die furchtbare Poliomyelitis, die Kinderlähmung, wurde ein System der Schluckimpfung eingerichtet, Lungenerkrankungen werden durch Röntgenreihenuntersuchungen eingedämmt, manche Staaten haben eine Impfung gegen Tbc eingeführt. Jedes Kleinkind wird heute von einem Kinderarzt nach einem bestimmten System geimpft und entgeht dadurch schrecklichen Infektionskrankheiten.

Wenn in der Vergangenheit eine Krankheitsquelle erkannt und eine Therapie gefunden wurde, konnte eine entsprechende Infrastruktur zur Bekämpfung der Krankheit errichtet werden. Diese Infrastruktur ist heute so weit entwickelt, daß neue Therapien im konventionellen Sinn ohne weiteres von ihr aufgefangen werden.

Wenn heute gegen eine bisher als unheilbar geltende Krankheit ein neuer Impfstoff entwickelt wird, dann steht eine hochentwickelte Pharmaindustrie zur Verfügung, die diesen herstellt. Ein dichtes Netz an Ärzten bezieht den Impfstoff, und eine wirksame Therapie kann in Gang gesetzt werden.

Leider ist das bei der Geopathie nicht möglich. Das läßt sich ganz einfach verdeutlichen: Gehen wir einmal davon aus, daß eine bisher fehlende Aufklärung über Geopathien und Erdstrahlen durch die Macht der Medien sozusagen über Nacht erfolge.

Gelänge es, die Dramatik der Gefahr richtig darzustellen, so gälte es, viele Millionen Menschen allein in der BRD sofort einer Vorsorgeuntersuchung zuzuführen. Selbst bei einer Beschränkung auf derzeit akut oder chronisch Erkrankte sind das immer noch Millionen.

Die Hauptschwierigkeit besteht in der absolut ungenügenden Anzahl ausgebildeter Rutengänger, die einwandfreie Ergebnisse in der entsprechenden Zeit erbringen können. Nötig ist also eine kontrollierte Ausbildung der entsprechenden sensitiven Menschen zu geprüften, eventuell auch diplomierten *Geobiologen* oder auch *Baubiologen*. Diese ständen für die Untersuchung von bereits bestehenden Bauten und bei der Bauberatung zur Verfügung. Des weiteren würden die Geobiologen mit den entsprechenden Therapeuten zusammenarbeiten, den *Geopathologen*.

Ein Geopathologe wäre ein Arzt oder Heilpraktiker mit einer Zusatzausbildung in der Therapie der Geopathien. Grundvoraussetzung für diese Personengruppe wäre ihre Herkunft aus den Kreisen der Homöopathen. Geopathien können nur homöopathisch behandelt werden.

Auch hier liegt das Problem in der absolut ungenügenden Zahl der ausgebildeten Spezialisten.

Es ist deshalb nötig, eine völlig neue Infrastruktur zur Vorsorge und Behandlung von Geopathien zu entwickeln, da die konventionelle Schulmedizin das nicht leisten kann.

Aus den Reihen der Ärzte, die alternativen Methoden gegenüber aufgeschlossen sind, und den Reihen der Heilpraktiker, die sich mit Neuem weniger schwer tun, muß sich bundesweit ein ausreichendes Netz an Geopathologen bilden.

Der ideale Geopathologe wäre ein Sensitiver, also jemand, der selbst mit dem Biotensor umgehen kann. Unterstellt man, daß die Rutenfühligkeit – bei der Einhandrute – bei 85% der Menschen vorhanden ist – sonst nur etwa 15% – müßten sich für diese Spezialaufgabe auch aus den Reihen der in Frage kommenden Therapeuten genügend geeignete Personen finden lassen.

Die Krankenkassen müßten Diagnose und Therapie der Geopathien in ihren Kostenkatalog aufnehmen.

So würden sie Milliarden sparen an sinnlosen Kuren, erfolgloser Symptomkuriererei und überflüssigen, ja schädlichen Medikamenten.

Die Basistherapie der Geopathie

Das Merkmal der Geopathie ist die energetisch gestörte Zelle. Betroffen sind Nervenzellen, die Mesenchymzellen (das unbestimmte Bindegewebe), Abwehrzellen, Organzellen, Drüsenzellen, Gelenk- und Muskelzellen und nicht zuletzt Blut wie Lymphe. Die Strahlung hat den ganzen Körper geschwächt und läßt im betroffenen Bereich keine Zelle aus.

Gleich verheerend können kein Toxin oder bakterielle bzw. virale Eindringlinge wirken. Diese müssen erst immer irgend eine Schranke durchbrechen, bevor sie die Körperzelle von außen angehen können. Da hat die Strahlung im Zellinneren bereits ihr Werk vollendet.

Der Streit über das eigentliche Agens der Erdstrahlung wird nahezu überflüssig, betrachtet man alleine die teils vollständige Depolarisation der Zelle. Dies zu beweisen, genügt eine einfache Ohmsche Widerstandsmessung des Körpers. Oft findet sich ein um den Faktor 10 erhöhter Innenwiderstand, was nach dem Ohmschen Gesetz: $U = I \times R$ eine um den gleichen Faktor herabgesetzte Spannung bedeutet (die Veränderung von I hier einmal vernachlässigt, was vertretbar ist, da dies nichts am Geschehen ändert). Dabei bedeutet $U =$ Spannung, $I =$ Strom, $R =$ Widerstand.

Versuchen Sie einmal, Ihr Auto zu starten mit einer Batterie von 1,2 Volt statt 12 Volt oder versuchen Sie, Radio zu hören mit einer Batterie von 0,9 Volt statt 9 Volt.

Welche Therapieform bietet sich also als Basistherapie an? Den Menschen an ein Ladegerät anzuschließen, verbietet sich aufgrund der komplexen Strukturen.

Eine Autobatterie hat nur 6 Zellen in Reihe, diese kann man laden. Nicht aber einen Körper mit Milliarden netzwerkverschlungener Zellen. Der Vergleich hinkt auch sonst. Die leere Autobatteriezelle ist vor und nach dem Aufladen die gleiche Zelle. Die menschliche Zelle teilt sich ständig und fehlgeteilte Zellen bleiben dies, auch wenn ihnen Energie zugeführt würde. Die Therapie kann nur sein:

Keine neuen Fehlerzellen entstehen lassen –
Fehlgeteilte Zellen erkennen und vernichten –
Die körpereigene Abwehr für diese Aufgabe stärken.

Keine neuen Fehlerzellen entstehen zu lassen, ist Aufgabe der Standortsanierung und somit Beendigung des geopathischen Einflusses.

Bleibt die Wieder-Ingangsetzung der körpereigenen Abwehr.

Hierzu bieten sich verschiedene Möglichkeiten an, zwei bewährte möchte ich vorstellen.

Die *Polyxane* gelb – grün – blau compositum Tropfen.

In allen drei Fällen handelt es sich um ein Präparat aus einer Pflanze, die auf geopathisch belastetem Boden gewachsen ist. Hier klingt also das homöopathische Prinzip an. (Alle genannten Präparate können Sie im Anhang finden, mit ausführlichen Beschreibungen der Hersteller.)

Polyxan gelb hat *Yang*-Charakter und ist beim *Yin*-Patienten zum Ausgleich angezeigt.

Polyxan blau hat *Yin*-Charakter und ist somit das Präparat für den *Yang*-Patienten.

Polyxan grün verhält sich neutral und ist das Präparat für den in Harmonie befindlichen Patienten.

Sie verordnen 3x täglich max. 8 Tropfen.

Im allgemeinen genügt es, eine Flasche von 30 ml aufzubrauchen. Bei Präkanzerosen oder nach Krebs können aber auch bis zu 3 Flaschen nötig werden (30 ml).

Ob der Patient sich im *Yin* oder *Yang* befindet, wissen Sie ja bereits. Jetzt können Sie sich erneut kontrollieren.

Sie pendeln über einer Hand des Patienten, beginnend mit Nein. Der Patient nimmt nacheinander die drei Polyxane in die andere Hand. Die Regel ist, daß nur bei einer Flasche Zustimmung erzielt wird. Gelegentlich erhalten Sie auch bei Mischsituationen des Patienten eine (dann schwächere) Zustimmung bei zwei Flaschen. Es kann sich dann nur um die Flaschen grün und blau oder um die Flaschen grün und gelb handeln. Sie verordnen dann grün. Die Kombination gelb – blau ist undenkbar, dann hätte sich grün ergeben müssen, denn Polyxan grün ist eine Mischung aus Polyxan gelb und blau.

Schlägt kein Polyxan an, liegt keine geopathische Belastung vor. Haben Sie eindeutig eine Verstrahlung des Patienten festgestellt, dann ist die Strahlenquelle nicht terrestrischer Natur.

Hier müssen Sie an technische Strahlung denken, z.B. von Radioweckern mit hellrot leuchtender Digitalanzeige. Darüber später mehr. Verordnen Sie dann Selenium D 6. Letzteres Präparat sollte auch bei Kernkraftwerksunfällen herangezogen werden. Ebenfalls bei Kobaltstrahlung aufgrund bestrahlter Lebensmittel.

Eine therapeutische Alternative bietet sich mit Echinacea-haltigen Präparaten. Tees sollten bei Kindern noch ausreichen. Sonst ist im allgemeinen hier an die intramuskuläre Applikation zu denken.

Es bewährten sich bei mir: Pascotox und Pascotox forte Ampullen 2 ml. 10 Ampullen im 2–3 täglichen Abstand sollten ausreichen.

Pascotox hat *Yang*- und Pascotox forte Harmonie-Charakter. Der *Yin*-Patient erhält also Pascotox und alle anderen Pascotox forte.

Auch bewährt sich folgende Mischung:
30 ml Polyxan (grün)
ad 50 ml Echinacin (Madaus)
MDS: Erwachsene 3x täglich 15 Tropfen v.d.E.
Kinder ab 6 J.: 3x täglich 8 Tropfen v.d.E.
Kinder bis 6 J.: 3x täglich 4 Tropfen v.d.E.

Die Pascotox-Therapie werden Sie den schwereren Fällen vorbehalten, nicht, weil diese Präparate wirksamer seien als Polyxan, sondern weil Sie den Patienten 2–3x die Woche sehen. Sie haben somit die Möglichkeit der schnelleren Reaktion auf Heilkrisen bzw. können den oder besonders die Patientin psychisch besser führen.

Bei diesen schweren Fällen bietet sich an, ein weiteres Präparat hinzuzunehmen. Zur allgemeinen Stärkung empfiehlt sich Cefaktivon, oder Stronglife, oder Galium Heel. (Alle Präparate werden im Anhang ausführlich behandelt.)

Soweit die Basistherapie aller Geopathien. Die Gabe der Präparate oder Spritzen ist beendet bei Feststellung völliger Belastungsfreiheit des Körpers. Dauert dieses länger als 3–4 Wochen, muß der Standort erneut darauf überprüft werden, ob nicht doch eine Strahlen- oder Reflexionsquelle übersehen wurde.

Präkanzerosen, außerdem Status nach Krebs, benötigen eine längere Basistherapie. Hier muß auch die Begleittherapie einiges erbringen. Die Blockaden sind dann oft so manifest, daß lokale Maßnahmen an Belastungsherden hinzukommen müssen. Einmal

Lymphdrainagen oder Baunscheidtieren oder Neuraltherapie oder auch Akupunktur. Sind Lymphwege durch Operationen durchtrennt (Achseln), hat der Behandler all sein Können anzuwenden, wobei der Erfolg fraglich bleibt.

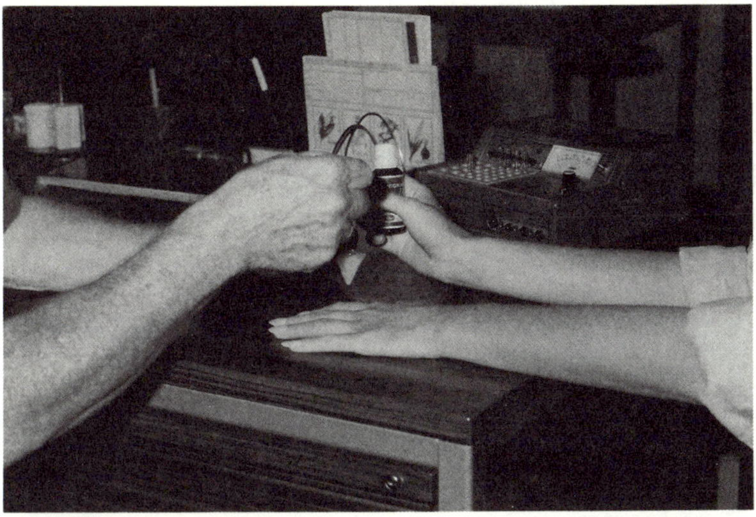

Abb. 45
Der Beziehungstest mit dem Pendel

Gemäß Abb. 45 nimmt der Patient das jeweilige Präparat in eine Hand. Sie pendeln über der anderen Hand. Außer der Zustimmung oder Ablehnung erhalten Sie auch sofort die Erhöhung der Vita = Lebenskraft in %, wenn ein Präparat geeignet ist. Anderenfalls sinkt die Vita.

z.B. ohne Präparat: Vita = 43%
Polyxan grün: Vita = 48%!
Polyxan gelb: Vita = 41%
Polyxan blau: Vita = 39%

Gemäß Abb. 46 sehen Sie den sogenannten Beziehungstest. Neben eine senkrecht gestellte Hand des

Patienten stellen Sie nach und nach alle in Frage kommenden Präparate. Stimmt das Medikament, schlägt die Rute waagerecht zwischen Präparat und Hand hin und her. Bei Ablehnung schwingt die Rute senkrecht, also auf und ab.

Mit dieser Methode können Sie alle Medikamente, Lebensmittel, Getränke usw. testen.

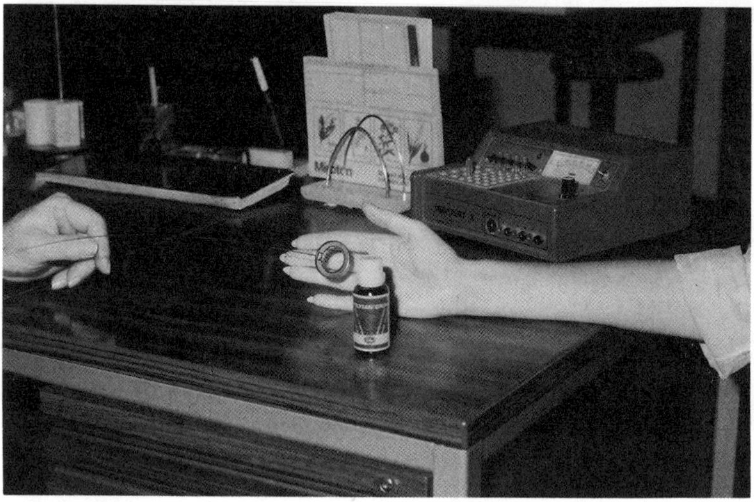

Abb. 46
Der Beziehungstest mit der Rute

Die Begleittherapie der Geopathie

Wenn Sie die Diagnose Geopathie stellen, hat der Patient oft einen langen Weg hinter sich. Eine Vielzahl von Ärzten haben die verschiedensten Diagnosen gestellt. Vielleicht erfolgten bereits entbehrliche Operationen. Der oder die Patientin befinden sich in einem oft beklagenswerten Zustand. Hinzu kommt die psychische Komponente. Eine Vielzahl, teils mit dramatischen Nebenwirkungen behafteter, Medikamente wurden oder werden konsumiert. Da kommt der Begleittherapie eine hohe Bedeutung zu.

Grundsätzlich werden Sie nach und nach die verordneten Medikamente, soweit inzwischen überflüssig bzw. vertretbar, absetzen oder auch vorübergehend wie längerfristig durch sinnvolle Präparate ersetzen.

Hier setzen Sie die ganze Skala Ihrer Erfahrungen ein. Trotzdem möchte ich auf einige Besonderheiten eingehen, die Sie in Ihre Überlegungen einbeziehen können.

Die Erstverschlimmerung

Getreu nach Dr. Reckeweg und seiner Homotoxikologie werden Sie nach Wieder-Ingangsetzung der körpereigenen Abwehr alle Arten regressiver Vikariationen erleben. Der Körper geht nun älteste Herde an und bereinigt diese. Alles, was den Patienten irgendwann einmal befiel, macht sich durch Aktivierung, auch Schmerzen, bemerkbar. Hierauf müssen Sie den Patienten aufmerksam machen, ansonsten verlieren Sie sein mühsam errungenes Vertrauen. Wenn der Patient in dieser Phase einmal noch ein Schmerzmittel nimmt oder ein Schlafmittel, lassen Sie ihn dabei. Diese Zustände vergehen schnell; sie dauern oft nur Stunden.

Die Toxinüberschwemmung

Die wieder in Gang gesetzte Abwehr löst nun Toxine im Übermaß; hinzu kommen Zellgifte. Dabei können rheumatoide Zustände auftreten, die manchmal dramatische Formen annehmen. Sie sollten dann immer eine gründliche Ausleitungstherapie durchführen. Bei mir bewährte sich das System Phönix: 3 Tage Phönohepan = Ausleitung über Magen, Leber, Galle, Darm. 3 Tage Solidago = Ausleitung über die Niere. 3 Tage Antitox = Ausleitung über die Haut. (Die von Phönix angegebenen Tropfenzahlen sind meist zu hoch. Testen Sie besser.)

Rheumatischer Formenkreis

Wegen möglicher dramatischer Erstverschlimmerung keine Echinacin-Präparate einsetzen!

Die Psychopharmaka

Selten kommt eine Patientin, die nicht längst an Psychopharmaka gewöhnt wurde. Belassen Sie es zu Beginn der Behandlung dabei. Später können Sie dann ausschleichend auf Hypericum oder Kava Kava übergehen (Hyperforat-Kavain z.B.).

Kopfschmerzen

Verbleiben Kopfschmerzen, so bewährt sich in diesen Fällen nach Beendigung der Strahlentherapie besonders die Akupunktur.

Gelenk- und Wirbelschmerzen

An orthopädischen Schäden können Sie zwar nichts ändern, doch werden Schmerzherde nach der Strahlentherapie meist stumm. Verbleiben Schmerzen, so bewährt sich im Wirbelsäulenbereich, wie auch bei anderen Gelenken, das Baunscheidtieren, dieses aber bitte nur mit der exanthematischen Watte, sonst ist die Wirkung geringer als die Hälfte.

In sehr schwierigen Fällen von Gelenkschmerzen (Knie z.B.) ist auch an das Kantharidenpflaster zu denken. Versäumen Sie nicht, den Blaseninhalt im. zu reinjizieren.

Ebenso bewähren sich die Polyxane in Salbenform nicht nur bei Gelenkbeschwerden, sondern auch im Bronchialbereich und der Schilddrüse.

Entsäuerung

Denken Sie stets an Entsäuerung des Patienten. Ich verwende Entsäuerungssalz nach Dr. Bösser.

Mineralsubstitution

Nutzen Sie Ihre mentale Fähigkeit und testen Sie immer die Dr. Schüßlerschen Ergänzungsmittel durch. Sie pendeln über einer Hand des Patienten, mit dem Zeigefinger der anderen Hand geht der Patient die Testtafel mit den Tabletten durch. Lassen Sie die Mittel einzeln einnehmen, damit nicht Antagonisten, gleichzeitig eingenommen, sich der Wirkung berauben.

Bewährt haben sich aber auch Komplexmittel wie: Thohelur II oder Neukönigsförder Mineraltabletten.

Herz und Kreislauf

Die besonders diastolisch hypertonen Werte über 100 RR werden sich schnell senken. Denken Sie an das rechtzeitige ausschleichende Absetzen der Beta-Blocker usw., der Patient gerät sonst schnell in hypotone Krisen. Die Säurelage des Herzmuskels können Sie hervorragend mit den Basicinen von Dr. Bösser bessern. Testen Sie mental, ob Basicin A oder B geeignet ist. Herzsensationen können Sie fast sicher mit Strophactiv vermeiden.

Schilddrüse

Die Schilddrüse ist häufig mit betroffen. Vielfach erhalten die Patienten El Thyroxin. Nach und nach ist dieses aber kontraindiziert und muß abgesetzt werden. Bekommen Patienten reine Hormone, so sollten Sie diese mental testen, oft müssen diese noch weiter eingenommen werden, was der Test sicher anzeigt. Geben Sie älteren Patientinnen Cefakliman hinzu. Bei Kropf empfiehlt sich Ottingers Kropfkur. Messen Sie den Halsumfang der Patientinnen wöchentlich. Ein Rückgang um 1 cm ist fast die Regel.

Diabetes

Diabetes stellt sich mir auch stets als geopathisch verursacht dar. Der Zustand ist allerdings irreversibel. Trotzdem bewährt sich das Nestmann Teesystem als Begleittherapie.

Denken Sie auch stets an die Darmsanierung z.B. Hylak forte oder auch Perenterol, besonders bei jungen Patienten mit Akne usw.

Testen Sie auch mit Nistidin auf Pilzbefall, z.B. Candida albicans.

Indikationsbedingte Besonderheiten

Rheumatischer Formenkreis

- Niemals Echinacin
- Cefasept
- Phönix Entgiftungstherapie oder Lymphdiaral und Pascorenal
- Salbe auf die am höchsten belasteten Stellen oder die Schmerzpunkte
- Tee

Symptomatik der Haut

- Polyxandosierung halbieren
- Phönix Entgiftungstherapie

Bronchialerkrankungen

- Salbe
- Schleimlösende Mittel
- Pascotox

Symptomatik im Verdauungstrakt

- Polyxandosierung halbieren
- vorsorglich Echinacin durch Cefasept ersetzen
- Lymphdiaral

Krebs

- Stronglife
- Iscador durch Polyerga neu und Faktor AF2 ersetzen

— Lymphdiaral
— Lymphdrainage

Alkoholiker

— keine Tropfen

Psychische Störungen

— Hyperforat
— Dysto L90
— Sedativa

Hypertonie

— Blutdruck unbedingt kontrollieren
— evtl. Betablocker absetzen

Schilddrüse

— Cefasel
— Krophansalbe

Zusammengestellt von:
Heilpraktikerin Ursula Daun
Kassel, Ahnatal

Medikamentenvorschlag
(siehe Pascoe Taschenbücher) der Pascoe Gießen

Yin Verstrahlung – Yang Präparate

Pascotox Tropfen 20/50/100 ml
Stropheus Forte Tropfen 50 ml

Pascotox-Injektopas Amp. 2 ml
Redox-Injektopas Amp. I+II je 2 ml cave Procain!
Anabol-Injektopas Amp. 2 ml
Vitamin B Komplex Injektopas Amp. 2 ml
begleitend evtl. Brennesseltee

Yang Verstrahlung – Yin Präparate

Gripps Tropfen 20/50 ml
Chamomilla Spl. Tropfen
Thyreo Pasc Tabletten (80)
Arnica Montana Spl. Tropfen
Spigelia Spl. Tropfen
(evtl. bei Hypertonie: Antihypertonica)

Gitternetzverstrahlung

Pascotox-Tropfen 20/50/100 ml
Pascotox-Injektopas Amp. 2 ml

Radiumverstrahlung

Radium bromatum D 1000 Rote Krebs Apotheke Wien
– zur Zeit nicht lieferbar –
2–3x wöchentlich 7–10 Globuli
(außerdem Flasche in der Tasche tragen.)

Aufbauphase

Ney Geront (64)	Vit Organ Ampullen
Ney Geront N (64 N)	Vit Organ Ampullen

Geopathologie und Homöopathie

Hahnemann: Organon der Heilkunst, 6. Aufl.: §§ 1–7
Hahnemann: Organon der Heilkunst, 6. Aufl.: § 259
Hahnemann: Organon der Heilkunst, 6. Aufl.: Anm. 192
Hahnemann: Organon der Heilkunst, 6. Aufl.: § 286
Hahnemann: Reine Arzneimittellehre, Bd. II, S. 191 ff: Magnet (Magnes artificialis).
Hahnemann: Reine Arzneimittellehre, Bd. II, S. 191 ff: Südpol des Magnetstabes
Hahnemann: Reine Arzneimittellehre, Bd. II, S. 191 ff: Nordpol des Magnetstabes
Jahr: Symptomen-Kodex, Bd. II, S. 50 ff: Magnes artificialis
Jahr: Symptomen-Kodex, Bd. II, S. 50 ff: Magnetis polus arcticus
Jahr: Symptomen-Kodex, Bd. II, S. 50 ff: Magnetis polus australis
Jahr: Handbuch der Hauptanzeigen: Magnes artificialis
Jahr: Handbuch der Hauptanzeigen: Magnetis polus arcticus
Jahr: Handbuch der Hauptanzeigen: Magnetis polus australis
Trinks/Müller: Handbuch der homöopathischen Arzneimittellehre: Magnet
Trinks/Müller: Handbuch der homöopathischen Arzneimittellehre: Magnet Nordpol
Trinks/Müller: Handbuch der homöopathischen Arzneimittellehre: Magnet Südpol
Jahr: Symptomen-Kodex, Bd. I: Electricitas
Jahr: Symptomen-Kodex, Bd. I: Galvanismus

Boericke: Homöopathische Mittel und ihre Wirkungen: X-Ray
Lippe: Grundzüge und charakteristische Symptome der homöopathischen Materia Medica: X-Ray
Leeser: Lehrbuch der Homöopathie, Bd. A: Mineralische Arzneistoffe: Radioaktive Elemente
Leeser: Lehrbuch der Homöopathie, Bd. A: Mineralische Arzneistoffe: Radium (bromatum)
Leeser: Lehrbuch der Homöopathie, Bd. A: Mineralische Arzneistoffe: Uranium nitricum
Boericke: Homöopathische Mittel: Radium bromatum
Lippe: Grundzüge und charakteristische Symptome: Radium bromatum
Hans Gebhardt: Blätter für klassische Homöopathie: Magnetis Poli Ambo-Magnet
Oskar Jensen: Homöopathie und „Erdstrahlen"

Amalgam und Geopathie?

Bei der Begleittherapie der Geopathien darf keinesfalls eine Überprüfung der Zähne des Patienten unterlassen werden. Geopathie heißt Abwehrschwäche. Amalgamplomben bedeuten meist eine hohe Quecksilber- und Bleibelastung des Patienten. Wird jetzt im Rahmen der Behandlung der Geopathie die körpereigene Abwehr wieder in Gang gesetzt, kann eine totale Überschwemmung des Gewebes mit Toxinen die Folge sein. Rheumatoide Ausbrüche können dramatische Formen annehmen. Fälle, in denen totale Arbeitsunfähigkeit eintritt, sind keine Seltenheit.

Am Anfang steht die Diagnose.

Ich verwende die Zahntestkabel von Vega. Eine Elektrode lege ich in den Speichel, mit der anderen taste ich die Plomben ab. Diese Vorgehensweise gilt bei Amalgam als einzigem Plombenmaterial. Sind auch Goldkronen vorhanden, kommt die eine Elektrode an Gold, die andere an Amalgam. Grundsätzlich gilt das Vorhandensein beider Metalle als eine schwerwiegende Verschlimmerung, *aufgrund der noch stärkeren galvanischen Ströme.*

Fälle, in denen amalgamverplombte Zähne noch mit Gold überkront wurden, möchte ich als grob fahrlässige Körperverletzung einordnen, um nicht härtere Formulierungen zu gebrauchen.

Das Meßgerät des Vega-Test wird nun ausschlagen. Bei seiner 100er Teilung sind 2 Teilstriche vertretbar. Sie erhalten jedoch meist Werte von 40–60! Es gilt der Beginn des Ausschlagens, denn der Zeiger geht zurück.

Grundsätzlich ist der Patient aufzufordern, einen Zahnarzt aufzusuchen, der um das Problem weiß und bereit ist, die Amalgamplomben zu entfernen.

Gold als alleiniges Material ist vertretbar. Alle nichtmetallischen Materialien sind unbedenklich, auch in der Kombination mit Gold.

Die Therapie verzichtet auf Echinacea-haltige Mittel, um die Abwehr behutsam zu steigern. Statt dessen wird besonders auf Ausleitung geachtet, z.B. Phönohepan und Solidago, wie auch an anderer Stelle bei Rheumatikern erwähnt.

Zusätzlich geben Sie Mercurius solubilis D30, dies bewährt sich bei der Ausleitung der zahnbedingten Toxine.

Elektrostreß?

Es gibt kaum ein Buch, das sich mit Erdstrahlen befaßt, in dem nicht irgendwann der Begriff Elektrostreß auftaucht. Oft ist dann die Rede von der sogenannten Nachtabschaltung.

Viele Rutengänger betonen ebenso, daß sie bei ihren Ermittlungen technische Meßmittel einsetzen. Damit sind fast immer Kabelsuchgeräte gemeint, die auf das Feld elektrischer Leitungen reagieren. Gelegentlich wird damit die angebliche Wirksamkeit bestimmter Abschirmmatten aus Metall demonstriert.

Ich wage zu behaupten, daß der sogenannte Elektrostreß und die damit zusammenhängenden angeblichen Gesundheitsstörungen Fehlbeobachtungen sind!

Wir müssen bei den krankmachenden Faktoren streng zwischen reinen Wellenstrahlungen und korpuskulärer Strahlung feinststofflicher Materie unterscheiden.

Wie an anderer Stelle bereits mehrfach ausgeführt, machen reine Wellenstrahlungen *nicht* krank, wie z.B. Radio und Fernsehwellen.

Beim Lichtstrom handelt es sich um einen sinusförmigen Strom mit geringer Abstrahlung ebenfalls sinusförmiger Felder, hauptsächlich mit der Grundwelle 50 Hz, aber auch, je nach angeschlossenen Verbrauchern, den Oberwellen 100 Hz, 200 Hz, 400 Hz usw. Dieses elektrische Feld durchdringt jeden von uns ständig Tag und Nacht. Hiernach dürfte es keinen gesunden Menschen mehr geben.

Von der Existenz dieses Feldes können Sie sich leicht überzeugen, wenn Sie mit einem Finger den Plattenspieler – oder Mikrophoneingang eines beliebigen Verstärkers antasten. Sie hören dann ein Brummen. Das sind die 50 Hz des elektrischen Stromes, den Sie mit Ihrem Körper aufnehmen.

Bedenklicher als elektrische Felder sinusförmiger Schwingungen sind die daraus resultierenden Magnetfelder. Daß Magnetfelder einen biologischen Einfluß haben, beweist sich spätestens, wenn wir berücksichtigen, daß mit Magnetfeldern beschleunigte Heilungen von Brüchen erzielt werden. Was einerseits heilt, darf nicht zum Dauereinfluß werden. Besteht diese Gefahr beim Lichtstrom? Nein! Lichtleitungen sind stets parallel oder verdrillt verlegt, dadurch heben sich die magnetischen Felder beider Leiter auf. Lediglich auf Grund unvermeidlicher Asymmetrien resultieren kleine magnetische Felder in unmittelbarer Kabelnähe.

Verschiedentlich wird behauptet, daß gerade der Lichtstrom mit seiner Frequenz von 50 Hz bedenklich der Herzschlagfolge nahekommt und ähnlich einem Herzschrittmacher den Puls beeinflusse. Dem liegt ein gewaltiger Denkfehler zu Grunde. Die Lichtfrequenz von 50 Hz bezieht sich auf die Sekunde, die Herzschlagfolge dagegen auf die Minute, also ein Reaktionsabstand von 1:60!

Ich meine eine ganz andere Beobachtung hat zu dem Begriff Elektrostreß geführt. In vielen Fällen mag trotz Bettverstellung keine Besserung des Befindens Betroffener eingetreten sein. Wurden dann die Elektrogeräte und Lampen und Kabel aus der Bettnähe entfernt, trat die erhoffte Besserung ein, was dann möglicherweise dazu führte, dem elektrischen Strom die Schuld zuzuweisen.

Hier liegt der Denkfehler! Einzig und allein die Metallanteile genannter Geräte sind es, die zu Reflexen der pathogenen Erdstrahlung geführt haben. Darüber lesen Sie an anderer Stelle dieses Buches einiges.

Ich höre jetzt einige Leser laut protestieren, die sehr wohl auch geringste elektrische Felder störend empfinden!

Das sind noch hoch geopathisch belastete Personen! Ich bestreite ja nicht, die Aufnahme elektrischer Felder durch unsere Körper. Nur störend darf sich das nicht bemerkbar machen.

Der geopathisch Belastete ist so hoch an der Grenze des physisch Aushaltbaren, daß geringste weitere Faktoren empfunden werden. Nach Erreichung der geopathischen Entlastung werden dann derartige Noxen nicht mehr als störend empfunden oder genannt.

Es ist wie mit einem randvollen Glas Wasser, der kleinste Tropfen bringt es zum Überlaufen. Ist dagegen das Glas leer, ist dieser Tropfen bereits verdunstet, bevor der nächste einfällt.

IV. Kapitel
Standortentstörung

Vorwort zum Kapitel Entstörung

Die Therapie der Geopathie ist ohne Entstörung mindestens des Schlafplatzes nicht möglich.

Der Erfolg der Entstörung entscheidet sich bei der mentalen Nachmessung des Patienten.

Die Gefahren geopathogener Zonen sind spätestens seit den Untersuchungen des Freiherrn von Pohl bekannt. Und doch wurde nur uraltes Wissen der Menschheit neu bewußt. Es war das Werk der sogenannten Aufklärung, die alles in Abrede stellte, was nicht in irgend einer Form meßbar ist. Heute stehen wir auf den Trümmern einer weitgehend zerstörten Natur. Dem Menschen wurde befohlen, sich den Maschinen anzupassen (Nachtschicht usw.). Eine Wissenschaft hat sich etabliert, die zumindest in Teilen höchst menschheitsfeindlich ist. Es ist kein allzu weiter Weg von Hitlers KZ-Forscherärzten zu heutigen Gen-Klempnern. Und wird die Natur auch nur für einen kleinen Vorgang nachgeahmt (extrauterine Befruchtung), wird dies gleich hochgejubelt zum „Retortenbaby"!

Das Newtonsche mechanistische Weltbild ist dennoch am Ende. Wir stehen heute am Neubeginn einer Denkweise, die nicht ohne Schöpfer auskommt und zur ganzheitlichen Betrachtungsweise strebt.

Der Arzt der Zukunft wird der Priester – Heiler sein, der nichts anderes benötigt, als seinen von Gott gesegneten Wunsch, zu helfen, zu heilen. Ärztliche

Ingenieurkunst wird mitsamt der Maschinerie auf dem Schrottplatz der Geschichte landen.

Ja – wir Menschen haben nicht nur die Einbindung in die Gesamtschöpfung vergessen, wir haben auch buchstäblich den Boden unter den Füßen verloren. Wir bedecken die Füße mit schwachsinnigem Schuhwerk, das uns das Modediktat aufzwingt und legen uns auf und zwischen Beton – Eisen – Kabel: Störfelder aller Art.

Treten Beschwerden auf, so rennen wir zum Arzt, erhalten ein Rezept, das es uns auf Kosten der Versicherungsgemeinschaft erlaubt, uns langsam aber sicher zu vergiften.

Kein Angehöriger eines Naturvolkes ließe sich dort nieder, wo wir heute noch das letzte Sumpfloch mit Beton zupflastern. Zumindest würde der Naturmensch durch die flüchtenden Tierherden gezwungen, diesen zu folgen.

Unsere Vorfahren ließen bis weit in das Mittelalter den Baugrund von Rutengängern untersuchen.

Sicher zwingt uns die heutige Überbevölkerung zu einer dichten Bebauungsweise, aber wären dann nicht unbedingt geeignete Schutzmaßnahmen gegen die Gefahren von unten erforderlich?

Vermutlich können wir derzeit auch nicht mehr auf Baumaterialien wie den Beton verzichten. Was brächte auch ein Rückgriff auf Lehm, Ziegel und Stroh?

Auch in solchen Häusern erkrankten Menschen an Krebs – vgl. die Untersuchungen v. Pohls. Nur ist die Gefahr heute viel größer und noch vervielfacht dadurch, daß auf einer gefährlichen Störzone nicht mehr eine Familie schläft, sondern deren zwanzig und mehr.

Als das Öl immer teurer wurde, erkannte man die schlechte Isolierungseigenschaft des Betons und schrieb wärmedämmende Maßnahmen vor. Nicht anders können wir mit den Gefahren geopathischer Belastung umgehen. Wir haben die Bausubstanz nachzurüsten, und da das sogar ein gewinnbringendes Geschäft würde, ist nicht einmal ausgeschlossen, daß wir da einmal hinkommen.

In meinem Institut laufen viele Versuche mit „verdächtig" geeigneten Stoffen, aber muß das ein Einzelner tun? Sind denn die durchaus vorhandenen Forschungsmilliarden eine Art Rente für sonst arbeitslose Wissenschaftler?

Wenn in den folgenden Kapiteln noch viel über die falsche Methodik der Ermittlung geopathogener Faktoren zu reden sein wird, muß ich doch auch gerechterweise sagen, daß bisher in der großen Öffentlichkeit kein Mittel zur Entstörung bekannt ist.

Bevor ich mich mit der Geopathologie öffentlich befaßte, suchte ich erst jahrelang nach einem geeigneten Schutz, denn anders ist dem Problem nicht beizukommen. Der bisher einzig richtige Rat, nämlich, einfach umzuziehen, ist höchst menschheitsfeindlich und verlagert das Problem nur auf eine andere Familie. Hinzu kommt die Unmöglichkeit, plötzlich eine Vielzahl gebauter Häuser schlicht für unbewohnbar zu erklären.

Ich fand dann zuerst Kork, wenn dieser nach einem ganz bestimmten Verfahren hergestellt wird, als dauerhaft geeignet. In den folgenden Abschnitten wird daher der Kork laufend erscheinen. Bitte verfallen Sie aber jetzt nicht auf den verhängnisvollen Irrtum, mit dem Kauf von Kork –nur besonders schön dick– könnten Sie das Problem angehen. Dem ist nicht so. Die Wahrscheinlichkeit, daß Sie ungeeigneten Kork erhalten, ist fast sicher.

Neuerdings wird dem Kork bis zu 30% Holzmehl beigemischt. Ebenso wird nach wie vor Formaldehyd zugesetzt.

Eines der späteren Kapitel wird sich einzig und alleine mit dem Kork befassen. Danach wissen auch Sie den Weg, zum richtigen Material zu gelangen.

Der gegenwärtige Stand der Meßtechnik

Der Geopathologe wird seine mentalen Fähigkeiten nutzen und wird mit Rute und Pendel arbeiten. Kein anderer Indikator ist so sensibel wie der Mensch. Bei allen technischen Methoden des Messens müßte hoch verstärkt werden, weit über die sogenannte Rauschgrenze hinaus. Wenn Sie wissen wollen, was das bedeutet, stellen Sie bitte einen ganz schwachen Sender auf Ihrem UKW-Empfänger ein. Dann hören Sie das Rauschen, das nicht aus der Atmosphäre kommt, sondern als Eigenrauschen in Ihrem Empfänger entsteht. Elektrische Ströme sind kein homogener Vorgang, sondern die Abfolge des Flusses einzelner Elektronen. Diese prasseln dann, wie ein Sack Kartoffeln, auf die jeweilige Elektrode und begrenzen somit jede technische Verstärkungsmöglichkeit. Die Rauschgrenze können wir durch geeignete Maßnahmen recht hoch bringen, aber sie setzt entscheidende Grenzen der Verstärkung.

Das Geomagnetogramm nach Mersmann

Das Vorgesagte betrifft die Direktmessung dessen, was uns krank macht. Daher wurde vielfach ein anderer Weg versucht. Das beste Ergebnis erbrachte noch die Methode nach Mersmann, die das veränderte erdmagnetische Feld auf geopathogenen Zonen zur Messung heranzieht.

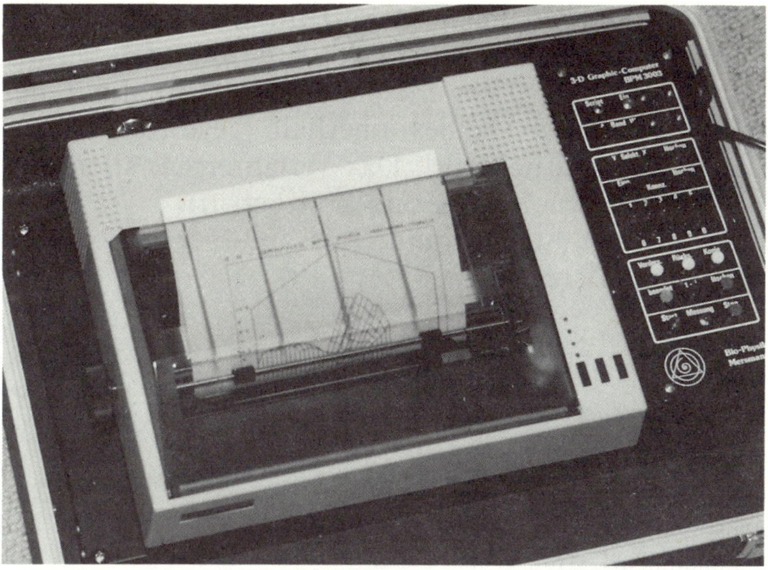

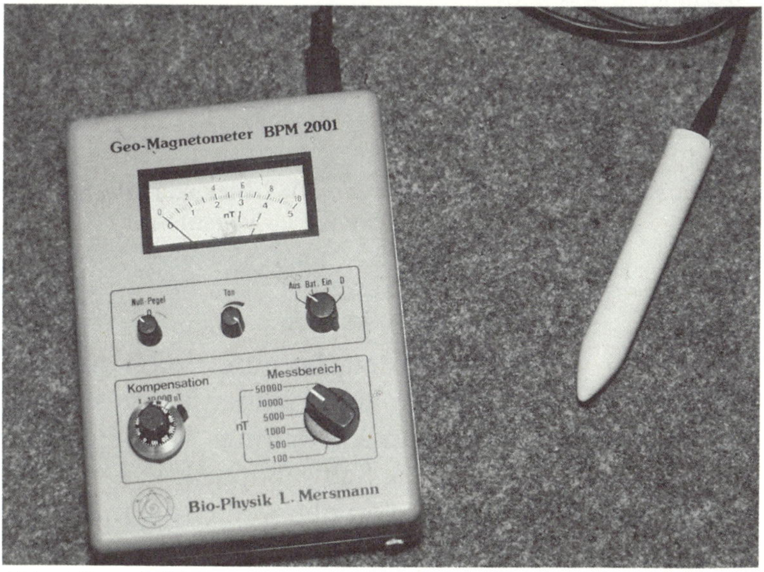

Abb. 47 und 48
Die Abbildungen zeigen die im Text beschriebenen Geräte zur grafischen Darstellung der geopathischen Belastung von Betten. Die erste Aufnahme zeigt den 3-D-Computer und die zweite Aufnahme das Geo-Magnetometer mit Sensor, das dem Graphic-Computer die Werte eingibt.

Das Verfahren nach Mersmann hat wertvolle Erkenntnisse erbracht und beweist indirekt den Verlauf von Störzonen. Die entsprechende Aufnahme des erdmagnetischen Feldes oberhalb gestörter Schlafplätze ist eindrucksvoll. Das Verfahren ist allerdings aufwendig, was Kosten und Zeit betrifft.

Es erbringt auch nur eine Aussage über den bisherigen Schlafplatz.

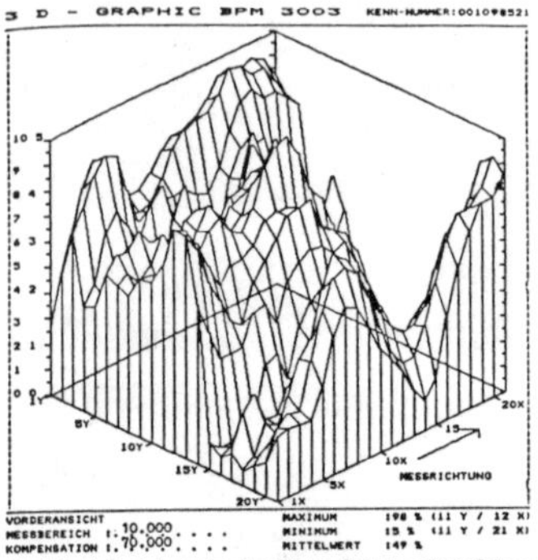

Ebenfalls die Darstellung eines Doppelbettes. Daß hier stärkste Störung vorliegt, ist leicht zu sehen. (Graphik L. Mersmann)

Abb. 49
Die Darstellung eines Doppelbettes. Daß hier stärkste Störung vorliegt, ist leicht zu sehen. (Graphik L. Mersmann)

Muß dieser verändert werden, ist eine gleich aufwendige Messung des in Frage kommenden Platzes nötig. Die Vermessung eines ganzen Raumes verbietet sich da. Aber noch zwei weitere Schwachpunkte: Einstrahlungen von der Seite oder von oben, über die noch viel zu reden sein wird, bleiben unberücksichtigt. Und – und das ist für mich der entscheidende Punkt – eine erfolgreiche Entstörung eines Schlafplatzes, beispielsweise mit Kork, kann mit dieser Methode nicht nachgewiesen werden, denn der Einbruch im erdmagnetischen Feld bleibt, auch nach der Entstörung.

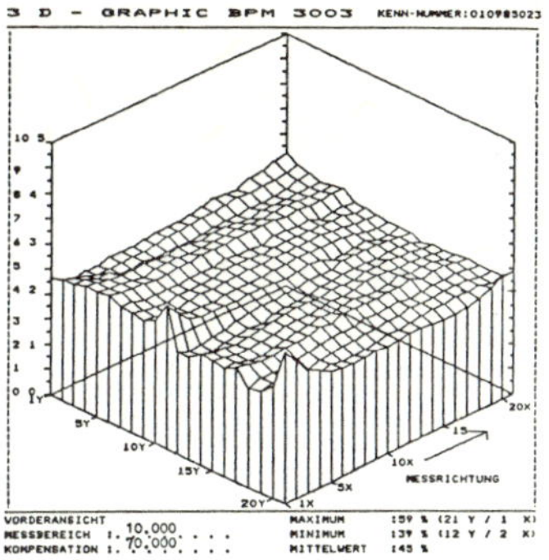

Bei dem Doppelbett, dessen Energieverteilung die Computergraphik zeigt, kann von einem ungestörten Schlafplatz gesprochen werden. (Graphik L. Mersmann)

Abb. 50
Bei dem Doppelbett, dessen Energieverteilung die Computergraphik zeigt, kann von einem ungestörten Schlafplatz gesprochen werden. (Graphik L. Mersmann)

Das geschwächte erdmagnetische Feld ist schließlich nur ein indirekter Indikator, aber an sich nicht pathogen.

Der 3-D-Graphic-Computer speichert die mit dem Geo-Magnometer gewonnenen Meßdaten einer Standortuntersuchung und fertigt hieraus eine dreidimensionale Grafik, aus der sich die Stärke und unterschiedliche Intensität des Magnetfeldes im untersuchten Bereich ergibt.

Je gleichmäßiger diese Computer-Zeichnung ausfällt, also ohne größere Spitzen und Einbuchtungen, desto gleichmäßiger ist das Magnetfeld an dieser Stelle. Jede Spitze zeigt eine Verstärkung des Magnetfeldes an dieser Stelle an, jede Einbuchtung eine Abschwächung. Nach den bisherigen Erfahrungen hat sich gezeigt, daß die gesundheitliche Gefährdung besonders groß ist, wenn die Meßwerte sehr stark gegenüber der Umgebung ansteigen oder abfallen.

An anderer Stelle hatte ich ja bereits ausgeführt, daß Störstrahlung umgewandelte reine Energie (der Gravitation) in ionisierende Partikel ist.

Damit ist durchaus der in den Graphiken sichtbare Einbruch der Gravitation ein Maß für die Intensität der entstandenen Strahlung.

Entstörgeräte und Entstörmatten

Das Problem der Entstörgeräte und Entstörmatten ist das traurigste Kapitel der gesamten Geopathologie überhaupt. Handelt es sich im günstigsten Fall noch um gutgläubige Selbsttäuschung, so sind auch völliger Schwachsinn und absolute Unkenntnis technischer und geobiologischer Gegebenheiten häufig anzutreffen. Selbst brutal-bewußter Betrug ist eine der Grundlagen eines unüberschaubaren Marktes.

Hinzu kommt, daß uns aus der Erde Kräfte verschiedenster physikalischer Natur treffen, die miteinander nicht das geringste gemein haben. Somit entstanden Mittel, die zwar einen Faktor dieser Kräfte zumindest verändernd beeinflußten, aber nicht vor dem schützen, was krank macht.

Daß diese Dinge auch oder gerade von Rutengängern angepriesen werden (wie ich Tag für Tag feststelle), die auf ihre Ausbildung durch eines der geobiologischen Zentren hinweisen, macht das ganze noch trauriger. Zu mir kommen Teilnehmer an den Seminaren, die aufgrund des Besuches mehrerer dieser Schulen und im Besitze deren entsprechender Zertifikate sich als Spezialisten, als Geobiologen verstehen, die von Kopf bis Fuß gefährlich geopathisch belastet sind. Sie konnten nicht einmal sich selbst, geschweige denn ihrer Familie helfen.

Die Spitze des Eisberges sind dann die „Kollegen", die auf irgendwelchen Kneipenböden die durch Busse herangekarrte Menschheit beglücken wollen. Diese Kollegen halten dann einen pseudoaufklärerischen Vortrag über all die Gefahren der Umwelt, besonders derer der Tiefe, ohne das Reizwort „Erdstrahlen" auszulassen, um dann anschließend als Garanten für einen angenehmen, wohligen Schlaf ihre Schafwolldecke oder was auch immer zum zehnfach überhöhten Preis anzubieten.

Und das genau ist die Masche auch der vielen ihre Schutzdecke Anpreisenden.

Man benennt alle Gefahren, einschließlich wirklich verheerender, um dann zu sagen, daß diese Matte vor – sagen wir Elektrostreß – schützt. Die benannten Gefahren wurden zwar richtig aufgelistet. Der Matte wird dann von den Geschickteren nichts Unhaltbares mehr angedichtet. Man hält sich immer bedeckt. „Wo steht denn, diese Matte schütze gegen Wasseradern, das haben wir doch gar nicht garantiert. Wir garantieren für einen besseren Schlaf durch ein wohligeres Klima, nicht mehr, das andere haben Sie doch hineingeheimnist, das ist doch Ihr Problem!"

Das andere sind die antennenähnlichen Gebilde oder auch einfach Drähte, sogenannte Dipole. Sicherlich verändern diese das Erdmagnetische Feld durch Reflexe und verschieben damit in gewissen Grenzen das Globalgitter, aber wie sollen davon harte Strahlen eliminiert werden?

Wenn die Wirkung ja noch zu sehen wäre! Wie es keinem Blinden gelingen kann, ein optisches Gerät zu justieren, so kann niemand die Folgen derartiger Manipulationen kontrollierbar machen. Die Folge ist nur, daß niemand genützt und allen geschadet wird.

Fehlen noch die aktiv strahlenden Geräte. Sie kompensieren eine einzige Frequenz, deren nunmehriges

Ausbleiben der Besitzer einer Lecher-Antenne zwar stolz vorführen kann – aber geholfen ist damit keinem. Was bleibt, ist Selbsttäuschung.

Dieses ganze Schreckenskabinett ist noch zu ergänzen um: Die simple Kachel auf dem Fensterbrett (aber bitte nach Norden ausrichten), um die Schnecke aus Kupferdraht (statt der Engel, in der Mitte über den Ehebetten), das Stück Papier mit geheimnisvollen Zeichen, den Stein in der Ecke (der nach einem Gebet aktiviert wird), die Schüssel Wasser unter dem Bett (aber täglich erneuern), den Achatstein in jeder Bettdecke, den Kupferdraht um Bett oder Haus und was es nicht noch alles gibt.

Wen darf es da noch wundern, wenn an sich Interessierte sich schaudernd abwenden?

Oder liegt in der Abwehr der Geopathie vielleicht System? Gibt es Mächte und Interessengruppen, die nichts mehr fürchten müßten als eine gesündere Menschheit, eine, die aufhören würde, große Teile ihres Einkommens für Krankheitskosten aufzuwenden? Müssen diese Kräfte nicht darauf hoffen, daß alles so bleibt, wie es ist, und das möglichst lange?

Zusammenfassend muß ich sagen: Ich kenne kein einziges Gerät oder keine einzige Matte, die gegen das 3. Gitter oder Wasseradern bzw. Verwerfungen bzw. deren Störungen wirksam waren. In der Vergangenheit half nur Bettverstellen oder Umziehen. Darin bin ich mir auch mit vielen anderen Autoren einig. Gegen diese vorgenannten Gefahren kann nur ein „Filter" zwischen Erde und Schlafendem schützen. Hier ist nur an nichtmetallische Naturmaterialien zu denken. Es bieten sich an: Stroh, Hanf, Jute usw. und eben auch Kork, wie auch andere Autoren bereits berichteten. Nur führten alle Versuche mit diesen Materialien in der Vergangenheit nicht zum Erfolg. Warum diese Versuche scheiterten, erfahren Sie im Kapitel: Kork.

Alle metallenen Gerätschaften sind nicht nur unwirksam als Hilfe, sie stellen sogar bedenkliche Reflektoren dar, wie auch Spiegel usw. und schaden daher eher, als sie nutzen.

Die Strahlenschutzwirkung verschiedener Materialien

Material			*Schutzwirkung*
Sperrholz	15 mm		9%
Holzdiele	20 mm		22%
Spanplatte	25 mm		10%
Holzbalken	100 mm		26%
Kathedralglas	5 mm		20%
Ziegelstein	65 mm		27%
Pflasterstein	60 mm		13%
Betonstein	65 mm		6%
Gasbetonstein	100 mm		10%
Tonziegel	10 mm		27%
Schaumstoff	120 mm		30%
Styropor	50 mm		17%
Mineralwolle	100 mm		18%
Holzfaserplatte	40 mm	Wärmedämmplatte	23%
Backkork	50 mm	Wärmedämmkork	8%
Korkuntertapete	10 mm	Wärmedämmkork gute Qualität	17%
Korkuntertapete	10 mm	Wärmedämmkork „naturreine" Spitzenqualität (Portugal)	27%

Wird von vielen Baumärkten angeboten als Strahlenschutzkork. Vorsicht!

Maschendraht		Kupfer	20%
Maschendraht		Eisen	12%
Blechplatte	1,5 mm		0%
Aluminium-platte	2 mm		9%
Bleiplatte	1 mm		1%
Korkplatte	10 mm	Strahlenschutzkork nach Kopschina	97%*
Zellglasplatte	100 mm	Strahlenschutzglas nach Kopschina	96%*

* somit 3–4% Reststrahlung. Dieser Rest an Strahlung scheint erforderlich (!), diese entspricht der Grundstrahlung.

Die Kork-Abschirmmatte

Die Homöopathie beweist uns täglich eindrucksvoll, daß dort, wo die Natur Gefahren aufweist, die gleiche Natur auch Mittel zum Schutz bietet. Nicht anders verhält es sich beim Problem der ionisierenden Erdstrahlung.

Nach Jahren enttäuschender Versuche beschäftigte ich mich mit dem Kork. Theoretisch mußte Kork geeignet sein, wenn man weiß, daß ein Kubikzentimeter Kork bis zu vierzig Millionen Luftblasen enthält. In diesen wird die Strahlung millionenfach gebrochen und somit vernichtet. Und doch war es noch ein langer Weg von der Idee bis zur Herstellung einer sicheren Abschirmmatte.

Kork ist die geschälte Rinde der Korkeiche. Diese Rinde wird gemahlen zu einem mehr oder weniger feinen Granulat. Durch Zusatz von Kleber und Bindemitteln entsteht dann die übliche Korktafel. Vorzugsweise dient dieses Material zur Wärmedämmung.

Alle Versuche, dieses Material zur Strahlendämmung einzusetzen, scheiterten aufgrund des immer wieder auftretenden Durchschlagens der Korkmatte, oft erst nach Wochen oder Monaten. Als Ursache entlarvte ich dann entweder Zusatzstoffe, die die Brücke für das Durchdringen der Strahlung boten, oder zu geringe Dichte.

Nach jahrelangen Dauerversuchen und Kontakten zu einem südeuropäischen Hersteller liefert dieser heute ein Material, das fast ohne Zusätze auskommt. Nur durch Druck und Hitze und das geeignete Granulat entsteht eine Platte, die bereits europaweit Tausenden von Betroffenen dauerhafte Abhilfe brachte.

Von besonderer Bedeutung ist die Wahl der Schälung. Eine Korkeiche liefert während ihres Lebens etwa 7 Schälungen. Ich verwende zum Granulat fast ausschließlich die 2. Schälung. Diese Schälung liefert die beste Qualität.

Jede Lieferung muß dennoch genauestens überprüft werden. So mußte ich im vorigen Jahr etwa 3 Tonnen Korkplatten zurückweisen, die die hohen Ansprüche nicht erfüllten.

Die folgende Gegenüberstellung verdeutlicht den Unterschied zwischen handelsüblichem Kork und dem hochwertigen *Strahlenschutzkork*, denn sowenig Holz gleich Holz, oder Stoff gleich Stoff ist, sowenig ist Kork gleich Kork.

Strahlenschutzkork
nach *Kopschina*, patentrechtl. gesch.
Einzig und allein die zweite Schälung der Korkeiche in genau ermittelter Korngröße, nur diese erbringt die erforderliche Qualität.

100% Kork ohne Beimischung
Unter hohem Druck und großer Hitze gepreßte Einzelplatte.

Wärmedämmkork
handelsüblich
Mischung aus sämtlichen Ernten der Korkeiche verschiedenster Körnung, einschließlich der ersten fast unbrauchbaren Jungfernschälung.
Beimischung von ca. *30% Sägemehl* und *20–30% Klebe- und Bindemittel.*
Rollenware, die später zu Platten geschnitten wird.

Siehe hierzu den Abschnitt: Rat und Hilfe (letzte Seite).

Neue Mittel erfordern neue Methoden

Die richtige Anwendung meiner Abschirmmittel gegen „Erdstrahlen"

Mit meiner *Spezialkork-Abschirmmatte* usw. ist der Schutz des Patienten vor den gefährlichen ionisierenden Strahlen absolut sicher möglich. Das bestätigen auch die Erfahrungen von hunderten von Kollegen, die diese Matte von mir beziehen und mir laufend bisher nicht erreichbare echte Heilungen mitteilen.

Ist somit das Standortproblem lösbar, gilt es, die übrige Vorgehensweise dem anzupassen.

Im Wissen um die Unwirksamkeit, ja teilweise Gefährlichkeit der bisher angewandten Methoden blieb nichts anderes übrig, als durch einen Rutengänger einen einigermaßen ungestörten Platz zu suchen. Der Erfolg dieser Maßnahme war und ist allerdings mehr als zweifelhaft.

Ein wirklich schützendes Produkt ist wegweisend wie die Entdeckung eines neuen Medikamentes. Auch ein solches erfordert ein Umdenken.

Wir können durchaus auf den Einsatz eines Rutengängers verzichten. Damit verzichten wir lediglich auf die in der Regel widersprüchlichen Ermittlungen. (10 Rutengänger = 11 Ergebnisse.) Auch die Münchner Herren Professoren Hans-Dieter Betz und Herbert König überprüften 500 Rutengänger, um mit lediglich 24 arbeiten zu können.

Hinzu kommen die besonderen Verhältnisse in Innenräumen, die ich erstmals beschrieben habe. Selbst die sorgfältigste Ermittlung in Räumen ergibt nur eine Momentaufnahme. Niemals darf hiervon Gesundheit oder Krankheit abhängig sein.

Wichtiger als die Standortbegehung ist die Untersuchung des Betroffenen auf Strahlenbelastung. Dies geschieht an der Person selbst, ersatzweise am Urin, am Blut oder einigen Nackenhaaren.

Ergibt sich eine pathogene Belastung, kann der Standort rein routinemäßig durch den Patienten selbst entstört werden. Das ist oft nicht schwieriger als wärmedämmende Maßnahmen.

Dazu übergeben Sie dem Patienten meine Merkblätter.

Der Gesundheitszustand des Patienten bestimmt die Erfordernis einer evtl. Begleittherapie. Wird hier nichts weiter veranlaßt, sollte zumindest einige Zeit Echinacin-Tee getrunken werden.

Nach 4 Wochen muß die Nachuntersuchung der Person oder einem der vorgenannten Körperprodukte vollständige Strahlenbefreiung ergeben.

Wird noch Verstrahlung festgestellt, muß allerdings der Standort sorgfältig durch den Geopathologen untersucht werden.

Entstörung des Schlafplatzes

Dreh- und Angelpunkt jeder erfolgreichen Geopathologie ist die vollständige Entstörung des Schlafplatzes. Hier sind keine Kompromisse zu machen. Erforderliche Maßnahmen muß der Patient ergreifen oder billigen. Gelingt dies nicht, ist jede weitere Maßnahme unter Hinweis auf die Folgen zu unterlassen. Insbesondere ist dann auch strikt die Behandlung abzulehnen. Ein bißchen Geopathologie, so wohldosiert, daß fast alles beim alten bleibt, die wenigsten Unbequemlichkeiten und Kosten entstehen, eben gerade so viel, daß bitte schön aber der Krebs garantiert verhütet wird, – das geht nicht.

Anders verhält es sich mit den übrigen Räumen, denn jede Hausbegehung schließt sicherlich alle Räume mit ein. In diesen Räumen sollte der Betroffene zumindest gefährdete Stellen bzw. Sitz- oder Liegeplätze kennen, um diese zu meiden. Wir sind am Arbeitsplatz, beim Einkauf und in der Freizeit so vielen verschiedenen Störfeldern ausgesetzt, daß wir froh sein müssen, wenn unsere körpereigene Abwehr damit fertig wird. Das hat aber wenigstens eine von schädlichen Strahlungen ungestörte Nachtruhe zur Voraussetzung. Nachts schaltet unser Vegetativum auf die vagotone Ruhephase um.

Dennoch wird der sensible oder sensitive Mensch auch am Tage Reizzonen möglicherweise sehr deutlich durch bestimmte Gelenkschmerzen spüren. Weiß aber Ihr Patient erst einmal um die Dinge, kann er tagsüber solche Punkte meiden.

Tragisch wird es derzeit noch, wenn ein Betroffener sicher ist, an einem Platz arbeiten zu müssen, der unerträgliche Schmerzen verursacht, beim Wunsch aber, diesen Arbeitsplatz ein wenig verschieben zu wollen, nur Gelächter beim Chef und Mitarbeiter erntet.

Wüßte die Industrie um dieses Problem, sie würde uns händeringend um eine Untersuchung aller Arbeitsplätze bitten. Die Fehlstunden, sinnlosen Spritzen und teuren Kuren aufgrund von Gelenk- und Gliederschmerzen sind unermeßlich hoch.

Voraussetzungen zur Begehung der Schlafräume

Hauptursache der vielen Fehlermittlungen ist derzeit die Anwendung der im Freien gemachten Erfahrungen auf Innenräume. Im Freien ist kaum mit Reflexen zu rechnen und es ist möglich, die in Frage kommenden Ereignisse zu überschreiten. Dadurch ergibt sich nach und nach ein klares Bild.

In Innenräumen sind die Verhältnisse völlig anders. Eine Vielzahl von Reflektoren täuscht weitere Adern vor. Ein Überschreiten der Ereignisse ist unmöglich. Oft bleiben nur 50 cm zwischen den Betten und Möbeln zur Ermittlung.

Wenn ich behaupte, daß ich noch keine Ermittlung nachgeprüft habe, die sich dabei als richtig erwiesen hat, so mag das überheblich klingen. Es ist aber leicht zu beweisen.

Wenn ich die Protokolle sehe, stoße ich fast immer auf sich kreuzende Wasseradern. Das ist aber keineswegs die Regel, sondern die Ausnahme. Ginge man nur einmal um das Haus herum, könnte man leicht feststellen, daß von den angeblich sechs oder acht Wasseradern meist nur eine übrig bleibt.

Das mindeste, was für ein sorgfältiges Protokoll erforderlich wäre, nämlich das Zimmer vor der Messung völlig auszuräumen, erscheint den Betroffenen natürlich als „unzumutbar". Das aber wäre eine Minimalvoraussetzung, um ein halbwegs brauchbares Ergebnis zu erhalten.

Wir benötigen für eine zweckmäßige Arbeitsweise, auf die ich jetzt kommen möchte: Erstens eine Einhandrute, zweitens ein Stück Testkork, etwa in den Maßen 30 x 40 cm. Die Rute halten wir in der gewohnten Hand, den Kork in der anderen Hand.

Da wir sicher wissen, daß dieser Kork nichts von unten oder woher auch immer durchläßt, können wir so die Ergebnisse der Rute, die wir nun im Stand erhalten, stets nach der Einfallsrichtung der Strahlen orten.

An dieser Stelle möchte ich nochmal zurückspringen. Es ist nicht Unfähigkeit der bisherigen Ermittler, wenn ich deren Ermittlungen nicht traue; wie sollte denn dann jetzt plötzlich Vertrauen zu den Ermittlungen entstehen? Nein – es ist die falsch gelehrte Methodik, das falsche Handwerkszeug, das bisher zu falschen Ergebnissen führte.

Nach meiner Methodik erbringen beliebig viele Personen stets ausreichend gleiche Ergebnisse. Denken Sie zurück an den Versuch mit dem Holz und der einen Korkplatte – versteckt wohlgemerkt. Hier liegen die räumlichen Abweichungen höchstens bei 1–3 cm und die Angaben über die Stärke der Strahlung variieren höchstens um 10% nach oben und unten.

Zur wirksamen Standortentstörung gehört das Wissen um die wirklich krankmachenden Faktoren. Die gefährliche krankmachende Strahlung besteht aus Alpha-, Beta- und Gamma-Teilchen. Diese entstehen oberhalb von Wasseradern, Verwerfungszonen und in den *Doppelzonen* und *Doppelkreuzungen* des Globalgitternetzes.* Hinzu kommt die ähnliche Radon-Strahlung, also Radioaktivität aus dem Erdinnern.

Meine Abschirmmatte ist undurchlässig für diese genannten Strahlenarten! Wird unter das Bett oder

* Also im 10 m-Raster, das immer (!) zu suchen ist.

unter die Matratze die Matte gelegt, erreicht den Betreffenden keine ionisierende Strahlung mehr von unten. Das ist sicher. Selbstverständlich ist davon das Globalgitternetz nicht verschwunden. Dieses findet sich auf der gesamten Erde, dem können und brauchen wir nicht auszuweichen.

Es schlägt also eine Rute oder auch ein Pendel auch nach Verlegen meiner Matte oberhalb der Schlafstätte aus. Hieraus kann fälschlicherweise eine Unwirksamkeit meiner Matte behauptet werden.

Sicher ist die Beobachtung richtig, daß auf bestimmten Gebieten des Globalgitternetzes besonders hohe Gesundheitsgefährdung vorliegt. Das liegt daran, daß die eigentlich schädigenden Strahlen das Globalgitternetz als Leitstrahl benutzen. Filtert man dagegen diese gefährlichen Strahlen sicher aus, bleibt ein nicht mehr schädigendes Gitternetz übrig. Dies muß man sich klarmachen, um Fehlbeurteilungen meiner Abschirmmaßnahme zu vermeiden.

Die Wirksamkeit meiner Methode ist trotzdem leicht mit Rute oder Pendel zu prüfen. Es liegt nur an der richtigen Fragestellung!

Fragen Sie mental mit der Rute an der Schlafstätte vor Verlegung der Matte: Liegt hier krankmachende Strahlung vor? Dann wird die Rute mit Ja antworten! Nach der Verlegung fragen Sie erneut und die Rute wird nicht mehr ausschlagen.

Schlägt die Rute dennoch aus, so liegt ein REFLEX vor!!!

Das Problem der Reflexe ist das eigentlich ernsteste der ganzen Standortentstörung und in der Vergangenheit nirgends beschrieben. Stattdessen wurden oft eine Vielzahl von Störzonen behauptet, wo es nur eine oder wenige gab und alles andere Reflexe waren.

Jeder Gegenstand aus Metall, und sei er noch so klein, kann reflektieren. Das Schlafzimmer ist gründlichst von derartigen Gegenständen zu befreien! An der Spitze aller Reflektoren steht in der Bedeutung die Deckenlampe, die eine regelrecht rundstrahlende Relaisstation darstellt. Dann folgt der Spiegel (auch in Schrankinnenwänden), hier stellt die Metallhinterlegung den Reflektor dar. Ebenso zu entfernen sind Nachttischlampen, sofern der Fuß, der Schirm oder der Ständer Metall enthalten (Drahtkörbe der Schirme!). Fassung und Fuß der Glühbirne können meist toleriert werden, also sind reine Holz-, Glas- oder Kunststofflampen vertretbar.

Entstörung am Beispiel eines Standardzimmers

Als Einführung in die besondere Problematik und die Arbeitsweise lesen Sie bitte diese Anleitung unter Beachtung der Bilder.

Der Text entstammt dem Beiblatt zu meiner Abschirmmatte.

Fall 1

Beachten Sie das Bild Nr. 1 in Abb. 51! Die Abbildung zeigt in etwa ein gebräuchliches Schlafzimmer nach Größe und Einrichtung. Dabei bedeutet -A- die Betten, -B- die Nachtschränkchen, -C- den Kleiderschrank, -D- die Frisierkommode, -E- ein Fernsehgerät, -F- ein Stereoradio, -G- eine Nähmaschine, -H- die Deckenleuchte, -I- die Nachttischlampen.

Es wurde angenommen, daß eine Wasserführung im Untergrund vorhanden sei. Von dieser geht ein geopathogener (krankmachender) Störstreifen durch das Zimmer. Betrachtet man nun das Bild, sieht man ein Gewirr von Linien. Diese markieren nicht nur die

Störzone selbst, sondern gehen auch von vielen Gegenständen aus, grundsätzlich von allen Metallgegenständen. Dabei geht die reflektierte Strahlung immer plan und fast waagerecht aus, unabhängig vom Einfallswinkel! Runde Gegenstände reflektieren ebenfalls rund und waagerecht, auch wenn diese nur teilweise vom ursprünglichen Strahl getroffen werden.

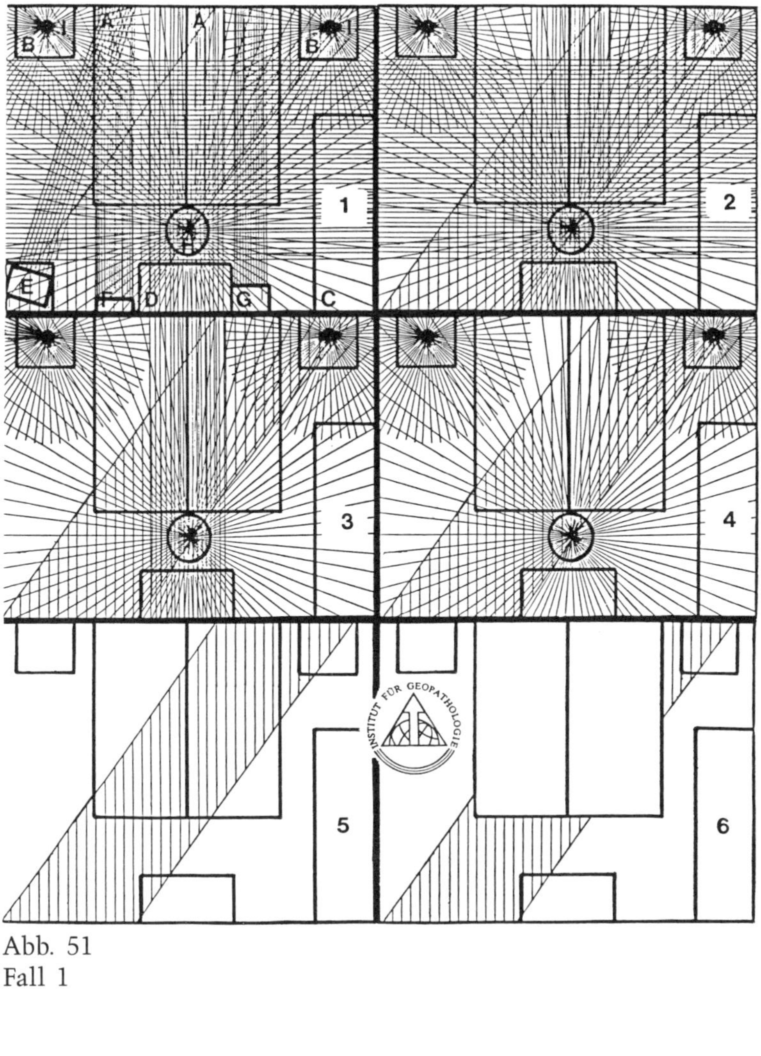

Abb. 51
Fall 1

Vergleichen wir jetzt Bild 2. Die durch ihren Metallanteil reflektierenden Gegenstände -E-, -F- und -G- wurden entfernt. Diese Geräte und andere, wie Staubsauger, Leitern, Sportgeräte und alles sonstige aus Metall haben nichts im Schlafzimmer zu suchen.

Dabei dürfen auch Gegenstände im Schrank wie Geldkassetten, Photogeräte usw. nicht übersehen werden. Bei Möbeln nicht die Metallbeine vergessen. Schauen Sie auch an die Wände, ob Sie Metallbilderrahmen finden oder Nippes aus Metall.

Gehen wir jetzt zu Bild 3. Bei dem Musterzimmer wurde angenommen, daß das links befindliche Fenster eine Aluminiumjalousie besitze. Diese darf nie mehr heruntergelassen werden. Holz- oder Kunststoffjalousien sind unbedenklich.

Bei Bild 4 wurde von der Frisierkommode der Spiegel abgeschraubt. Im Schlafzimmer darf sich kein Spiegel befinden; dabei dürfen Spiegel, die sich an der Schrankinnenseite befinden, nicht übersehen werden. Spiegelschränke, von denen sich die Hausfrau nicht trennen will, müssen mit Kork untergelegt werden.

Erst im Bild 5 ist der Verlauf der eigentlichen Wasserführung zu erkennen. Entfernt wurden die Deckenlampe und die Nachttischlampen. Die Drahtkörbe dieser Lampenschirme sind die reinsten Relaisstationen. Lampen aus Holz, Glas oder Kunststoff können verbleiben. Beachten Sie auch die meist metallenen Lampenfüße. Leuchtstofflampen sind zu entfernen. Eine kurze Stromzuführung von der Decke, die Glühbirnenfassung und der Sockel der Glühbirne sind zu vertreten. Somit sind durch Austausch der Drahtkörbe durch Glaskugeln Deckenbeleuchtungen zu erhalten.

Wassergefüllte Heizkörper reflektieren in der Regel nicht. Es ist anzunehmen, daß die auftretende Energie im Wasser verbleibt. Dagegen sind metallene Heizkörperblenden oder auch angehängte Verdampfer zu ent-

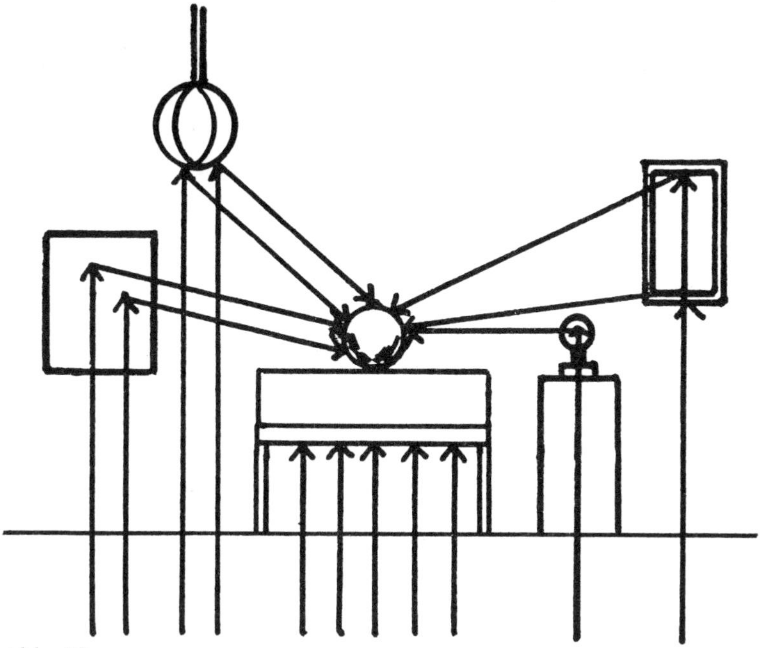

Abb. 52
Das Problem der Reflexe in einer anderen Darstellungsweise
Grundsätzlich darf davon ausgegangen werden, daß die pathogene Strahlung von unten kommt.

Reflexe dagegen verlaufen fast waagerecht. Die Erklärung für dieses Phänomen kann darin liegen, daß es sich nicht um Wellenstrahlung handelt, sondern um feinstoffliche Materie. Auch wird das kubische System des Globalgitternetzes für eine Umlenkung sorgen.

Der Schläfer in der Bildmitte wird nicht mehr direkt von der Strahlung erreicht. Diese findet unterhalb der Matratze in der Korkmatte ein nicht zu durchdringendes Hindernis.

Dagegen erreichen den Schlafenden – von links nach rechts – umgelenkte Strahlung von einem *Bild*, von der *Nachttischlampe*, von der *Deckenlampe*, von einem *Spiegel*.

Diese Darstellung ist noch sehr vereinfacht, denn auch zwischen allen aus Metall bestehenden Gegenständen gehen Strahlen hin und her.

Will man also nicht den ganzen Schlafraum mit Kork oder Zellglas auslegen, was mit entsprechenden Kosten verbunden ist, sondern die recht preiswerte Lösung der Bettmatte aus Kork wählen, müssen wirklich alle metallenen Gegenstände entfernt werden.

fernen. Separate Ölradiatoren und sonstige Heizkörper müssen unbedingt entfernt werden. Fußbodenheizungen sind vertretbar, wenn nachts die Umwälzpumpe abgeschaltet bleibt.

Bild 6 zeigt den Endzustand. In beide Betten wurden Korkmatten gelegt. Jetzt ist das Schlafzimmer ungefährdet zu benutzen.

Wenn auch alles Metall zu entfernen ist, gilt dies nicht für Sprungrahmen. Da auf diesem der Kork liegt, oder auch darunter, ist hier der Strahlengang unterbrochen, sozusagen wie durch einen Filter.

Nicht unerwähnt bleiben sollen gewisse Ausnahmen, die besondere Probleme bereiten:

- Außenwandverkleidungen aus Aluminium oder anderem Metall
- Wände zu Fahrstuhlschächten
- schräge Dachausbauten mit metallunterlegter Dämmwolle
- Wohnen oberhalb von Schwimmbädern.

Reflexe – Reflexe – Reflexe!

Betrachten wir wieder Fall eins.

Nach der Entstörung dieses Raumes stellen wir fest, daß gar nicht alle entfernten Dinge wirklich Reflektoren gewesen sein können. Diese hatten sich lediglich als Sekundärstrahler am allgemeinen Geschehen beteiligt. Ich rede hier von „Sendern" und „Empfängern", um das zu verdeutlichen. „Sender" kann nur ein Gegenstand aus Metall sein, der sich im Verlaufe der Ader befindet.

Wie läßt sich nach diesem Gesichtspunkt Bild 1 deuten?

Letztlich befanden sich nur die Deckenleuchte und die rechte Nachttischlampe im Verlaufe der Störzone. Die anderen Gegenstände bezogen erst von letzteren die Strahlung und beteiligten sich so an der Gesamtverstrahlung. Dabei kommt Deckenleuchten eine zentrale Bedeutung zu, diese korrespondieren dann sofort mit den Nachttischlampen. An zweiter Stelle steht der Spiegel. Entweder befindet sich dieser im Verlauf der Störzone oder der Spiegel bezieht seine Strahlung von der Deckenleuchte.

Wie läßt sich also bei übermäßig belasteten Räumen vorgehen?

Möglichkeit 1: Sie entfernen wie im ersten Beispiel alle in Frage kommenden Gegenstände rein systematisch.

Möglichkeit 2: Sie gehen vor wie nach 1., bringen dann aber zum Schluß die nicht von der inzwischen ermittelten Ader betroffenen Gegenstände wieder an ihren Platz.

Dies ist jedoch bedenklich, da sich die Ader verändern kann.

Möglichkeit 3: Sie entfernen nur den Schirm der Deckenleuchte, die Birne mit Fassung lassen Sie hängen. Vor einem evtl. vorhandenen Spiegel lege ich einen ca. 30 cm breiten Korkstreifen bündig an den Spiegel auf die Erde. Damit kann der Spiegel von unten keine Strahlung mehr beziehen. Jetzt beginnen Sie die Begehung.

Zusatzmöglichkeit: Spiegel können bleiben, wenn auf Dauer ein Korkstreifen davor liegen bleibt; diesen kann man mit einem Läufer optisch verdecken.

Nachttischlampen können bleiben, wenn Sie unter diesen oder auch in die oberste Schublade eine Korkplatte legen.

Möglichkeit 4: Auch diese kann sehr zweckmäßig sein. Sie stellen eine Belastung der Betten fest. D.h., Sie haben erst gar nicht den Raum begangen, sondern überprüfen sofort nur die Betten. Jetzt legen Sie Matten in die Betten. Dann überprüfen sie Zentimeter für Zentimeter die Betten. Immer, wenn die Rute ausschlägt, muß es ein Reflex sein. Sie halten jetzt mit der anderen Hand Ihre Korktestplatte in die in Frage kommende Richtung und ermitteln so schnell den Reflektor, den Sie jetzt entfernen.

Sie haben also eine breite Skala der Möglichkeiten. Diese reicht vom völligen Entfernen aller potentiellen Gefahren – was immer vorzuziehen ist –, bis zur separaten Entstörung und somit im Grunde dem Verbleib aller Gegenstände, was der Hausfrau meist entgegen kommt.

Sicher werden Sie zu einem sinnvollen Kompromiß aus beiden Möglichkeiten neigen.

Dürfen wir so genau verfahren, daß wir auf den Zentimeter genau Störer und Nichtstörer bestimmen und danach unsere Arbeitsweise ausrichten?

Bedenken Sie immer, daß Störzonen, hier besonders die Wasserführungen, ihren Verlauf je nach Wetterlage und Jahreszeit beträchtlich ändern können. Dann sind plötzlich neue Verhältnisse entstanden. Daher sicherheitshalber die Regel: Alles entfernen, was nicht den erheblichen Widerspruch der Hausfrau herbeiführt, letzteres dann separat entstören. Und immer wieder den Patienten auf den so wichtigen, mindestens jährlichen Geotest, also die Abpendlung des Körpers, verweisen, damit nicht neue Gegebenheiten unentdeckt bleiben. Schließlich kann auch der Nachbar Maßnahmen ergreifen, die alles von Ihnen Erreichte in Frage stellen.

Der gar nicht ungewöhnliche Fall der Familie P. in V.!

Um das Problem der Reflexionen zu verdeutlichen, möchte ich hier den Fall der Familie P. einfügen.

Das Haus, ein älteres Siedlungshaus, steht an einem Stadtrand. Das Gelände steigt allmählich an bis zum nicht fernen Waldrand. Das Haus wird unterflossen von 4 Wasseradern. Einige Bäume zeigten die typischen Schäden. Wurzelstümpfe weisen auf untergegangene Bäume.

Die Erbauerfamilie, ein Ehepaar, verstarb an Krebs. Der Sohn übernahm das Haus und heiratete. Im Alter von 50 Jahren verstarb er an einem Herzinfarkt; seine Frau war inzwischen Diabetikerin, diese zog aus.

Nun bewohnt die dritte Generation dieses Haus und hier beginnt meine Geschichte:

Die Ehe der jungen Familie blieb kinderlos bis zur Feststellung der geopathischen Belastung. Ich schirmte die Betten mit Kork ab. Nach der entsprechenden Zeit wurde ein gesundes Mädchen geboren.

Ein bisher nicht benutzter Raum wurde Kinderzimmer. Das Baby hatte Einschlafstörungen. Es bekam am Körper und den Armen Ausschlag. Eine Neurodermitis schien sich zu entwickeln.

Die Überprüfung ergab zwei Wasseradern in diesem Raum, eine verlief unter dem Babybettchen. Eine Korkmatte kam in das Bett. Nach 3 Wochen war der Hautausschlag verschwunden, das Kind schlief von nun an regelmäßig ein.

Einige Monate später war die junge Mutter arbeitsunfähig. Alle Glieder geschwollen, starke Schmerzen.

Ihr Arzt diagnostizierte Rheuma und schlug Gold und Cortison-Spritzen vor.

Zwei weitere Ärzte bestätigten die Diagnose, rieten zwar vom Cortison ab, wußten aber keine andere Therapie.

Man rief mich. Das Bett der jungen Frau war trotz der Korkmatten verstrahlt. Ursache war ein Farbfernsehgerät im Schlafzimmer, von dem die Reflexion ausging. (Der Fernseher wirkt nur mit seinem Metall als Reflektor, es ist gleichgültig, ob er ein- oder ausgeschaltet ist.) Der Fernseher wurde entfernt. Nach 4 Wochen war die Patientin wieder arbeitsfähig.

Monate später erwischte es den Ehemann. Er wachte nachts mit Herzjagen und Ängsten auf, sein Blutdruck stieg auf 220/120. Besonders der zweite, der diastolische Wert, war gefährlich hoch. Sein Arzt verordnete Betablocker.

Wieder wurde ich herangezogen. Jetzt war das Bett des Mannes verstrahlt, trotz Korkmatte. Ich fand als Ursache einen Hometrainer, der vor dem Bett stand und von dem die Reflexe ausgingen. Dieser wurde entfernt. Nach zwei Wochen war der Blutdruck normal und die nächtlichen Attacken blieben aus.

Es kam eine kurze Hitzeperiode im Mai. Die Gelenke der Frau waren stark geschwollen. Sie klagte über heftige Beschwerden.

Diesmal wurde ich sofort gerufen.

Wider Erwarten war das Bett nicht verstrahlt. Der Fall wäre normalerweise unaufgeklärt geblieben und die Patientin hätte nun alle Segnungen der Medizin erfahren. Durch meine Methode, den Patienten selbst auf Strahlungsbelastung zu untersuchen, ergab sich jedoch zweifelsfrei eine geopathische Belastung, aber woher?

Vielleicht am Arbeitsplatz?

Die Lösung war ganz anders. Der Hitze wegen ließ man abends die Jalousie herunter; diese bestand aus Aluminium. Eine „hervorragende" Reflexionswand, und von ihr gingen die Strahlen aus.

Inzwischen hatte ich der Familie eindringlich geraten, doch nun endlich das gesamte Schlafzimmer mit Kork auszulegen. Das wurde abgelehnt. Im Falle der Jalousie hätte auch das nicht geholfen, denn diese befände sich ja außerhalb des ansonsten geschützten Fußbodens. Aluminiumjalousien müssen in diesen Fällen grundsätzlich oben verbleiben oder man ersetzt sie durch Kunststofflamellen.

Wer glaubt, diese Geschichte sei nun zu Ende, irrt sich, und daß kein Wort erfunden ist, dafür verbürge ich mich.

Die junge Frau bekam noch einmal Gelenkschmerzen. Diesmal hatte sie, obgleich eindringlich vor Metall im Schlafzimmer gewarnt, einen Metallkleiderständer neben den Betten stehen.

Inzwischen war das Baby ein Kleinkind von 2 Jahren und es fiel eine zu hohe Infektanfälligkeit auf. Die Messung des Kindes erbrachte eine hohe Verstrahlung. Ursache war ein gedankenlos auf den Kleiderschrank gelegter Rucksack mit Metallrahmen.

Warum schildere ich diesen Fall so ausführlich?

Es ist durchaus zu verantworten, nur die Schlafplätze mit Korkmatten abzuschirmen, aber dann muß das Schlafzimmer von allen, aber auch wirklich allen Metallgegenständen befreit werden.

Und was finde ich da nicht alles. Sichtbare Spiegel übersieht man kaum, aber wie viele Spiegel befinden sich in der Schrankinnenseite! Auch diese sind zu entfernen. Oder die Geldkassette im Schrank. Bitte lachen Sie nicht. Diese verursachte immerhin in einem Fall hohen Blutdruck. Oder die Trittleiter hinter dem Vorhang. Das Photostativ im Kleiderschrank. Das Klappbett in der Ecke. Beliebig fortzusetzen!

Deckenleuchten dürfen an Metall höchstens die Fassung und den Sockel der Glühbirne aufweisen. Die Drahtkörbe mancher Lampenschirme sind die reinsten Relaisstationen. Nachttischlampen sind zu entfernen, ebenso alle Klemmleuchten am Bettrahmen. Aller Krimskrams aus Messing usw.

Vergessen Sie nicht, in den Schränken zu fahnden. Da finde ich Schreibmaschinen, Nähmaschinen, Blechdosen. Alle vorgenannten Gegenstände verdächtige ich nicht grundlos. Sie wurden aufgrund echter Erkrankungsfälle als Ursache entlarvt.

Glauben Sie mir. Die Bedeutung der Reflexe mußte auch ich erst langsam erfassen.

Der Genauigkeit halber muß unbedingt noch erwähnt werden, daß jedesmal, wenn wieder Verstrahlung vorlag, zur Beseitigung der Strahlung eine medikamentöse Therapie erforderlich war.

Das Hauptmerkmal der Verstrahlung ist der Zusammenbruch der körpereigenen Abwehr. Diese erholt sich in fast keinem einzigen Fall von allein. Nicht einmal nach Jahren. Dagegen dauert die Therapie mit homöopathischen Präparaten selten länger als 4 Wochen bis zur Wiederherstellung der Abwehr.

Praktische Durchführung der Entstörung

Alle Ausführungen, die jetzt folgen, betreffen vorerst die Ermittlung geopathogener Reizstreifen. Das 10 m Raster des Globalnetzes findet in zweiter Linie Beachtung. Dieses muß jedoch immer gesucht werden, um festzustellen, ob es die Betten trifft. Bei Beachtung von Abbildung 1 des vorigen Beispieles verstehen Sie auch, wie sinnlos bereits zu diesem Zeitpunkt die

Differenzierung wäre. Dabei zeigt dieses Beispiel zwar einen Extremfall, der aber keineswegs die Ausnahme ist.

Fall 2:

Zur Demonstration der Arbeitsweise ziehen wir jetzt einmal Bild 5 nochmals heran. Hier haben wir den Idealfall einer Störzone ohne Reflexe.

In der einen Hand die Rute, in der anderen den Kork (wir wollen uns grundsätzlich an diese Vorgehensweise gewöhnen) betreten wir den Raum. Unser Innerstes ist programmiert auf die summarische Frage: „Ist hier etwas Krankmachendes oder Störendes?"

Die Rute schlägt jetzt am Startpunkt waagerecht, also mit Nein. Verschiedene Kolleginnen und Kollegen verzichten auf diese Nein-Aussage; in diesem Fall wäre jetzt die Rute in Ruhe. Sie haben die Wahl, wie Sie sich programmieren, aber bitte stets mit ganz klarer Fragestellung.

Jetzt begehen Sie diesen Raum, im Beispiel entgegen dem Uhrzeigersinn, und erhalten bei Punkt 1 die erste Rutenumkehr: sie schlägt senkrecht. Dieser senkrechte Ausschlag bleibt bis Punkt 2, wo die Rute wieder auf Nein geht. Sie merken sich Punkt 1 und 2, zweckmäßigerweise markieren Sie diese Punkte. Sie bemühen sich auch immer, ganz nah an der Wand mit der Rute zu bleiben, was bei ausgestrecktem Arm auch gelingen sollte.

Jetzt setzen Sie die Begehung fort. Die nächste Ja-Reaktion folgt bei Punkt 3 und geht bis Punkt 4. Auch diese beiden Punkte markieren Sie. Sie haben jetzt die Ein- und Austrittsgrenze der Störzone in diesem Raum gefunden. Der ungefähre Verlauf durch den Raum wäre auch klar, wenngleich die Ader durchaus einen Bogen machen kann. Auch müssen Ein- und Austritt nicht gleich breit sein.

Sie queren jetzt den Raum und erhalten die Punkte 5 und 6, damit ist der Verlauf der Störung klar.

Um sicher zu gehen, daß dies der wirkliche Verlauf der Ader ist und nicht Reflexe die Zone verbreiterten, schwenken Sie jetzt nochmals von 1 nach 2 und dann von 3 nach 4, dabei halten Sie aber den Kork unter die Rute. Jetzt dürften Sie keine Ja-Reaktionen mehr erhalten, denn der Strahlenweg von unten ist unterbrochen. Schlägt die Rute dennoch aus, haben Sie es mit einem Reflex zu tun. Den Reflektor würden Sie jetzt auch schnell ausmachen können.

Jetzt gehen Sie in die Mitte der Störzone mit der Rute und zählen mental bis 10, denn Sie wollen die Energie der Störung wissen. Die Rute schlägt bei 9 um, also liegt Stärke 8 vor.

Außerdem wollen Sie das störende Agens wissen. Sie fragen also ab: Wasser? – Verwerfung? – Radon? – Sonstiges?

Letztere Frage stellen Sie eher sicherheitshalber, damit auch Grenzfälle geklärt werden.

Jetzt legen Sie in beide Betten die Entstörmatten, denn eine Verstellung bietet sich ja wirklich nicht an.

Die letzte Maßnahme ist jetzt das sorgfältige Abpendeln der Betten. Hierfür nehmen Sie sich die meiste Zeit.

Sie gehen im Zick-Zack zentimeterweise vor. Ihr Innerstes hat jetzt die Grundfrage: „Ist hier was Krankmachendes, Störendes – über 1 – denn 1 ist sozusagen immer die Grundlinie bei allen Ihren Fragen, denn ein total strahlenfreies Areal gibt es nirgends.

Zum Schluß wollen Sie noch wissen, was Sie erreicht haben. Sie gehen jetzt an eine freie Stelle des Raumes und zählen abwärts 0,9 – 0,8 – 0,7 – 0,6 – jetzt bei 0,6 sagt die Rute Ja, also ist die Grundstrah-

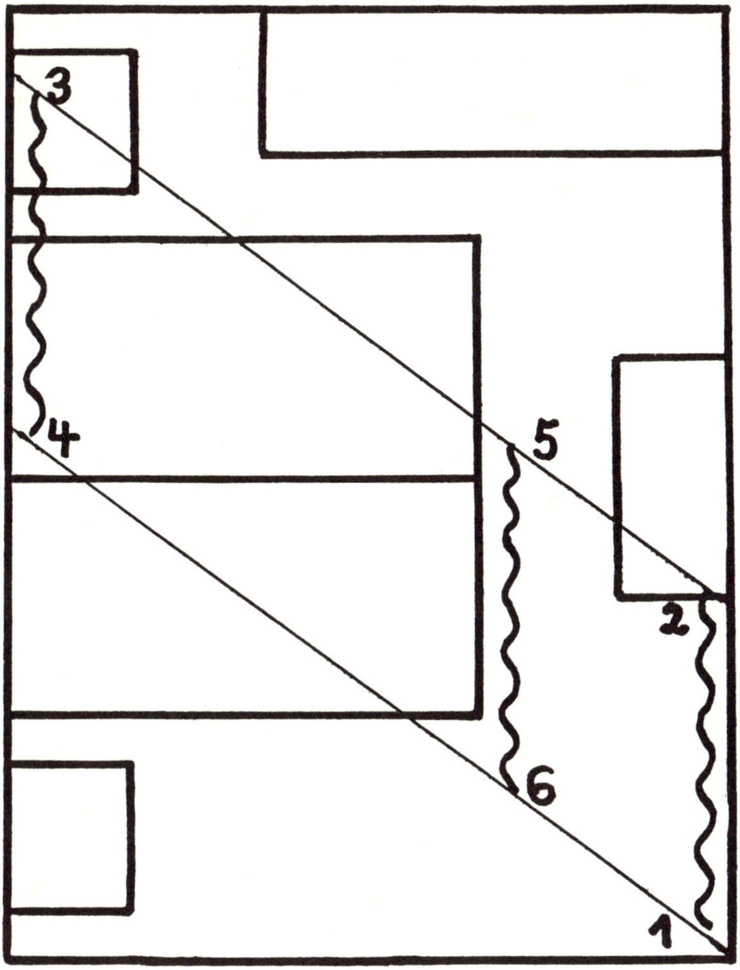

Abb. 53
Fall 2

lung dieses Raumes 0,6. Nun erfolgt der gleiche Vorgang an verschiedenen Stellen oberhalb der Betten. Sie werden erleben, daß die Reststrahlung meist noch etwas unter der Grundstrahlung liegt.

Nach dem extremen ersten Beispiel haben wir jetzt einen leichten Fall durchgespielt. Die tatsächlichen Verhältnisse dürften zwischen diesen Fällen liegen, mit noch einer Vielzahl von Sonderproblemen, die wir separat besprechen werden. Im ersten Beispiel hätte keine Rutenbegehung zum Ergebnis geführt. Der Raum war lückenlos von Strahlung erfüllt; da hilft nur eine Entfernung aller potentiellen Reflektoren.

Weitere Fälle

Fall 3:

Hier haben wir es mit zwei sich scheinbar kreuzenden Wasseradern zu tun, ein sehr häufiger Fall.

Wir beginnen wieder am Startpunkt. Letztmalig die genaue Erklärung:

In einer Hand die Rute, in der anderen die Testplatte aus Kork. Wir beginnen mit der Behauptung: Nein – unter 1 denkt unser Unterbewußtsein. Wir fragen: Ist hier etwas Krankmachendes – Störendes?

Die Rute schlägt Ja von Punkt 1–2 und 3–4 und 5–6 und 7–8. Dazwischen Nein oder Ruhe, je nach Arbeitsweise. Wir haben die Punkte markiert und müssen daher vorerst zwei sich kreuzende Adern annehmen. Fragen wir jetzt ab: was liegt hier vor? Erhalten wir beidesmal: Wasser!

Jetzt halten wir an den Punkten a – b – c und d die Testplatte unter die Rute. Die Rute gibt nun bei a und c keine Strahlung mehr an. Der Kork hat die Strahlung unterbrochen, also liegt hier eine echte Störzone vor, von a Richtung c, oder entgegengesetzt.

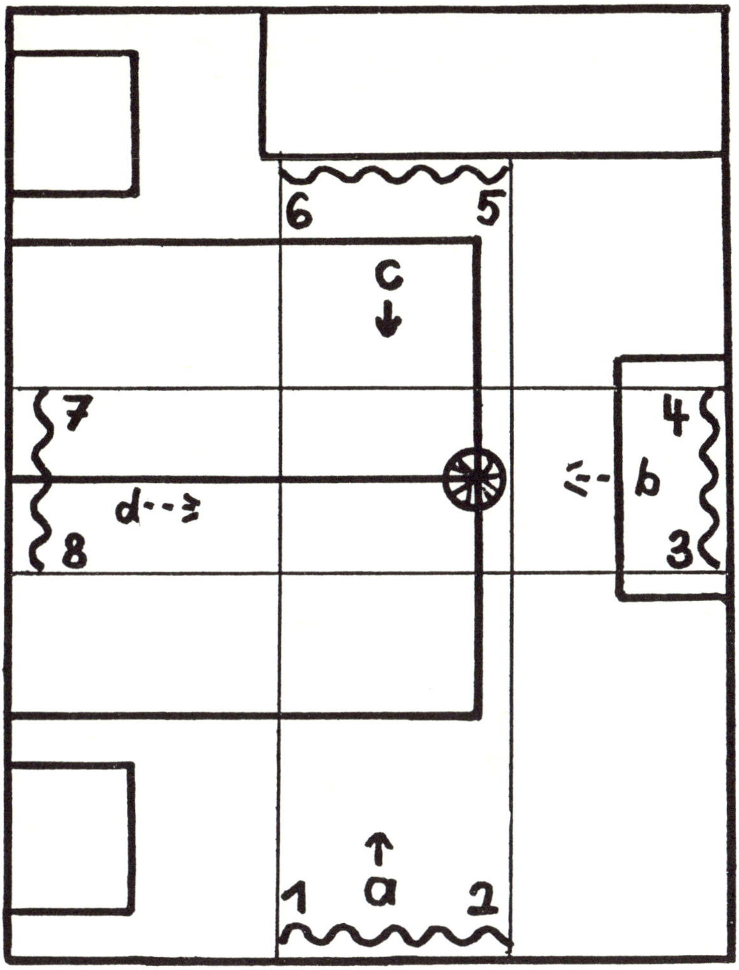

Abb. 54
Fall 3

An den Punkten b und d bleibt der Rutenausschlag, also ein Reflex! Durch das Halten der Testplatte in Richtung Deckenlampe und Spiegel bei A und B ermitteln wir: Die Deckenlampe wird von der echten

Strahlung getroffen, schickt diese zum Spiegel und der läßt einen breiten Streifen entstehen, bis über die Betten zur Wand.

Wir entfernen den Schirm der Deckenlampe und den, in diesem Fall, leicht von der Frisierkommode abschraubbaren Spiegel. Die Nachmessung ergibt: Nur noch einen Störstreifen zwischen a und c. Immerhin werden die Betten noch getroffen. Wir verlegen zwei Matten.

Endkontrolle der Betten.

Fall 4:

In diesem Fall finden Sie von a–b einen eigenartigen Verlauf der geopathogenen Zone. Sie halten die Testmatte unter die Rute und stellen fest, daß sich nichts ändert. Also Reflexe! Zur Entlarvung der beiden Nachttischlampen braucht es nicht viel. Sie entfernen diese. Jetzt ist der Raum fast frei. Bei der erneuten Begehung finden Sie nur noch eine Zone von b nach c. Diese erweist sich als Ader. Da die Betten nicht mehr betroffen sind, ist keine weitere Maßnahme erforderlich.

Sie vergewissern sich abschließend, ob im Bereich b–c sich nicht veränderliche Reflektoren befinden, wie Aluminiumjalousien oder Kippfenster. Auch in Kunststoffenstern befindet sich ein Metallkern! Dann warnen Sie den Patienten nachdrücklich vor der Verbringung von Metallgegenständen in diesen Bereich.

Eines haben Sie wieder gelernt – die Nachttischlampe rechts war der Sender, die linke war der Empfänger. Außerdem hatten Sie hier das Beispiel der nur angeschnittenen Ader.

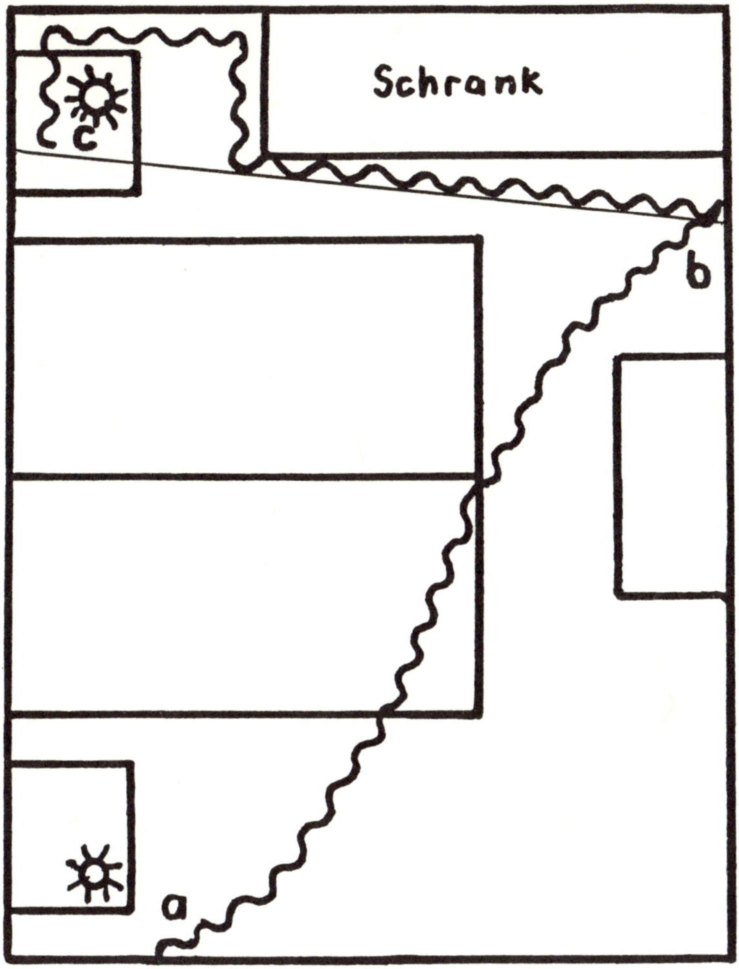

Abb. 55
Fall 4

Fall 5:

In diesem Fall finden Sie nur von a–b eine Störzone, die sich auch als angeschnittene Ader erweist.

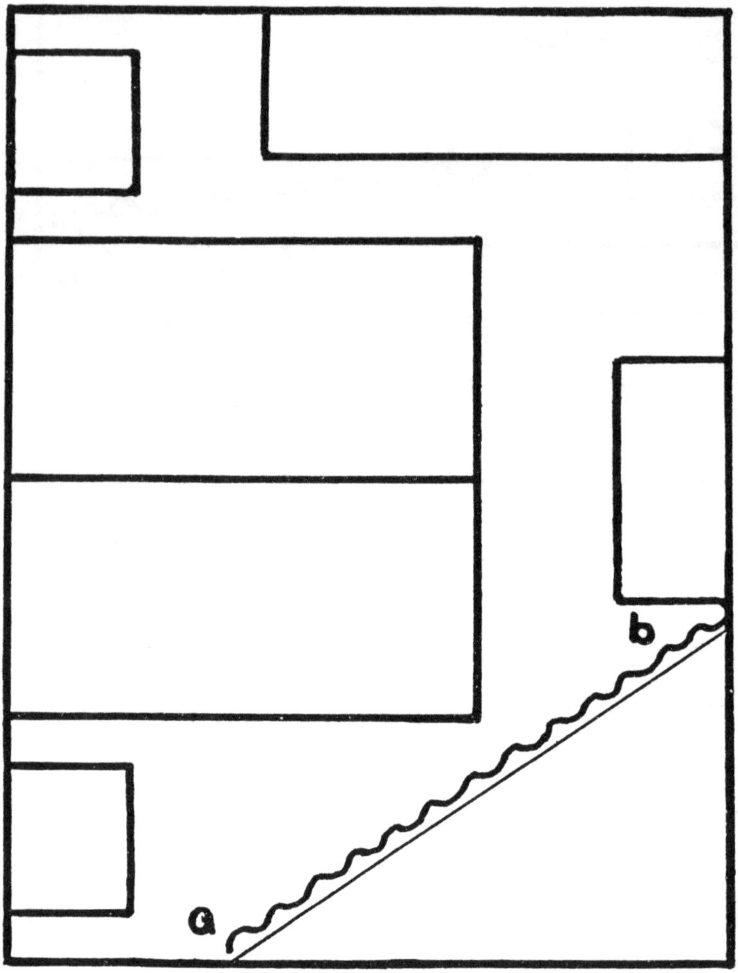

Abb. 56
Fall 5

Ist hier keine Maßnahme erforderlich, besonders angesichts der Tatsache, daß die Betten frei sind?

Zuerst untersuchen Sie die betroffenen Personen mit Geotest, das heißt körperliche Abpendelung, es sei denn, dieses wäre schon in der Praxis geschehen. Es gibt auch ein Klientel, das Sie nur zur Hausbegehung auffordert. Die einen wegen unerklärlicher Beschwerden, die anderen rein aus Vorsicht.

Ergebnis des Geotests: Die Betroffenen sind frei! Keine weitere Maßnahme erforderlich, außer auch hier der Warnung vor der Verbringung von Metallen in diesen Bereich.

Die Personen sind körperlich belastet!

Möglichkeiten: Im in Frage kommenden Bereich befindet sich eine Aluminiumjalousie; diese jetzt herunterlassen und erneut begehen.

Merksatz: Immer die nächtlichen Verhältnisse bei einer Begehung schaffen!
Im in Frage kommenden Bereich steht über Nacht ein Metallkleiderständer.

Im in Frage kommenden Bereich steht nachts ein Stuhl mit Stahlrohrbeinen.

Die Personen erhalten ihre Verstrahlung am Arbeitsplatz (sehr selten) oder an einem entsprechenden Platz in der Wohnung (nur in Extremfällen).

Sie sind erst mit Ihren Ermittlungen fertig, wenn Sie den Fall geklärt haben, – und nach angemessener Zeit bei einem erneuten Geotest Belastungsfreiheit feststellen.

Fall 6:

Sie finden eine sich konisch erweiternde Störzone von a nach b und dann wieder von c nach d. Der Test beweist einen Reflex. Bei Punkt A hängt ein Bild mit

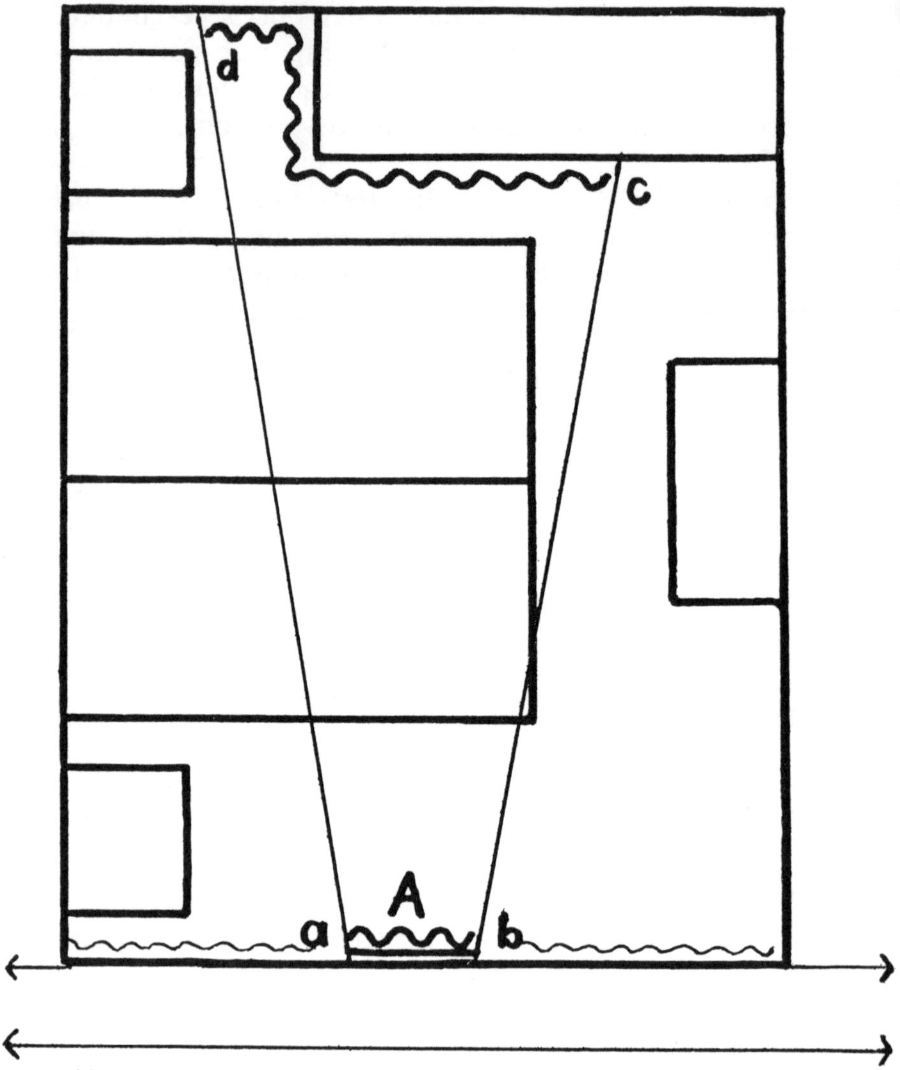

Abb. 57
Fall 6

Metallrahmen. Nach Abhängen des Bildes ist alles in Ordnung. Die Wand befindet sich am Rande einer außerhalb verlaufenden Störzone. Sie messen jetzt lediglich noch eine Art Strahlennebel handbreit an der Wand. In den Raum dringt nichts vor. An dieser Wand dürfen sich keine Metallteile befinden. Hierzu gehören auch Regalmöbel mit Metalleitern.

In diesem Zusammenhang sollte auch erwähnt werden, daß, wie schon vorher gesagt, von Heizkörpern der Zentralheizung keine Reflexe ausgehen. Das gilt nicht für angehängte Raumbefeuchter oder vorgehängte Metallverkleidungen. Diese sind zu entfernen.

Sonderfälle

Fall 7:

Bisher gingen wir davon aus, daß die Strahlung von unten kommt, wenngleich dann mehrere Reflexe möglich sind. Aber immer war eine Störader feststellbar.

Wir wenden uns jetzt den Fällen zu, wo überhaupt kein Strahleneinfall von unten vorliegt.

Dazu müssen wir auch wissen, daß sich die Strahlung nicht wie Licht verhält. Nur selten ist der Einfallswinkel gleich dem Ausfallswinkel. Bieten sich Wände oder Dachschrägen an, so fließt das Agens durchaus entlang dieser Wände, um dann unvermittelt an bestimmten Stellen auszutreten. Dann meist waagerecht oder senkrecht, auch nach unten. Man spürt förmlich ein Einschwenken auf Strukturen des Globalnetzgitters, das wir uns räumlich, also kubisch vorstellen müssen.

Spätestens jetzt verstehen Sie, daß ich in Räumen die Zweihandrute ablehne. Wie sollten Sie damit derartige Fälle lösen?

Zum Fall:

Zwei Betten A+B in zwei Räumen sind großflächig, etwa kreisrund belastet. Ein Aderverlauf ist nicht feststellbar. Der Test ergibt Strahlung von oben.

Strahlenverlauf: Neben der Hauswand parallel befindet sich eine Wasserführung. In diesem Verlauf liegen Kellerroste aus Metall. (Punkt C.)

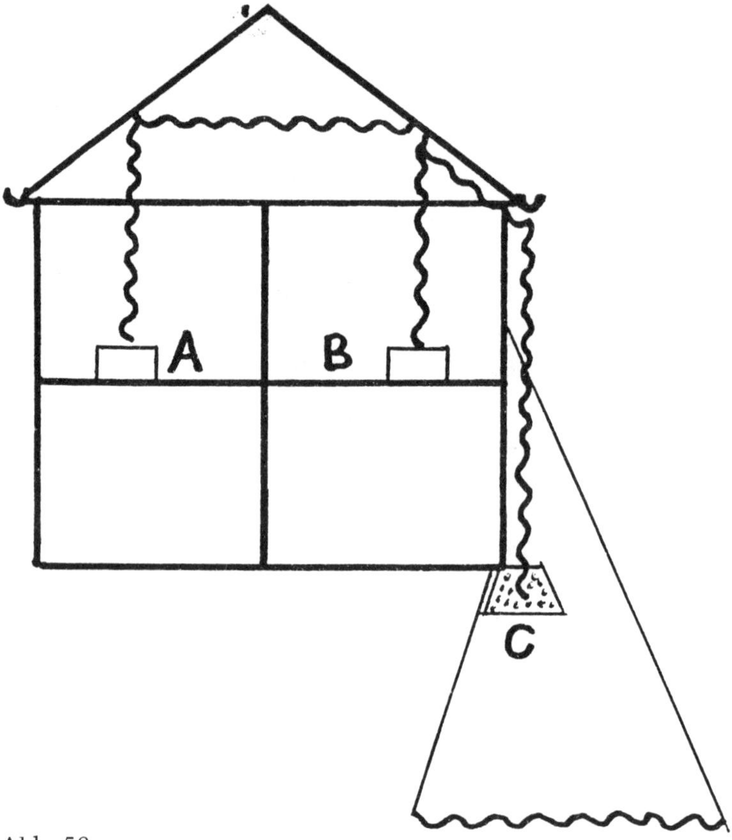

Abb. 58
Fall 7

Die Roste wirken als Sender. Empfänger ist die Dachrinne. Dann weiterer Verlauf in der aluminiumhinterlegten Isolierwolle der Dachschräge, plötzliches Überspringen zur anderen Seite.

An zwei Stellen senkrecht nach unten gehende Strahlung auf zwei separate Betten. Dort Stärke 10! und entsprechendes Krankheitsbild beider Personen.

Mögliche Abhilfen:

Verstellen der beiden Betten, wenn diese dann sicher aus dem Bereich kommen.
Auslegen des Dachbodens mit Kork.
Entfernen der Aluminiumfolie.
Ersatz der Dachrinne durch Kunststoff.
Unterlegen der Kellerroste mit Kork.

Fall 8:

Dieser Fall verlief völlig gleichartig wie Fall 7, nur war hier an der Stelle der Roste eine Kellertreppe mit Eisengeländer.

Die betroffenen Betten konnten aufgegeben werden und sollten erst wieder benutzt werden, wenn die Kellertreppe ein Holzgeländer erhalten hat – und nach erneuter Begehung.

In vielen Fällen verläuft in den aluminiumhinterlegten Dachschrägen Strahlung, die sich dann auf die gesamte Fläche ausdehnt und die Dachzimmer voll erfüllt. Dabei kann die Strahlung von der Dachrinne hereingeholt sein oder es ist die reflexartige Verbreiterung einer echten Ader.

Im ersten Fall ist die Dachrinne durch Kunststoff zu ersetzen.

Im zweiten Fall ist der gesamte Fußboden mit Kork auszulegen

Die dritte Möglichkeit wäre die Entfernung der Aluminiumkaschierung, was immer Neutapezieren bedeuten würde.

Diese Fälle sind bis zur vollständigen Bereinigung zu überprüfen. Machen Sie feste Termine zur Nachkontrolle. Verlassen Sie sich nicht auf Ihre Patienten. Lehnen Sie ggf. die Verantwortung ab.

Ähnlich schwierig gestalten sich die Verhältnisse, wenn die Strahlung direkt aus einer Wand kommt.

Ich hatte davon unter anderem die folgenden Beispiele:

Die Wand führt zum Fahrstuhlschacht. Abhilfe: Tapezierung der Wand mit Kork.

Die Hausaußenwand war mit Blechplatten belegt. Abhilfe: wie oben.

Immer, wenn Sie total widersinnige Strahlungsverläufe feststellen, fragen Sie nach demVorhandensein sogenannter Entstrahlungsgeräte. Diese sind aus dem Haus zu bringen. Sie bekommen ein halbes Dutzend und mehr Strahlennester im Haus, die keinen vernünftigen Zusammenhang haben.

Weitere Sonderfälle

Schlafen oberhalb Schwimmbädern?

Den gesamten Raum mit Kork auslegen.

Schlafen im Wasserbett?

Hier liegen mir nur wenig Erfahrungen vor.

Personen, die in Wasserbetten schlafen, zeigen eine Verstrahlungsstärke von etwa 3 auf. Das ist noch nicht dramatisch viel. Sie sollten hier jeden Einzelfall werten.

Fußbodenheizung?

Auch hier entsteht Verstrahlung etwa Stärke 3. Zumindest im Schlafzimmer sollten Sie nachts die Pumpe bzw. den Wasserkreislauf abgeschaltet lassen.

Am Tage entsteht in den anderen Räumen keine erhebliche Verstrahlung.

Aquarien?

Aquarien erzeugen, während die Umwälzpumpe läuft, die gleiche Strahlung wie Wasseradern. Oft springen dann Reflexe zu Stehlampen, Vogelkäfigen, usw. Manches Wohnzimmer ist davon voll erfüllt.

Radiowecker?

Von den meist billigen Radioweckern mit hellroter Digitalanzeige geht eine unglaublich schädigende Strahlung aus, die unter anderem zu epileptoiden Zuständen führen kann, dann schmerzhafte HWS Syndrome. Allgemein neurologische Ausfälle.

Unbedingt entfernen!

Halstücher?

Sogenannte Lurexschals reichern sich auf Strahlung liegend dauerhaft an; um den Hals getragen provozieren diese Schilddrüsenstörungen.

Die Entstörung ganzer Räume

Es kann kein Zweifel bestehen, daß die Entstörung nur des Schlafplatzes lediglich einen Behelf darstellt. Es gilt, schwer oder auch leichter Erkrankte sofort zu entlasten oder Vorsichtige zu schützen.

Die Ursache letztlich des ganzen Problems ist die Strahlendurchlässigkeit der Bausubstanz. Hier muß die Zukunft Wege suchen und finden. Auch der Gesetzgeber muß tätig werden.

Dazu gehört auch ein sich wandelndes Bewußtsein. Derzeit wird eher ein Flug zu einem Guru bezahlt, als daß größere Beträge für die Entstörung anfallen dürfen.

Trotzdem legen bereits einige Personen meines Klientels ganze Kellerräume mit Kork aus, um die darüber liegenden Räume insgesamt zu schützen. Auch bietet sich die Möglichkeit an, den Kork gegen die Kellerdecke zu kleben. Dann gibt es Fälle, bei denen zumindest der Fußboden eines ganzen Raumes auszulegen ist, wenn beispielsweise ein Schlafzimmer aus einer Vielzahl von Messingmöbeln besteht.

Es kann kein Zweifel bestehen, daß nicht ganz Europa mit Kork ausgelegt werden kann. Ich bin glücklich, derzeit über dieses Mittel zu verfügen, aber die Zukunft stellt uns da noch wichtige Aufgaben.

So wird meine Zellglasplatte mehr und mehr gerade bei der Sanierung ganzer Räume oder gar ganzer Häuser Bedeutung erlangen.

V. Kapitel
Hausneubau – Haussanierung

Vorwort

Am Anfang dieses Buches befindet sich ein Artikel mit dem Titel: „Das Betonsyndrom". Hierin wird ausgeführt, daß die Hauptursache für das Anwachsen der „Erdstrahlenschäden" in der Verwendung des Betons als Baustoff zu suchen ist. Beton ist voll strahlendurchlässig. Dessen schlechte Wärmeisolierung ist ohnehin bekannt und wird durch zusätzliche Wärmedämmaßnahmen angegangen.

Bei früherer Bauweise wurde die Strahlung selbst erheblich geschwächt und das umso mehr, je höher man wohnte. In heutigen Hochhäusern sind die Verhältnisse anders, das heißt, daß die Strahlung durch Anreicherung im Beton von Stockwerk zu Stockwerk steigt.

Außerdem wird das letzte sauere Loch noch bebaut.

Daran wird und muß sich nichts ändern, wenn es gelingt, daß bei Neubauten eine Filterschicht die Nachteile heutigen Bauens ausgleicht. Zusätzlich könnten damit Altbauten nachgerüstet werden.

Noch fehlt der Öffentlichkeit wie den Verantwortlichen jedes Bewußtsein der wirklichen Gefahr, des wirklichen Ausmaßes der Schädigung breitester Bevölkerungsschichten.

Wenn die derzeitigen Kosten des Gesundheitswesens nicht mehr bezahlbar sind, hat dies nur den genannten Grund.

In wenigen Jahren könnten die Kosten halbiert, wenn nicht noch weiter gesenkt werden.

Hinzu kämen die Einsparungen für Ausfallzeiten.

Wirklich dann noch Erkrankten könnte ein Höchstmaß an Zuwendung entgegengebracht werden, wie es einer zivilisierten Nation gut anstünde.

Die Zukunft muß bei der Bausubstanz ansetzen.

Die Zellglasplatte

Die Entwicklung meiner Korkmatte brachte mir die Bestätigung, daß das einzig schützende Prinzip die Vernichtung der schädigenden Energie sein kann.

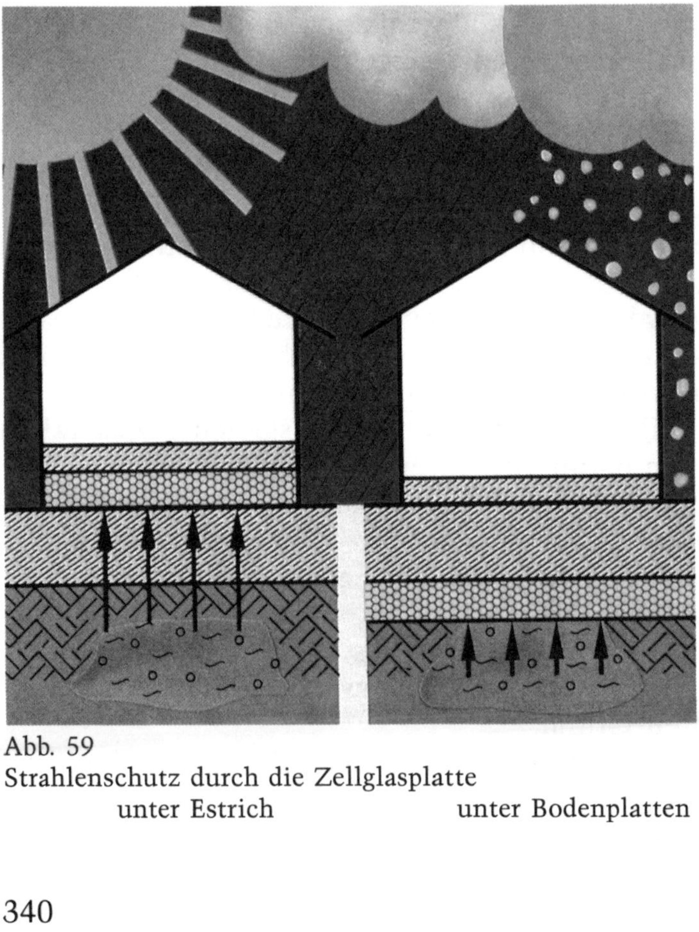

Abb. 59
Strahlenschutz durch die Zellglasplatte
unter Estrich unter Bodenplatten

Die Korkmatte erreicht das durch ihre Millionen Poren. Damit war das richtige Prinzip gefunden – was sich derzeit in tausenden von Fällen bestätigt.

Nun galt es, ein Material zu finden, das ebenfalls Millionen von Poren aufweist, rein biologischer Natur ist (denn alle Versuche mit Kunststoffen wie Styropor scheiterten) und die erforderliche Festigkeit eines Baustoffes besitzt.

Im Laufe der Versuche wurde auch das sogenannte Schaumglas überprüft. Dieses Material dient derzeit der Wärme- und Feuchtigkeitsisolierung bei Neubauten. Es erwies sich grundsätzlich als geeignet, wenngleich eine gewisse Modifizierung erforderlich wurde. Dies betraf die Dichte wie auch die Materialstärke. Bei höchster Verdichtung ergab sich eine Materialstärke von 100 mm (10 cm).

Jetzt sind die Versuche abgeschlossen und das Material ist lieferbar.

Sie erhalten es unter der Bezeichnung PC-Wärme- und Strahlenschutz – Zellglas-Dämmstoff –. Informationen siehe Seite: Rat und Hilfe.

Herstellung der Zellglasplatte

Das Ausgangsmaterial für die Herstellung von Zellglas ist Sand.

Spezialzusätze lassen daraus in der ersten Produktionsstufe einen hochwertigen Glastyp entstehen. Dieses Produkt wird anschließend extrudiert, dann zerkleinert und schließlich zu Glaspulver gemahlen.

Dem Glaspulver wird Kohlenstoff zugesetzt. Dieses Gemisch wird dosiert in Formen eingebracht und in einem Ofen auf ca. 1000° erhitzt. Hierbei oxydiert der Kohlenstoff und es kommt zur Bildung von Gasblasen, die den Aufschäumungsprozeß auslösen. Durch diese Aufschäumung entsteht die Zellstruktur. Der überschüssige Kohlenstoff gibt die charakteristische Farbe.

Nach Abschluß des Aufschäumungsprozesses wird das Material aus der Form genommen und viele Stunden in einem Streckofen langsam abgekühlt. Anschließend werden die Platten zugeschnitten, einer letzten Gütekontrolle unterzogen und verpackt.

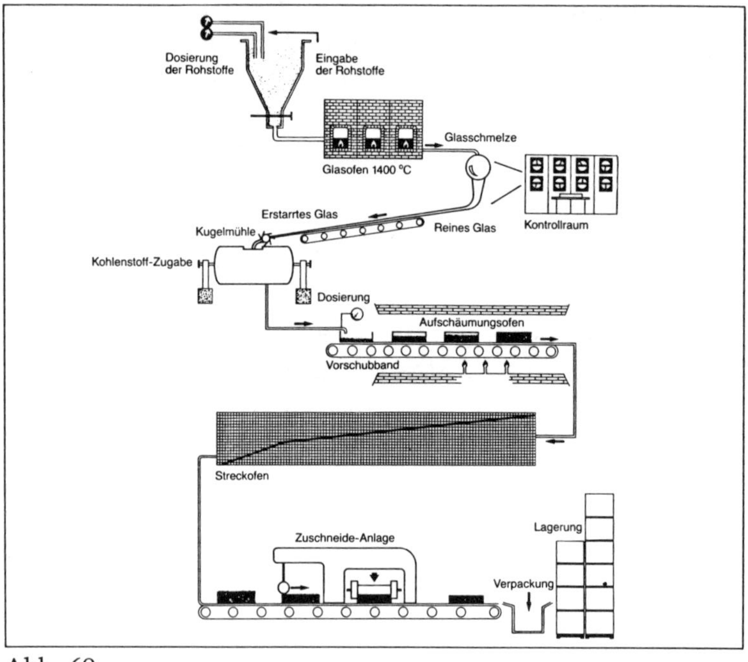

Abb. 60
Herstellung der Zellglasplatte

Um zu gewährleisten, daß Zellglas in optimaler Qualität das Werk verläßt, durchläuft das Produkt in sämtlichen Fertigungsstufen mehrere Gütekontrollen.

Eigenschaften der Zellglasplatte

1.) Undurchlässig für Alpha-, Beta- und Gammastrahlen der geopathogenen Zonen.
2.) Wasserdicht. Es ist wasserdicht, weil es aus reinem Glas besteht.
Vorteil: nimmt keine Feuchtigkeit auf und quillt nicht.
3.) Dampfdicht, weil es aus hermetisch geschlossenen Glaszellen besteht.
Vorteil: kann nicht durchfeuchten und ersetzt die Dampfsperre. Konstanter Wärmedämmwert über Jahrzehnte.
4.) Nicht brennbar, weil es aus reinem Glas besteht (DIN A 4102, Baustoffklasse A 1).
Vorteil: gefahrlose Lagerung und Verarbeitung. Kein Weiterleiten von Feuer im Brandfalle.
5.) Druckfest aufgrund seiner Zellgeometrie ohne Stauchung; auch bei Langzeitbelastung außergewöhnlich druckfest.
Vorteil: risikoloser Einsatz bei belasteten Flächen.
6.) Säurebeständig gegen organische Lösungsmittel und Säuren, weil es aus reinem Glas besteht.
Vorteil: keine Zerstörung der Dämmung durch aggressive Medien und Atmosphären.
7.) Schädlingssicher und unverrottbar, weil es anorganisch ist.
Vorteil: risikoloses Dämmen besonders im Erdreich. Keine Basis für Nist-, Brut- und Keimplätze.
8.) Maßbeständig, weil Glas weder schrumpft noch quillt.
Vorteil: kein Schüsseln und kein Schwinden der Dämmung. Niedriger Ausdehnungskoeffizient, nahezu gleich dem von Stahl und Beton.
9.) Leicht zu bearbeiten, weil es aus dünnwandigen Glaszellen besteht.

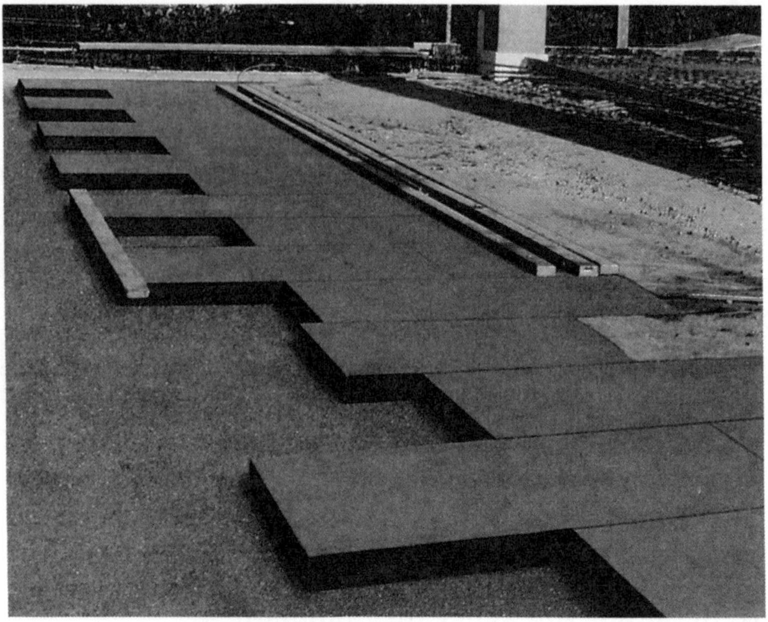

Abb. 61 Verlegung auf Feinsplittbett

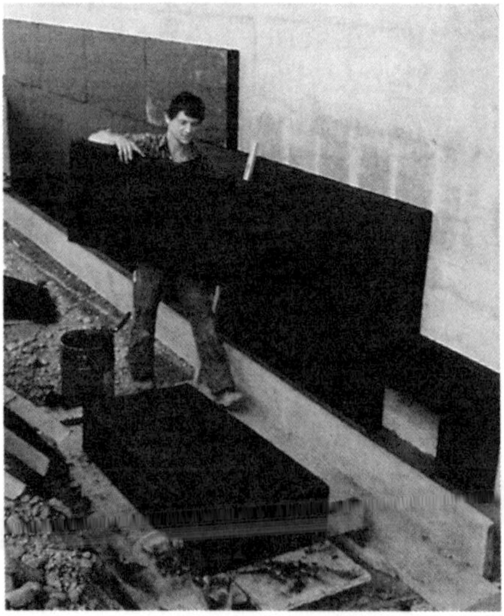

Abb. 62 Sockeldämmung

Vorteil: mit einfachen Werkzeugen wie Sägeblatt oder Fuchsschwanz kann es in jede gewünschte Abmessung geschnitten werden.

Diese Eigenschaften, vereint in einem Produkt, machen es zu einem unübertroffenen Dämmstoff, der außerdem noch baubiologisch neutral ist und das Problem geopathogener Zonen optimal löst.

Anmerkungen

Neubauten bis über den Erdboden, also unten wie seitlich, abschirmen. Der Neubau steht also sozusagen in einer Wanne. Statische Probleme entstehen aufgrund der hohen Belastbarkeit nicht einmal bei Hochhäusern. Es ist selbstverständlich, daß Beachtung der Datenblätter erforderlich ist.

Für Kabel und sonstige Hausanschlüsse stehen Abdeckungen zur Verfügung.

Um ein Einstrahlen über Bodenhöhe zu vermeiden, ist die Verwendung von Holzfenstern und Kunststoff oder Holzjalousien vorzuziehen.

Blechaußenwandverkleidungen verbieten sich.

Dachinnenisolierungen mit alukaschierter Folie sind unzweckmäßig.

Dachrinnen aus Kunststoff sind vorzuziehen.

Balkongeländer, Fensterbretter usw. sollten nicht aus Metall bestehen.

Heizungsanlagen nicht unter Schlafräumen vorsehen.

Fußbodenheizungen sind unzweckmäßig.

Keine Schwimmbäder unter Schlafräumen.

Bei *Altbauten* ist die Anbringung an der Kellerdecke am zweckmäßigsten. Dann können allerdings immer noch die Wände die Strahlung hochführen. Daran ist auch nichts zu ändern. Generell strahlen Wände an sich nicht in die Räume ab. Erst wenn an Wänden Metallteile wie Bilderrahmen oder ähnliches hängen, wirken diese wie Antennen, die in den Raum abstrahlen.

Sie können auch Schlafräume mit diesem Material auslegen. Darauf käme dann ein beliebiger Fußbodenbelag.

Ebenso ließe sich ein Podest schaffen, auf dem die Betten stehen. In diesem Fall gilt aber wieder alles, was über Reflexe gesagt wurde.

Der Vorteil der Methode, mit dem Zellglas ganze Räume oder Häuser zu schützen, liegt ja gerade darin, daß das Problem der Reflexe nicht auftaucht, somit die Inneneinrichtung beliebig viele Metalle und Spiegel enthalten darf, auch in Schlafräumen.

Checkliste zur Standortentstörung

Der hohe Metallanteil an und im Bauwesen muß bei der geobiologischen Entstörung berücksichtigt werden, da jegliche Metalle (auch verborgene, wie lackierte oder beschichtete) Reflektoren für die geopathogenen Strahlen darstellen.

1. Total geschützte Neubauten, die in einer Zellglaswanne stehen.

Der Sinn dieser Maßnahme ist der vollständige Schutz des gesamten Gebäudes. Prinzipiell können nun beliebige Metalle am und im Bau Verwendung finden, auch metallene Einrichtungsgegenstände.

Andererseits sollte vorsorglich auch eine, wenn auch seltene, Einstrahlung von außerhalb des Gebäudes vermieden werden.

Bedenklich sind: Metallfassaden – Metallgeländer an Kellertreppen – metallene Kellerroste – metallene Balkongeländer – metallene Fensterbänke – Metalljalousien – Fenster aus Aluminium oder metallverstärkte Kunststoff-Fenster – Dachrinnen aus Metall – Dachinnenausbauten mit alukaschierter Mineralwolle.

Strahlenerzeugende Gefahrenquellen sollten nicht unter Schlaf- oder Wohnräumen vorgesehen werden, wie: Heizöltanks oder auch Schwimmbäder. Fußbodenheizungen sind zumindest bedenklich, Aquarien nicht in bewohnten Räumen aufzustellen.

2. Total geschützte Räume, durch Auslegen des Strahlenschutzkorks oder der Zellglasplatten, auch bei der Anbringung an darunter befindlichen Kellerdecken.

Hierdurch können beliebige Metallgegenstände zur Einrichtung gehören, auch Spiegel. Gefahren drohen nur noch durch die nicht unterfangenen Wände. Daher keine Metalle, wie Bilder usw., direkt an die Wände hängen. Ansonsten strahlen Wände in der Regel selbst nicht ab, ebenso wenig in oder bündig auf Putz verlegte Kabel und Dosen. Für Fenster gelten dieselben Regeln wie unter 3.

3. Schutz der Betten durch Verwendung der Spezial-Kork-Abschirmmatten.

Dies stellt die preiswerteste Lösung dar und führt bei Beachtung der Regeln stets zum Erfolg.

Schlafstätte: Metallbetten können nicht weiter verwendet werden. Metallene Sprungfederrahmen oder Metallfedern in den Matratzen sind unbedenklich, da hier der Strahlengang durch die Korkmatte unterbrochen ist. Bei Etagenbetten genügt die Korkmatte im unteren Bett.

Lampen: Deckenlampen aller Art sind immer zu entfernen! Falls unbedingt gefordert, kann evtl. geduldet werden: Kurze Zuleitung, Kunststoffassung, Glühbirne, Glas- oder Kunststoffkugel. Keinerlei sonstige metallene Armierungen. Lampen, auch Leuchtstofflampen, am oder im Bett sowie an der Wand sind zu entfernen.

Nachttischlampen sind zu entfernen, auch darf anstelle dessen keine Hand-Taschenlampe auf dem Nachtschränkchen liegen. Ebenso sind Radios zu entfernen. *Rot* leuchtende, digital anzeigende, Radiowecker erzeugen selbst eine höchst gefährliche Strahlung. Es kann jedoch auf oder in die oberste Schublade des Nachtschränkchens eine kleine Korkplatte gelegt werden, dann dürfen metallene Gegenstände wie Lampen usw. weiter benutzt werden.

Spiegel: Spiegel aller Art sind zu entfernen. Deren Metallhinterlegung ist ein höchst gefährlicher Reflektor. Spiegelschranktüren müssen vor dem Schrank bündig vorn unten auf der Erde anliegend durch Kork abgeschirmt werden. Mindesttiefe 30 cm, etwas breiter als die Spiegelfront. Kann mit Teppichen abgedeckt werden. Übersehen Sie nicht Spiegel an Schrankinnenwänden.

Heizungen: Wasserführende Zentralheizungskörper reflektieren nicht und sind daher unbedenklich. Es dürfen keine Metallabdeckungen vorhängen oder aufliegen. Es darf kein Verdampfer anhängen. Holzverkleidungen sind zulässig. Bei Fußbodenheizungen *muß* nachts der Wasserkreislauf abschaltbar sein. Alle separaten Heizungen sind unzulässig. Elektrospeicherheizkörper müssen mit Kork unterlegt werden.

Fenster: Aluminiumjalousien dürfen nicht mehr herabgelassen werden. Das gilt gleichermaßen für kunststoffbeschichtete Aluminiumjalousien. Sollen metallene oder metallarmierte Fenster gekippt oder aufgestellt werden, muß die Fensterbank innen mit Kork ausgelegt werden.

Total entfernen: Allen Nippes aus Metall – Leitern – Stative – Stühle – Garderobenständer – Fernsehgeräte – Stereoanlagen – Musikgeräte – Sportgeräte –

Nähmaschinen – Heimsonnenbänke – Hometrainer – Kassetten im Kleiderschrank – Kleiderbügel aus Draht – Staubsauger – Photogeräte – Metallklappbetten – Rucksäcke – Kinderspielzeug aus Metall – Blechdosen – Bilder – Lurexschals – Sonstiges aus Metall.

Nur Beachtung vorausgegangener Regeln führt zu Gesundung oder bewahrt diese. Hinter den Anweisungen stehen zehntausende von praktischen Fällen. Es liegt nicht an mir oder Ihnen, daß Baubiologie und Medizin 60 Jahre Hinweise auf die Gefährlichkeit der Störzonen ignoriert haben. Wir müssen daher lernen, mit den heutigen Bausünden zu leben, gesund zu leben oder zu werden.

Hinweis

Der Autor betritt mit diesem Buch echtes Neuland. Die Geopathologie ist der jüngste Zweig der Medizin und noch ungeliebt zumal.

Der Autor hat dieses Buch mit äußerster Sorgfalt zusammengestellt und seine umfangreiche eigene Erfahrung eingebracht.

Der Autor kann selbstverständlich keinerlei Haftung für Schäden irgendwelcher Art übernehmen.

Der Autor behält sich das Recht des Irrendürfens vor.

Der Autor warnt besonders vor Selbstmedikation aufgrund der nachfolgenden Seiten. Diese Seiten und viele andere Diagnose- und Therapiehinweise sind den medizinischen Heilberufen gewidmet.

Medikamentenanhang

Cefaktivon „novum"®

Wachsmuth (1977) setzt Cefaktivon® „novum"-Ampullen ein, um bei schleppendem Behandlungsfortschritt eine Umstimmung zu erreichen. Seinen Beobachtungen nach sprechen bei einer Cefaktivon® „novum"-Kur andere spezifische Medikamente besser an. Er bezeichnet diese Hilfeleistung von Cefaktivon® „novum" geradezu als „Steigbügelphänomen".

Zusammensetzung:

1 Ampulle (1 ml) enthält:

Cer(III)-chlorid	0,1 mg
Extr. Sanguinis deprot.	20 mg
sicc. (30:1) v. Kalb	
Extr. aquos. (1:5) aus	
Rad. Echinaceae	20 mg
Herb. Hyperici	20 mg
Fol. Trifolii fibr.	20 mg
Flor. Calendulae	20 mg

100 g Tropfen enthalten:

Cer(III)-chlorid	10 mg
äthanol. Ausz. (1:10) aus	
Rad. Echinaceae	10 g
Herb. Hyperici	5 mg
Fol. Trifolii fibr.	3 mg
Flor. Calendulae	3 mg

Anwendungsgebiete:

Cefaktivon® „novum"-Injektionslösung:

RES-Stimulans, Zellaktivator; Adjuvans in der Krebstherapie und in der postoperativen Therapie; Periphere und zerebrale Durchblutungsstörungen; Wundheilungsstörungen, Verbrennungen; Neurovegetative Störungen.

Cefaktivon® „novum"-Tropfen:

Normalisierung biologischer Funktionen.

Dosieranleitung:

Ampullen: Täglich 1–2 ml zur iv., im. oder sc. Injektion. Nach ca. 20 Injektionen ist eine Applikationspause von 1–2 Wochen zu empfehlen, dann kann die Kur wiederholt werden. Erhaltungsdosen (von je 1 ml) sind bei erreichtem Wohlbefinden in 1–2wöchigen Abständen durchaus sinnvoll.

Cefak

Cefakliman®

Zusammensetzung:

100 g Tropfen enthalten:

Lachesis D 6	1 g
Ferrum phosphor. D 8	5 g

Kalium phosphor. (HAB)	10 mg
Aqua silicata äthanol. Ausz. (1:1) aus Herb. Alchemillae	7,5 mg
Cort. Frangulae (stand. auf mind. 4% Hydroxyanthracenderivate, ber. als Glucofrangulin)	12,5 g

1 Ampulle (1 ml) enthält:

Lachesis D 6	10 mg
Kalium phosphor. D 2	10 mg
Aqua silicata	10 mg
Alchemilla D 1	150 mg

Anwendungsgebiete:
Vegetative Beschwerden im weiblichen Klimakterium.

Dosieranleitung:
Tropfen: 3–4 mal täglich 20–30 Tropfen einnehmen.
Ampullen: täglich 1–2 ml im., iv., sc., auch zur Neuraltherapie.

Kontraindikation (nur bei Tropfen):
Darmverschluß.

Cefak

Cefasept®

Die Gefahr einer toxischen Streuung bei Sanierung dental bedingter Störfelder (z.B. bei Wurzelspitzenresektion oder bei Extraktion infolge eines nachgewiesenen Granuloms) kann durch mehrfache Injektionen von Cefasept®-Eigenblut (eine tägliche Injektion zwei Tage vor und drei Tage nach dem Eingriff) weitgehend verhindert werden. Wiesler und Stelten berichten über gute Erfahrungen mit Cefasept® bei mundchirurgischen Eingriffen.

Cefasept®-Tropfen werden vom Magen gut vertragen; Cefasept®-Injektionen sind gewebefreundlich. Insbesondere wird nach Cefasept®-Gaben die Darmflora, die Beziehung zum Properdin-Titer im Serum hat, nicht gestört.

Zusammensetzung:
100 g Tropfen enthalten:

Lachesis D 6	10 g
Hydrargyrum cyanat. D 6	10 g
Kalium phosphoricum D 4	10 g
Natrium phosphoricum D 4	10 g
Aqua silicata	2 g
Echinacea Ø	5 g

1 Ampulle (1 ml) enthält:

Lachesis D 6	0,1 g
Hydragyrum cyanat. D 6	0,1 g
Natrium phosphoricum D 4	0,1 g
Kalium phosphoricum D 4	0,1 g
Echinacea Ø	10 mg

Dosieranleitung:
Tropfen: Erwachsene nehmen 3–5 mal täglich, evtl. stündlich 20–30 Tropfen unverdünnt ein, wobei die Flüssigkeit möglichst lange im Mund behalten werden sollte, um eine optimale perlinguale Resorption zu gewährleisten. Kinder nehmen 3–5 mal täglich 10–15 Tropfen mit etwas Flüssigkeit verdünnt ein.

Ampullen: Täglich 1–2 ml im., sc. oder iv.; zur Aerosol-Therapie 1–2 ml pro Anwendung.

Nebenwirkungen sind bisher auch nach Langzeitbehandlung nicht bekannt geworden.

Cefak

Cefasel®

Flüssige Verdünnung zum Einnehmen, homöopathisches Arzneimittel

Zusammensetzung:
10 g enthalten:
Natrium selenosum D 5 dilut
Vorschrift 5 a HAB 1 10 g

Dosieranleitung:
Soweit nicht anders verordnet, nehmen Erwachsene 3–4 mal täglich 20 Tropfen ein.

Hinweis:
Dieses Präparat enthält 18,5 Vol.-% Alkohol (Ethanol).

Cefak

Dibena I-Complex-Tee Nr. 11
Dibena II-Complex-Tee Nr. 12
Dibena III-Complex-Tee Nr. 13
OP jeweils 70 g

Zusammensetzung Dibena I-Complex-Tee Nr. 11:
Je 10,64 g Folia Myrtili, Fructus Phaseoli sine semine, Herba Galegae, Radix Dauci, Radix Taraxaci; 2,80 g Flores Sambuci; 14 g Folia Rubi Ideal.

Zusammensetzung Dibena II-Complex-Tee Nr. 12:
Je 14 g Folia Trifolii fibrini, Herba Centaurii, Radix Taraxaci, Folia Myrtilli; je 7 g Semen Lini, Folia, Eucalypti.

Zusammensetzung Dibena III-Complex-Tee Nr. 13:
Je 14 g Fructus Phaseoli sine semine, Folia Boldo, Folia Martilli; je 7 g Radix Taraxaci, Herba Thymi.

Wirkungsweise:
Blutzuckersenkung durch Inhaltsstoffe insulinartigen Charakters, Regulierung des Stoffwechselgeschehens über die Verdauungsdrüsen, insbesondere der Leber, Belebung der Zellfunktionen auch im neuroendokrinen Apparat durch Blutreini-

gung im Sinne einer schnelleren Abführung von Schlacken über Darm und Harnwege.

Indikation:
Diabetes mellitus. Zur Unterstützung und Hebung des Allgemeinbefindens. Anwendung: Morgens 1 Tasse Dibena I Nr. 11, mittags 1 Tasse Dibena II Nr. 12, abends 1 Tasse Dibena III Nr. 13, jeweils vor den Mahlzeiten.

Bereitung:
Einen gehäuften Teelöffel je Tasse kurz aufkochen lassen und abseihen. Möglichst stets frisch bereiten.

Zur Beachtung:
Nicht durch vorübergehende Besserungsperioden täuschen lassen. Herabsetzung der Insulinmenge nur unter laufender Kontrolle.

Nestmann

Echinacea aar®

Eigenschaften:
Echinacea angustifolia (radix) – lipophil extrahiert – zeigt im In-vivo-Versuch bei peroraler Gabe mit der Erhöhung der Phagozytoserate eine deutliche immunologische Wirkung. Die Phagozytose ist die wichtigste Abwehrfunktion bei der Überwindung von bakteriellen und viralen Infektionen. Die lipophile Echinaceafraktion zeigt in 2 unterschiedlichen In-vivo-Testmodellen onkolytische Wirkung.

Zusammensetzung:
1 Dragee enthält: Trockenextrakt aus Echinacea-angustifolia-Wurzel (6,5:1) 100 mg.

Anwendungsgebiete:
Steigerung der Abwehrkräfte bei Erkältungskrankheiten, besonders bei Infektionen im Hals-, Nasen- und Rachenbereich.

Hinweis:
Die Anwendung von Echinacea aar® schließt, wenn medizinisch erforderlich, die gleichzeitige Gabe von Antibiotika oder Chemotherapeutika nicht aus, ihre Gabe ist bei entsprechender Indikation sogar erforderlich.

Gegenanzeigen:
Obwohl bisher keine Hinweise auf schädigende Nebenwirkungen bei Einnahme während einer Schwangerschaft vorliegen, sollte die Einnahme in dieser Zeit nur auf Anweisung des Arztes erfolgen. Bei akuten oder chronischen Infektionen soll auf die Einnahme von Alkohol verzichtet werden (Schwächung des Immunsystems).

Dosieranleitung:
Soweit nicht anders verordnet, 3–4 mal täglich 1–2 Dragees vor den Mahlzeiten mit Flüssigkeit einnehmen. Die Tagesdosis kann kurzfristig auf Anweisung

Echinacea-Hevert®

H-Dilat Nr. 242
Tropfen

Zusammensetzung:
100 g Tropfen enthalten:
Echinacea angustifolia Ø 100 ml

Anwendungsgebiete:
Zur Bildung von körpereigenen Abwehrstoffen bei Erkältung, Fieber und anderen infektiösen Prozessen. Leukozytopenie infolge Chemotherapie. Chronisch rezidivierende Erkrankungen der Luftwege. In Kombination mit „Hevert®-Tox" Tropfen und „Mato" Tropfen zur gezielten Grippenprophylaxe und zur inneren Behandlung bestimmter Hauterkrankungen (z.B. chron. Ekzem, Psoriasis). Zur zusätzlichen Behandlung bei Autoimmunerkrankungen wie z.B. Rheuma, Lupus erythemat., Multiple Sklerose.

Dosierung:
Wenn nichts anderes verordnet, nehmen Erwachsene 3–4 mal täglich 25 Tropfen (vorzugsweise unverdünnt 1/2 Minute im Mund belassen) nach dem Essen; in akuten Fällen stündlich 25 Tropfen, evtl. mit wenig warmer Flüssigkeit (z.B. Hevert® „Grippe"-Tee). Auch höhere Dosierungen sind je nach Schwere des Falles möglich.

Kleinkinder erhalten die Hälfte der Erwachsenendosis, Säuglinge ab dem 3. Monat 5 Tropfen pro Mahlzeit, ab 6. Monat 10 Tropfen.

Hevert

Hevert ® Echinacea Tee

Getrocknete Wurzeln von Echinacea angustifolia (pallida) zur Steigerung der körpereigenen Abwehrkraft ...

Zusammensetzung:
100 g Tee enthalten: Getrocknete Wurzeln von Echinacea angustifolia (Sonnenhutwurzel) 100 g.

Anwendungsgebiete:
Zur Unterstützung der Abwehrkräfte bei Erkältungskrankheiten.

Dosierung:
3 mal täglich 1/2 Teelöffel voll (ca. 1 g) Hevert Echinacea-Tee mit ca. 150 ml heißem Wasser übergießen. Den Tee trinkt man zwischen den Mahlzeiten.

Hevert

Hyperforat®

Zusammensetzung:
Tropfen: 100 g enthalten: 100 g Extr. fl. Herb. Hyperici perf. stand. auf ca. 0,2 mg (Hypericin*) pro ml. Enthält 50 Vol.-% Alkohol. Dragées: 1 Dragée à 0,5 g enthält: Extr. sicc. Herb. Hyperici perf. 40 mg, stand. auf ca. 0,05 mg Hypericin*)

pro Dragée. Vit. B 1 0,062 mg, Lactofl. phospors. Na. 0,072 mg, Nikotins. amid, 0,51 mg. Calc. panthothen, 0,33 mg, Vit. B 6 0,026 mg.

Ampullen. 1 Ampulle enthält: 1 ml Extr. fl. aquos. Herb. Hyperici perf. stand. auf ca. 0,05 mg Hypericin*) pro ml.

* und verwandte Verbindungen, berechnet auf Hypericin.

Eigenschaften:
Hyperforat ist ein pflanzliches Mittel zur Behandlung von psychischen Störungen, Verstimmungen und Depressionen. Hypericum perforatum (Johanniskraut) enthält als Hauptinhaltsstoff die fluoreszierende Substanz Hypericin. Diese hat die außergewöhnliche Eigenschaft, Lichtenergie aufzunehmen und in vom Körper verwertbare Energie umzuwandeln. Hierdurch kommt es zur Beschleunigung biologischer Vorgänge im Organismus. Im Vordergrund steht dabei ein direkter und indirekter Einfluß auf das Zentralnervensystem.

Hyperforat führt zur Steigerung des inneren Antriebs und besitzt einen ausgeprägt psychoregulierenden Effekt. Depressionen, die sich in Angst, Schuldgefühlen und Lebensüberdruß äußern, werden gebessert.

Hyperforat hat zudem einen günstigen Einfluß auf allgemeine Fehlsteuerungen des vegetativen Nervensystems, wie unnormale Schweißausbrüche, feuchtkalte Hände u.ä.

Anwendungsgebiete:
Depressionen, bei denen die psychische Hemmung im Vordergrund steht, mit Zuständen der Angst, Willenlosigkeit und Antriebsmangel. Depressionszustände im Klimakterium und im Alter. Depressiv gefärbte Entwicklungsstörungen Jugendlicher, Vegetative Dystonien mit depressiver Stimmungslage.

Zur Psychoregulierung bei Reizüberflutung mit Schlaflosigkeit, Leistungsrückgang und ängstlicher Verstimmung, nervöser Unruhe, Erwartungsangst, Wetterfühligkeit, Föhnkrankheit, Migräne.

Zur Unterstützung einer psychotherapeutischen Behandlung.

Für Kinder: Bettnässen (Enuresis) und nächtliche Angstzustände (Pavor), psychische Hemmungen, Stottern, kindliche Neurosen und nervöse Erschöpfung des Schulkindes.

Dosierung und Anwendungsweise:
Tropfen: Wenn vom Arzt nicht anders verordnet, sind 2–3 mal täglich 20–30 Tropfen in etwas Flüssigkeit vor dem Essen einzunehmen. Flasche vorher umschütteln.

Dragées: Wenn vom Arzt nicht anders verordnet, sind 2–3 mal täglich 1–2 Dragées vor dem Essen einzunehmen.

Zur Beachtung: Bei Kindern entsprechend geringer dosieren. Die letzte tägliche Einnahme möglichst vor dem Abend. Oft ist eine einschleichende Dosierung besonders wirksam.

Ampullen: täglich 1–2 ml i.m. (tief intraglutäal) oder langsam i.v. injizieren; kurzfristig kann in schweren Fällen die Dosierung verdoppelt werden.

Unverträglichkeit und Risiken:
Das Präparat soll nicht angewandt werden bei Lichtüberempfindlichkeit der Haut, es sei denn, daß der Arzt es ausdrücklich gestattet hat.

Besondere Hinweise:
Die bei pflanzlichen Flüssigpräparaten manchmal vorkommende Trübung oder Ausflockung ist harmlos und bedingt keine Wirkungsminderung der Tropfen. Um dem vorzubeugen, darf die Flasche nicht im Kühlschrank aufbewahrt werden.

Dr. Gustav Klein

Entsäuerungssalz
(Sal mirabile et polychrestum)
nach Dr. med. Friedrich Bösser
Reg.-Nr. 46158 Apothekenpflichtig

Zusammensetzung:
30 g Entsäuerungssalz enthalten 13,50 g Kaliumnatrium-(RR)-Tartrat-$4H_2O$, 13,50 g Natriummonohydrogenphosphat-$2H_2O$, 3,00 g Magnesiumoxid.

Wirkungsweise:
Entsäuernd, mild diuretisch und stuhlregulierend, ferner puffernd bei übermäßiger Magensäuresekretion. Stimulanz der Gallensekretion und Resolvenz bei Steinbildung. Allgemeinwirkung auf kranke Drüsen. Wirksamster Elektrolyt, um den geschwächten Herzmuskel wieder mit neuer elektrischer Spannkraft aufzuladen. Bei Basedowscher Krankheit wirkt es, regelmäßig genommen, verkleinernd auf die Schilddrüse.

Anwendungsgebiete:
Übersäuerungserscheinungen des Organismus: Neuralgien, rheumatische Beschwerden, Gicht, Basedow, Fettsucht, Hautkrankheiten, Drüsenaffektionen, Steinleiden, Katarrhe, etc.

Dosierung:
Soweit nicht anders verordnet, 1–2 mal täglich eine Messerspitze voll (ca. 1 g) in etwas warmem Wasser gelöst auf nüchternen Magen.

Gegenanzeige:
Keine Gegenanzeigen. Neben- und Wechselwirkungen unbekannt.

Lagerungshinweis:
Trocken und nicht über 20° C lagern. Nach Öffnen wieder fest verschließen.

Lothar Hofmann

Galium-Heel®

Tropfen, Injektionslösung

Zusammensetzung:
Tropfen:
100 ml enthalten: Galium aparine D 3, Galium album D 3, jeweils 4 ml; Sedum acre D 3, Sempervivum tectorum D 4, Clematis D 4, Thuja D 3, Caltha palustris D 3, Ononis spinosa D 4, Juniperus communis D 4, Hedera helix D 4, Betula alba

D 2, Saponaria D 4, Echinacea angustifolia D 5, Calcium fluorratum D 8, Phosphorus D 8, Aurum metallicum D 10, Argentum D 8, Apis mellifica D 12, Acidum nitricum D 6, Pyrogenium D 6 jeweils 5 ml; Urtica D 3 2 ml.
Enthält 35 Vol.-% Alkohol.

Injektionslösung:
1,1 ml enthalten: Galium aparine D 3, Galium album D 3, jeweils 0,44 µl; Sedum acre D 3, Sempervivum tectorum D 4, Clematis D 4, Thuja D 3, Caltha palustris D 3, Ononis spinosa D 4, Juniperus communis D 4, Hedera helix D 4, Betula alba D 2, Saponaria D 4, Echinacea angustifolia D 5, Calcium fluorratum D 8, Phosphorus D 8, Aurum metallicum D 10, Argentum D 8, Apis mellifica D 12, Acidum nitricum D 6, Pyrogenium D 6 jeweils 0,55 µl; Urtica D 3 0,22 µl.

Anwendungsgebiete:
Zur Aktivierung der unspezifischen Abwehr, besonders bei chronischen Erkrankungen.

Dosieranleitung:
Tropfen: Im allgemeinen 3mal täglich 10 Tropfen.
Injektionslösung: initial täglich, sonst 1–3 mal wöchentlich
1 Ampulle i.m., s.c., i.c., i.v.

Heel

Hylak® forte

Tropfen

Zusammensetzung:
1 ml enthält: keimfreies, wäßriges Konzenrat der Stoffwechselprodukte von: Milchsäurebildnern (Laxtobacillus helvetius) 7×10^{10} und von Darmsymbionten: Escherichia coli 2×10^{10}, Streptococcus faecalis 1×10^{10}, Lactobacillus acidophilus $0{,}5 \times 10^{10}$ (stand.: biosynth. Milchsäure 75 mg), biosynthet. Aminosäuren (Glutaminsäure, Alanin, Methionin) entspr. einem Stickstoffgehalt v. 1,7 mg, Lactose 50 mg, Eisen(III)-citrat $3H_2O$ 2,38 mg, Mangan(II)-hydrogencitrat 2,68 mg. Natriumsulfat $10H_2O$ 5 mg, Natriummonohydrogenphosphat $7H_2O$ 20 mg, Kaliummonohydrogenphosphat 21 mg.

Anwendungsgebiete:
Störungen der physiolog. Dünn- und Dickdarmflora, während und nach Antibiotika-, Sulfonamid- und Strahlentherapie, akute und chron. Diarrhoen, Meteorismus, Obstipation, Dyspepsien, Gastroenteritis, Colitis.

Wechselwirkungen:
Antazida neutralisieren die Milchsäure.

Dosierung:
Erwachsene: In den ersten Tagen 3 mal täglich vor oder während der Mahlzeit 40 Tropfen in reichlich Flüssigkeit (nicht in Milch); später kann die Dosis auf die Hälfte verringert werden.

Säuglinge und Kinder: 3 mal täglich 15–20 Tropfen in reichlich Flüssigkeit (nicht in Milch).

Merckle

Kavain

Kapseln
Beruhigt und entspannt – ohne zu ermüden
Tages-Sedativum

Zusammensetzung:
1 Kapsel enthält: D, L-Kavain 30 mg, Extractum Kava-Kava sicc. 10:1 (ex Rhizoma Piperis methystici Erg. B 6) 250 mg

Anwendungsgebiete:
Bei Unruhe und Nervosität. Bei vegetativen und psychosomatischen Störungen. Bei Erregungszuständen und seelischem Distreß. Gegen neurovegetative Reizsyndrome. Bei Angst- und Spannungszuständen. In psychischen Streßsituationen. Bei Konzentrationsmangel und Prüfungsangst.

Dosierung und Anwendungsweise:
Soweit nicht anders verordnet, 1–3 mal täglich (z.B. morgens und abends) 1–2 Kapseln unzerkaut mit etwas Flüssigkeit nach dem Essen einnehmen.

Nebenwirkungen und Gegenanzeigen:
Unverträglichkeiten, Nebenwirkungen und Gegenanzeigen sind bei bestimmungsgemäßem Gebrauch bisher nicht bekannt. Obwohl keinerlei Hinweise auf eine keimschädigende Wirkung von Kavain Kapseln bekannt sind, ist dennoch die Verordnung – wie bei allen Arzneimitteln – während der gesamten Dauer einer Schwangerschaft kritisch zu prüfen.

Wechselwirkungen mit anderen Mitteln:
Die gleichzeitige Einnahme von Kavain Kapseln mit zentraldämpfenden Medikamenten (z.B. Benzodiazepine) sollte vermieden werden. Bei gleichzeitigem Alkoholgenuß ist mit einer Wirkungsverstärkung zu rechnen.

Harras-Pharma München

Krophan

Salbe

Zusammensetzung:
100 g enthalten: Badiaga dil. D 2 1 g, Jodum dil. D 2 1 g, Kalium jodatum dil. D 1 1 g, Spongia dil. D 2 1 g, Thyreoidinum dil. D 2 1 g.

Anwendungsweise:
Jodmangelstruma

Dosierung:
2–3 mal täglich in der Kropfgegend sanft in die Haut einreiben.

Repha

Lymphdiaral®

Salbe

Zusammensetzung:
100 g enthalten: Conium Ø 4,0 g, Colchium e seminibus D 1 = Ø 0,1 g, Digitalis D 1 0,1 g, Podophyllum D 1 0,1 g, Merc. bijodat. D 2 0,1 g, Antimon. curd. D 1 0,1 g, Hyoscyamus Ø 2,0 g, Calendula Ø 2,0 g. Tinct. Herb. Spilanthis oler. 5,0 g, Ol. Petrae 7,0 g.

Indikationen:
Akute und chronische Erkrankungen des Lymphgefäß- und Lymphknotensystems, Lymphangitis, Lymphadenitis, Lymphabfluß- und Zirkulationsstörungen.

Dosierung:
Aufbringen und Einreiben der Salbe zunächst im Bereich der Beschwerden, dann im dazugehörigen Lymphknoten- und Lymphabflußbereich (Hals, Achsel, Leiste). Für guten Stuhlgang (Pascoletten OP Pascoe) und Diures (Pascorenal OP Pascoe) ist Sorge zu tragen, ggf. mehr trinken, damit die gelösten Toxine ausgeschieden werden können.
Anwendung akut: 2–4 mal täglich
Anwendung chronisch: 1–2 mal täglich

Pascoe

Lymphdiaral®

Tropfen

Zusammensetzung:
100 g enthalten: Taraxacum Ø 8,00 g, Calendula Ø 4,50 g, Arsenic. alb. D 8 1,00 g, Chelidonium D 2 500 mg, Leptandra Ø 300 mg, Echinacea angustif. Ø 300 mg, Phytolacca D 2 200 mg, Carduus marian. D 1 200 mg, Condurango D 2 100 mg, Hydrastis Ø 100 mg, Lycopodium D 2 100 mg, Sanguinaria Ø 100 mg. Enthält 39 Vol.-% Alkohol.

Indikationen:
Lymphatismus, exsudative Diathese, chronisch-rezidivierende Erkrankungen – besonders im Kindesalter –, Lymphangitis, Lymphadenitis, Skrofulose.

Dosierung:
3 mal täglich 10 Tropfen.

Pascoe

Neukönigsförder Mineraltabletten®
mit Spurenelementen

Zusammensetzung:
1 Tablette enthält:
195,000 mg Kaliumchlorid
100,000 mg Calciumhydrogenphosphat H_2O-frei
80,000 mg Magnesiumhydrogenphosphat 3 H_2O
65,000 mg Calciumcarbonat
25,000 mg Magnesiumoxid
33,325 mg Eisen(II)-sulfat getrocknet
1,000 mg Zinkoxid
0,500 mg Mangan(IV)-oxid
0,100 mg Kobalt(II)-sulfat 7 H_2O
0,075 mg Kupfer(II)-sulfat 5 H_2O

Das entpricht einem Reingehalt von
101,0 mg Kalium = 2,6 mVal K
55,5 mg Calcium = 2,8 mVal Ca
37,1 mg Phosphor = 2,2 mVal P
26,2 mg Magnesium = 2,2 mVal Mg
10,0 mg Eisen
803,0 mcg Zink
310,0 mcg Mangan
21,0 mcg Kobalt
19,0 mcg Kupfer

Die Mineraltabletten sind natriumfrei, weil durch den Kochsalzgebrauch bereits eine überreichliche Natrium-Zufuhr erfolgt.

Das physiologische Gleichgewicht der Elektrolyte ist gewahrt und kann im Blut durch langfristige Einnahme auf schonende Weise wieder hergestellt werden.

Dosierung:
Zur Beseitigung bereits vorhandener Mangelerscheinungen 3 x täglich 2 Tabletten.

Zur Vermeidung von Mangelzuständen 3 x täglich 1 Tablette. Mit reichlich Flüssigkeit oder beim Essen einnehmen.

Pascorenal®

Tropfen

Zusammensetzung:
100 g enthalten: Apis mellifica D 4 125 g, Balsam. copaivae D 3 12,5 g, Apocynum Ø 12,5 g, Equisetum hiemale Ø 12,5 g, Helleborus Ø 12,5 g, Juniperus comm. Ø 12,5 g, Petroselinum Ø 12,5 g, Sarsaparilla Ø 12,5 g.
Enthält 66 Vol.-% Alkohol.

Indikationen:
Akute und chronische Nephritis, Nephrosen, Nephrosklerosen, renale Hypertonie, renale Ödeme, Nierenfunktionsstörungen mit mangelnder Harnbildung und -ausscheidung.

Dosierung:
Individuelle einschleichende Dosierung! Im allgemeinen hat sich bewährt: Am ersten Tag 2–3 mal 3–5 Tropfen in etwas Wasser einnehmen, je Tag um einen Tropfen steigern, bis 3 mal täglich 15–20 Tropfen.

Pascoe

Pascotox-Injektopas®

Ampulle 2 ml

Zusammensetzung:
1 Ampulle 2 ml enthält: Extr. Echinaceae ang. e. rad. 5:1 20 mg, Apis D 8 2 mg, Viscum alb. D 6 2 mg, Ferr. met. D 6 2 mg, Cupr. met. D 8 2 mg, Formica rufa D 8 2 mg, Achat D 6 2 mg.

Indikationen:
Chronisch-degenerative Erkrankungen und Prozesse. Zur unterstützenden Therapie bei inoperablen Tumoren und zur prä- und postoperativen Tumortherapie. Praecancerosen, *langjährige Geopathien.*

Anwendungsweise:
2–3 mal wöchentlich 2 ml im. – im weiteren Verlauf empfehlen wir die Dosierung zu reduzieren, z.B. 1–2 mal wöchentlich 2 ml im.

Pascoe

Pascotox Forte-Injektopas®

Ampulle 2 ml

Zusammensetzung:
1 Ampulle 2 ml enthält: Frischpflanzenauszug aus Rad. Echinaceae ang. 500 mg.

Indikationen:
Prophylaxe und Therapie fieberhafter Erkältungskrankheiten. Erregerbedingte entzündliche Erkrankungen akuter und chronischer Art: Abszesse, Periostitis, Pleuritis, Mastitis, Adnexitis, Zystopyelitis, Sepsis, Lymphangitis, Lymphadenitis. Abschirmung des Organismus vor Streuwirkung bei operativer Herdsanierung.

Anwendungsweise:
Akut: täglich 2 ml im. oder iv.
Chronisch: 2–3 mal wöchentlich 2 ml im. oder iv.
Bei i.-Injektionen mit 0,2 ml beginnen.

Pascoe

Perenterol®

Dosierung als Dauertherapie:
2 x 1 Kapsel pro Tag
Kapseln vor den Mahlzeiten mit etwas Flüssigkeit einnehmen.

Zusammensetzung:
1 Kapsel enthält: 50 mg Saccaromyces cerevisiae Hansen OBS 5926 (entsprechend 1 Milliarde lebensfähiger Zellen). 6,5 mg Lactose 1 H_2O, 93,5 mg Saccarose.

Anwendungsgebiete:
Durchfallerkrankungen: Enteritis, Kolitis, Behandlung und Vorbeugung von Sommer- und Reisediarrhoe, Dysbiose des Darms, insbesondere bei Antibiotika- und Chemotherapie. Akne.

Gegenanzeigen:
Sind bis jetzt nicht bekannt.

Nebenwirkungen:
Bisher konnten keine Nebenwirkungen festgestellt werden. Perenterol kann ohne Bedenken auch Schwangeren und Säuglingen gegeben werden.

Dosierung:
Soweit nicht anders verordnet, nehmen Erwachsene, Kinder und Säuglinge bei akuten Darmerkrankungen täglich 3 mal 2 Kapseln. Zur Stoßtherapie kann die tägliche Einnahme bis auf 3 mal 4 Kapseln gesteigert werden. Bei chronischen Darmerkrankungen, zur Vorbeugung von Durchfällen und während einer Antibiotika-Therapie nehmen Erwachsene, Kinder und Säuglinge 3 x 1 Kapsel täglich.

Thiemann Arzneimittel

Phönix-Entgiftungstherapie

Diese Therapie hat eine breite Wirkung auf den Organismus, u.a. dient sie der Entschlackung, Sanierung und Aktivierung des Stoffwechsels – eine wesentliche Voraussetzung, um die verschiedensten Funktionsstellen des Organismus zu beeinflussen oder wieder beeinflußbar zu machen. Also ein wichtiger Schritt auf dem Wege zur Gesundheit.

Voraussetzung für den Erfolg der Therapie ist jedoch, daß Sie die Einnahme der Präparate *genau nach der Verordnung* vornehmen.

Anwendung und Dosierung:
Soweit nicht anders verordnet:
3 Tage Phönix Phönohepan 3 mal täglich 60 Tropfen*
anschließend
3 Tage Phönix Solidago II/035 B 3 mal täglich 60 Tropfen*
anschließend
3 Tage Phönix Antitox 3 mal täglich 20 Tropfen.

Die Einnahme beginnt jetzt wieder mit Phönix Phönohepan usf. Dieser Zyklus ist bis zu einer Gesamtdauer von 45 Tagen zu wiederholen.

Phoenix

* nach und nach reduzieren (Der Autor)

Polyxan-Grün comp.
Polyxan-Grün Salbe

Neuartige dynamische Typen- und Basismittel zur Steuerung des vegetativen Nervensystems

Polyxan-Grün comp.

Eigenschaften:
Die Lösung wirkt anregend oder dämpfend auf das vegetative Nervensystem, beim Mischtyp oder je nach Reaktionslage.

Indikationen:
Vegetative Regulationsstörungen, besonders im Klimakterium.*

* *Lassen Sie sich hierdurch nicht irreführen. Polyxan ist für alle das wichtigste Präparat in der Geopathologie. (Der Autor)*

Dosierung:
3 x täglich 8–10 Tropfen vor dem Essen

Zusammensetzung:
100 ml Lösung enthalten ethanol. Auszüge (1:9) aus Carex flava, elong., vesic. (Herba 1:1:1), geobiol. verschied. Wachstumszonen, D 6, D 8, D 10, D 12, D 20, D 30 je 8,33 ml, Carex flava, elong., vesic. (Radix 1:1:1) D 6, D 8, D 10, D 12, D 20, D 30 je 8,33 ml.

Hinweis:
enthält 50 Vol.-% Alkohol

Dr. E. Ritsert

Polyxan-Grün Salbe

Eigenschaften:
Die Salbe ist geeignet zur Regulierung der gestörten vegetativen Reaktionslage. Sie wirkt entzündungswidrig, schmerzstillend, krampflösend und durchblutungsfördernd.

Indikationen:
Zur äußerlichen Behandlung bei Myalgien, rheumatischen Beschwerden, Durchblutungsstörungen und Krampfzuständen, zur Massage und gezielten Neuraltherapie.

Dosierung:
Mehrmals täglich die betroffenen Hautstellen einreiben.

Zusammensetzung:
100 g Salbe enthalten ethanol. Auszüge (1:9), aus Carex flava, elong., vesic. (Herba 1:1:1), geobiol. verschied. Wachstumszonen D 6, D 8, D 10, D 12, D 20, D 30 je 2,78 g, Carex flava, elong., vesic. (Radix 1:1:1) D 6, D 8, D 10, D 12, D 20, D 30 je 2,78 g

Dr. E. Ritsert

Polyxan-Blau comp.
Polyxan-Blau Salbe

Neuartige dynamische Typen- und Basismittel zur Steuerung des vegetativen Nervensystems.

Polyxan-Blau comp.

Eigenschaften:
Die Lösung wirkt Vagus-anregend bei sympatikotoner Reaktionslage und Warmfrontbeschwerden. Geeignet für alle Typen mit Yang-Reaktionslage besonders bei pyknischer Konstitution.

Indikationen:
Frische Infekte und Entzündungszustände.

Dosierung:
3 x täglich 8–10 Tropfen vor dem Essen, bei akuten Entzündungen 1/2–1 stündlich 10 Tropfen mit etwas Wasser einnehmen.

Zusammensetzung:
100 ml Lösung enthalten ethanol. Auszüge (1:9) aus Carex flava, elong., vesic. (Radix 1:1:1), geobiol. verschied. Wachstumszonen, D 6, D 8, D 10, D 12, D 20, D 30 je 16,6 ml.

Hinweis:
enthält 50 Vol.-% Alkohol

Dr. E. Ritsert

Polyxan-Blau Salbe

Eigenschaften:
Die Salbe ist geeignet zur Umstimmung der vegetativen Reaktionslage. Sie wirkt entzündungswidrig und schmerzstillend und hat sich insbesondere zur Behandlung von störenden Yang-Zuständen bewährt.

Indikationen:
Frische und entzündliche Wunden, Abszesse, Furunkel, Verbrennungen, Insektenstiche, Sonnen- und Gletscherbrand, Verstauchungen, Zerrungen, Blutergüsse, Brustentzündungen, zur gezielten Neuraltherapie über Störfelder und Head'sche Zonen.

Dosierung:
Mehrmals täglich die betroffenen Hautstellen einreiben.

Zusammensetzung:
100 g Salbe enthalten ethanol. Auszüge (1:9) aus Carex flava, elong., vesic. (Radix 1:1:1), geobiol. verschied. Wachstumszonen, D 6, D 8, D 10, D 12, D 20, D 30 je 5,5 g

Dr. E. Ritsert

Polyxan-Gelb comp.
Polyxan-Gelb Salbe

Neuartige dynamische Typen- und Basismittel zur Steuerung des vegetativen Nervensystems

Polyxan-Gelb comp.

Eigenschaften:
Die Lösung wirkt Sympathikus-anregend bei vagotoner Reaktionslage, Kaltfrontbeschwerden und *geopathischen* Reizzuständen. Geeignet für alle Typen mit Yin-Reaktionslage, besonders bei leptosomer Konstitution.

Indikationen:
Bei spastischen Zuständen, besonders im Bereich der Leber und des Magen-Darmtraktes.

Dosierung:
3 x täglich 8–10 Tropfen vor dem Essen, bei Krampfzuständen oder Koliken alle 10 Min. 10 Tropfen.

Zusammensetzung:
100 ml Lösung enthalten ethanol. Auszüge (1:9) aus Carex flava, elong., vesic. (Herba 1:1:1), geobiol. verschied. Wachstumszonen, D 6, D 8, D 10, D 12, D 20, D 30 je 16,6 ml.

Hinweis:
enthält 50 Vol.-% Alkohol.

Dr. E. Ritsert

Polyxan-Gelb Salbe

Eigenschaften:
Die Salbe ist geeignet zur Umstimmung der vegetativen Reaktionslage, sie wirkt krampflösend und durchblutungsfördernd und hat sich besonders zur Behandlung von störenden Yin-Zuständen bewährt.

Indikationen:
Trockene und chronische Ekzeme, Arthrosen, Myalgien, Durchblutungsstörungen und Krampfzustände, zur gezielten Neuraltherapie über Störfelder und Head'sche Zonen.

Dosierung:
Mehrmals täglich die betroffenen Hautstellen einreiben.

Zusammensetzung:
100 g Salbe enthalten ethanol. Auszüge (1:9) aus Carex flava, elong., vesic. (Herba 1:1:1), geobiol. verschied. Wachstumszonen, D 6, D 8, D 12, D 20, D 30 je 5,5 g.

Dr. E. Ritsert

Stronglife-Injektopas®

Ampulle 2 ml

Zusammensetzung:
1 Ampulle 2 ml enthält: Phosphor. D 1998 1,6 mg, Conium D 28 3,2 mg, Cupr. sulfuric D 4 3,2 mg, Lachesis D 10 3,2 mg, Magnes. chlorat. D 2 3,2 mg, Thuja D 6 3,2 mg, Natr. bicarbonic D 2 = Ø 320,0 mg

Indikationen:
Chronisch degenerative Prozesse, zur unterstützenden Therapie bei inoperablen Tumoren und zur postoperativen Tumortherapie.

Anwendung:
1–2 mal wöchentlich 2 ml iv., im. oder sc. injizieren.

Pascoe

Strophactiv

g-Strophanthin D 4
50 ml Tropfen zum Einnehmen

Indikation:
Alle Schwäche- und Erkrankungsformen des Herzens, welche durch Stoffwechselstörung des Herzmuskels, Verschiebung des Säure-Basen-Gleichgewichts oder Mangeldurchblutung der Kranzgefäße unterhalten werden. Herzstiche, Herzangst, Brustbeengung, Sauerstoffnot des Herzens. Vorbeugungsbehandlung gegen Herzinfarkt. Unterbrechung des Infarktablaufs durch sofortige Einnahme bis zum Eintreffen des Arztes.

Zusammensetzung:
Voll wirksame Strophanthintherapie durch Kombination mit physikalisch aktiviertem Wasser.

Anwendung:
Zur laufenden Behandlung 2–3 x täglich 15 Tropfen. Die Flüssigkeit soll möglichst lange unter der Zunge gehalten werden. Im Prinzip kann die Anfalldosis erhöht werden bis zur völligen Beseitigung der subjektiven Beschwerden, dann kann die Erhaltungsdosis verringert werden.

Im Anfall wird die Dosis von 15–20 Tropfen in kurzen Abständen wiederholt.

magnet activ

Thohelur® II

Antirachitisches Aufbau- und Funktionssalz
Zur Ergänzung des Mineralstoffhaushalts
Granulat – gepreßt – zum Auflösen

Zusammensetzung:
100 g Granulat (gepreßt) enthalten:

Aluminiumhydroxid H_2O-frei	0,1 mg
Calciumjodid 4 H_2O	0,5 mg
Antimonium crudum D 1	1,0 mg
Carbo ligni pulv.	1,0 mg
Calciumfluorid	5,0 mg
Natriummolybdat 2 H_2O	5,0 mg
Kobalt(II)-sulfat 7 H_2O	8,0 mg
Mangan(II)-citrat-Natriumcitrat-Gemisch (1:1-G/G)	20,0 mg
Kupfer(II)-sulfat 5 H_2O	40,0 mg
Zinkoxid	70,0 mg
Kaliumchlorid	75,0 mg
Kaliummonohydrogenphosphat	125,0 mg
Eisen(III)-hydroxid	150,0 mg
Calciumhydrogenphosphat 2 H_2O	500,0 mg
Eisen(II)-phosphat 8 H_2O	500,0 mg
Eisen(III)-phosphat 4 H_2O	500,0 mg
Kaliumsulfat	500,0 mg
Schweres basisches Magnesiumcarbonat	500,0 mg
Magnesiumhydrogenphosphat 3 H_2O	500,0 mg
Natriummonohydrogenphosphat H_2O-frei	500,0 mg
Entwässertes Natriumsulfat	500,0 mg
Silicea D 1	500,0 mg
Calcium carbonicum Hahnem. D 1	30,0 g
Colecalciferol (Vit. D_3)	1600 I.E.

Anwendungsgebiete:
Physische und psychische Erschöpfungszustände. Gestörtes Allgemeinbefinden (bei konsumierenden Krankheiten). Rekonvaleszenz, Blutarmut.

Gegenanzeigen:
Keine Gegenanzeigen bei angegebener Dosierung bekannt.

Nebenwirkungen:
Keine Nebenwirkungen bei angegebener Dosierung bekannt.

Wechselwirkungen:
Nicht bekannt.

Eigenschaften:
Störungen im Elektrolythaushalt des Körpers können sich in diversen Symptomen äußern. Fehlende oder unzureichende Elektrolyt- bzw. Mineralienmengen werden durch Thohelur® II substituiert, ein geschwächter Allgemeinzustand gebessert.

Truw Arzneimittel GmbH

Literaturangaben

Unsichtbare Umwelt –
Herbert L. König – Eigenverlag München

Das Globalnetzgitter –
M. Mettler – Verlag RGS, Postfach, 9004 St. Gallen

Erdstrahlen als Krankheitsursache und Krebserreger – Gustav Freiherr von Pohl – Fortschritt für alle-Verlag – 8501 Feucht

Krankheit als Standortproblem –
Ernst Hartmann – Karl F. Haug Verlag, Heidelberg

Grenzwissenschaftliche Versuche –
Willy Schrödter – Hermann Bauer Verlag, Freiburg im Breisgau

Pendel und Wünschelrute –
Georg Kirchner – Ariston Verlag, Genf

Erdstrahlen – Feinde unserer Gesundheit –
Georg Otto – bioverlag gesundleben, 8959 Hopferau

Die Krankheitsursache –
Hanjo-Kreiz-Herold-Verlag Dr. Wetzel, München

Biostrahlen –
Mayer/Winklbaur – Verlag ORAC, Wien

Mensch, Wünschelrute, Krankheit –
Angerer/Hartmann/König/Purner/Schmitz-Petri/
Theo Ott – M&T Edition Astroterra, St. Gallen-Zürich

Wasseradern, Wünschelrute, Wissenschaft und Wirklichkeit –
Dr. Werner Kaufmann – Lebenskunde Verlag GmbH, Düsseldorf

Radiästhesie –
Schweizerische Zeitschrift für Radiästhesie – Geopathie – Strahlenbiologie – Verlag RGS, Postfach 944, CH-9004 St. Gallen

Der gesunde Bauplatz –
Professor K.E. Lotz – Paffrath Druck und Verlag, Baisieper Str. 19 a/b, 5630 Remscheid 1

Die Weissagende Hand oder das Mysterium der Wünschelrute – Christopher Bird – Moos-Verlag München

Die Strahlungen der Erde und ihre Wirkung auf das Leben – Robert Endrös – Pfaffrath-Verlag, 5630 Remscheid

Radiästhesie, Pendel und Wünschelrute –
Tom Graves – Goldmann Taschenbuch No. 11732

Pendeln ist erlernbar –
Gertrud I. Hürlimann – M&T Verlag, Zürich und St. Gallen

Das medizinische Pendelbuch –
Dr. med. Georg Jakob – Turmverlag, 7120 Bietigheim

Kosmopathie –
Andreas Resch – Resch Verlag, Innsbruck

Ist Pendeldiagnose Unfug? –
Dr. med. Alfred Roux – Verlag Gesundes Leben, Rudolfstadt

Gefährdete Menschheit –
Dr. Weston Price u. Albert von Haller

Die Demaskierung des Krebsproblems –
Dr. med. Erich Smoling

Den Krebs besiegen –
Dr. Efimie Vasilievich

Geobiologie und Standortproblematik –
Prof. Dipl. Ing. H.L. Forstmeier – Eigenverlag

Vega Mitteilungen –
Schiltach

Der Körper lügt nicht –
Dr. John Diamond – Verlag für AK Freiburg

Erdstrahlen –
Andreas Kopschina – Econ Verlag

Skeptische Betrachtungen der Schulmedizin –
Prof. Dr. med. Kötschau

Die Krebsmafia –
Christian Bachmann

Ist das Krebsproblem nicht schon längst gelöst? –
Dr. med. van Aaken

Naturheilpraxis mit Naturmedizin –
Pflaum-Verlag, München

Wendezeit –
Fridjof Capra – Scherz Verlag, Bern – München – Wien

Bewährte Therapierichtlinien bei chronischen Erkrankungen –
Dr. Dr. Schimmel – Pascoe Gießen

Bioenergetik –
Bruchsal

Der elektromagnetische Bluttest –
Dr. Aschoff – Paffrath Verlag Remscheid

Rat und Hilfe

Sie haben jetzt dieses Buch gelesen und haben den Wunsch nach weitergehenden Auskünften. Vielleicht entdeckten Sie bei sich oder einem nahen Angehörigen Anzeichen für eine Belastung durch Erdstrahlen. Oder Sie wollen vorsorglich sich selbst und Ihre Familie schützen.

An wen können Sie sich wenden?

Ich hoffe, an dieser Stelle einmal bei einer Neuauflage Adressen aus dem gesamten deutschsprachigen Raum bringen zu können, wo Ihnen sichere Hilfe zuteil wird.

Bereits mein erstes kleines Büchlein erbrachte eine Flut von Zuschriften und täglichen Anrufen.

Nicht in einem einzigen Fall wurde von positiven Erfahrungen berichtet. Die derzeitige Situation ist gekennzeichnet von Unwissenheit, Halbwissen, rücksichtsloser Geschäftemacherei mit unsinnigen Geräten und Abschirmmatten.

Aus der Verantwortung heraus, die sich mit der Veröffentlichung dieses Buches ergibt und der Verpflichtung des Therapeuten zur Hilfe, biete ich derzeit folgende Lösung an: Wie bereits seit dem Erscheinen meines ersten Buches werde ich jede Zuschrift beantworten.

Sollte Ihr Arzt oder Heilpraktiker einen Test auf geopathische Belastung an Ihnen nicht durchführen, so senden Sie mir bitte einige wenige Haare aus dem Nackenansatz zum Testen zu.

Ärzte und Heilpraktiker können ebenso meine Hilfe in Anspruch nehmen. Diese senden bitte einen Tropfen Blut zum Testen ein.

Bitte senden Sie keinen Urin mehr ein. Das hat postalische Gründe.

Die *Spezial Kork Abschirmmatte* liefert Ihnen Ihr Arzt oder Heilpraktiker. Anfragen dieses Personenkreises bitte an die folgend angegebene Adresse.

Sollten Sie die Abschirmmatte nicht erhalten können, erfragen Sie bitte die Lieferungsbedingungen bei der folgenden Adresse:

Institut für Geopathologie
Waldeckerstr. 40
3500 Kassel
Tel.: 05 61/88 44 18

Die Betreuung der Bauwirtschaft und die Lieferung der *Zellglasplatte* erfolgt durch folgende Firma:

Schurg GmbH
Bilsteinstr. 69
Postfach 1546
3590 Bad Wildungen
Tel. 0 56 21/50 11
Telex 9 91 627 hwswi d
Fax: 0 56 21/50 13

Seminaranfragen bitte an:

Seminar für Geopathologie
Sekretariat
Ursula Daun
Heilpraktikerin
Hellweg 5
3501 Ahnatal/Heckershausen

Autor:

Andreas Kopschina
Heilpraktiker – Geopathologe
Waldeckerstr. 40
3500 Kassel
Tel.: 05 61/88 44 18

Es ist unserer hohen Geistführung zu danken, daß ich Fatma de Greeuw kennenlernen durfte.
Hieraus entwickelten sich große Impulse im beiderseitigen Dienst an der Menschheit für deren geistig-seelische Entwicklung und Gesundheit.
Daß ich mein neues Buch jetzt bei Fatma verlegen darf, ist sicher nicht nur ein Glücksfall, sondern auch unser beider Bestimmung.

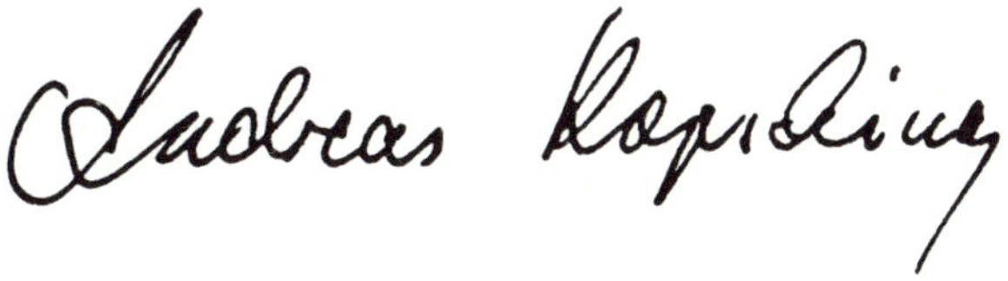

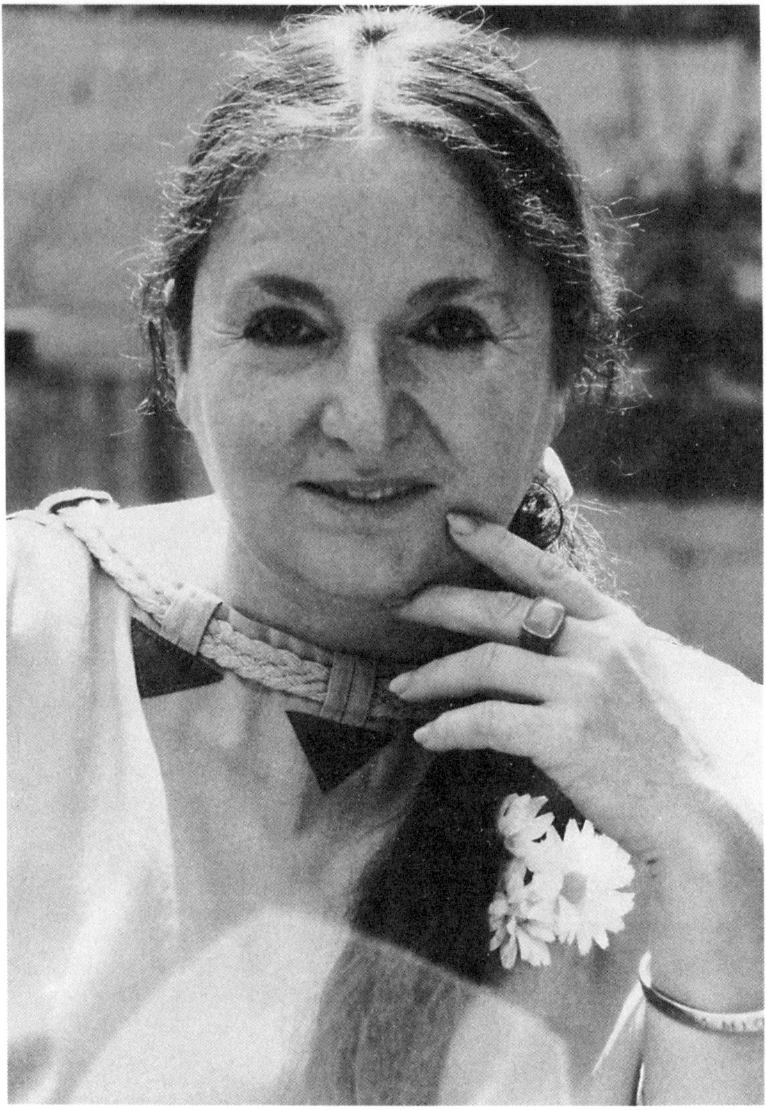

Fatma C. de Greeuw

Fatma C. de Greeuw, Herausgeberin der Bücher des AIG I. Hilbinger Verlages.
Mystikerin und Seherin. Ihre mitgebrachten Fähigkeiten wurden fundamentiert durch 17 Jahre mystische Schulungen und Initiationen in Ägypten.
Ihre erwiesenen Fähigkeiten haben ihren Namen weit über die Grenzen Deutschlands hinausgetragen. Seit Jahren genießt sie das Vertrauen der Menschen, denen sie durch ihre Fähigkeiten half und die sie immer wieder weiterempfehlen.
Den Suchenden ist sie Führung auf dem spirituellen Weg. Menschen mit spirituellen Fähigkeiten führt sie zu ihren geistigen Aufgaben.
Das Vertrauen, das Fatma in der geistig-interessierten Welt genießt, bringt in zunehmendem Maße sowohl Suchende wie Hilfesuchende aus allen Schichten zu ihr. Um allen Anfragen gerecht werden zu können, gibt sie ihre Workshops „Gespräche mit Fatma".
Auskunft erteilt **Herr Köhler**
über den AIG I. Hilbinger Verlag.

AIG
I. Hilbinger Verlag GmbH
Hegewiese
6384 Arnoldshain/Ts.
Telefon 06084/2058

Der AIG I. Hilbinger Verlag hat es sich zur Aufgabe gemacht, für die Menschheit wertvolle Übermittlungen aus dem Jenseits zu veröffentlichen, um damit den Menschen nahezubringen, daß mit unserem Ableben **nichts** beendet ist.
Gleichzeitig sollen die im AIG I. Hilbinger Verlag erscheinenden Bücher Menschen helfen, Dinge besser einzuschätzen, Entwicklungen sinnvoller zu beurteilen und Entscheidungen sicherer zu treffen.
Fatma C. de Greeuw, Verlegerin und Herausgeberin, werden Fähigkeiten bescheinigt, die unser gewöhnliches Vorstellungsvermögen weit übersteigen. Sie hat dadurch nachweislich schon Menschen aus aller Welt Lebenshilfe geben können. Sie besitzt außerdem die geistige Kraft, anderen ihre Fähigkeiten zu übermitteln.
Durch diese Fähigkeiten ist sie in der Lage, angebotene Manuskripte auf ihre Authentizität zu überprüfen. Dabei geht es einzig und allein um den Wert der tatsächlichen Übermittlungen aus der geistigen Welt. Wichtig ist zu wissen, daß es sich hierbei nicht um eine Charakter- oder Wertdeutung der Autoren oder Medien handelt.
Der Verlag widmet sich den Grenzwissenschaften und wird auch in Zukunft – außer den medialen Übermittlungen – lesenswerte Bücher, die geistiges Wissen übermitteln, herausgeben, sowie **Sachbücher zur Harmonisierung von Körper, Geist und Seele.**

AIG I. HILBINGER VERLAG